经方医学

六经八纲
读懂《伤寒论》

（第二版）

胡希恕 注按 ◎ 冯世纶 解读

U0200778

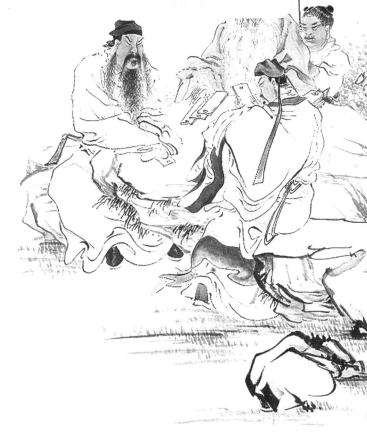

全国百佳图书出版单位
中国中医药出版社
·北 京·

图书在版编目（CIP）数据

经方医学：六经八纲读懂《伤寒论》/ 胡希恕注按；

冯世纶解读 . -- 2 版 . -- 北京：中国中医药出版社，

2024. 9

ISBN 978-7-5132-8817-0

Ⅰ . R222.29

中国国家版本馆 CIP 数据核字第 202472YR73 号

中国中医药出版社出版

北京经济技术开发区科创十三街 31 号院二区 8 号楼

邮政编码　100176

传真　010-64405721

廊坊市佳艺印务有限公司印刷

各地新华书店经销

开本 710×1000　1/16　印张 21　字数 343 千字

2024 年 9 月第 2 版　2024 年 9 月第 1 次印刷

书号　ISBN 978 - 7 - 5132 - 8817 - 0

定价　86.00 元

网址　www.cptcm.com

服 务 热 线　010-64405510

购 书 热 线　010-89535836

维 权 打 假　010-64405753

微信服务号　zgzyycbs

微商城网址　https://kdt.im/LIdUGr

官 方 微 博　http://e.weibo.com/cptcm

天猫旗舰店网址　https://zgzyycbs.tmall.com

如有印装质量问题请与本社出版部联系（010-64405510）

内容提要

本书为经方大家胡希恕、冯世纶两代教授逐条注解《伤寒论》，运用"六经－八纲－方证"的经方医学体系，让您真正读懂《伤寒论》，步入清代医家柯韵伯所说的境界："仲景之道，至平至易；仲景之门，人人可入。"

经方医学，大道至简。本书由冯世纶教授整理了胡希恕先生一生研究《伤寒论》的成就，以《伤寒论》的"六经来自八纲"为指导，摆脱《伤寒论》研究史上的某些误读，又紧密联系临床实践，解读《伤寒论》每条条文和方证，并进一步探讨每一方证的六经归属，使读者能够真正读懂《伤寒论》。

再版说明

　　《经方医学：六经八纲读懂〈伤寒论〉》初版于 2014 年 5 月付印，到现在已整整十个年头了。本书自面世以来，深受广大经方爱好者的喜爱，截至目前已重印 10 次，销售 30000 余册！有读者留言：本书是"一部中医临床医师必读的前辈书籍，对临床中医师具有相当的指导作用"。这应该是对本书比较中肯实在的评价了。能够真正帮助到临床医师，助其步入仲景之门，也是我们出版此书的初心和目标吧。

　　这本书既参阅了经方大师胡希恕先生多本笔记，将其对《伤寒论》原文的注解进行系统整理，以"胡希恕注""胡希恕按"标示；又增入了弟子冯世纶教授的认识和体会，以"冯世纶解读"标明，还讨论了方证的六经归属，体现了对经方的继承和弘扬精神。将本书紧密结合临床，则更容易解读《伤寒论》，展示两代人研究经方的成果。此次再版，在上一版的基础上，结合读者的反馈意见，我们对书中存在的部分错漏及理解欠准确之处进行了修订完善。同时也希望广大读者能够继续指出不足，以便我们进一步完善提高，将先生的经方理论弘扬光大。

本书编辑

2024 年 5 月

《胡希恕医学全集》总序

胡希恕先生（1898—1984）是现代经方大家，我们学习和整理其著作已走过40余年历程。值此胡老诞辰120周年前夕，我们编辑、刊出《胡希恕医学全集》以飨读者。

想当初，跟随先生抄方、聆听先生讲课、抄录先生笔记一段时间后，我们似感已了解老师学术的全部内涵。但随着学习的深入，我们才渐渐感悟到，自己对老师学术思想的认识、对经方医学的认识，尚只"登堂"，并未"入室"，这在我们已整理出版的胡老系列著作上有所体现。

早期，我们整理了胡希恕先生的临床验案及主要学术思想，发表于国内外期刊；并整理了胡老对《伤寒论》研究的笔记、胡老讲课录音等，出版了《经方传真》（初版）、《中国百年百名中医临床家·胡希恕》等，初步认识到胡希恕先生提出的"《伤寒论》的六经来自八纲"学术思想，理解了为何日本学者经考察后做出"胡希恕先生是有独特理论的、著名的《伤寒论》研究者、经方家"的高度评价。

胡希恕先生的著作刊出后，受到国内外医界的关注和热评，尤其是他提出"《伤寒论》的六经来自八纲"的思想，震撼了国内外医界，甚至被盛赞为"开启了读懂《伤寒论》的新时代"！随着医界同仁对胡老学说的重视，我们也进一步深入学习和探讨胡老学说的"学术轨迹"。2006年，我们看到胡老更多的手稿笔记，并惊奇地发现：胡老于1982年讲完《伤寒论》《金匮要略》原文后，在病重期间还继续修改其"经方笔记"（如对《伤寒论》第214条进行了重新注解）。最值得注意的是，胡老对《伤寒论》第147条、148条的注解，不同时期的差别很大：1983年胡老对这两条的认识，与1982年的认识有明显不同。随后，我们再翻看胡老其他年代的相关笔记，竟然发现胡老对这两条的认识，大约10年就有一个变化！

对手稿笔记不厌其烦地反复修改，突显了胡希恕先生治学态度的严谨、对经方研究的执着，亦使我们通过胡老的"修改痕迹"，看到了经方医学发展的"学术轨迹"。《伤寒论》的每一条文、每一方证，均来自于临床的反复实践，是几代人、几十代人诊疗历史的循证结果。后来，我们通过对相关医史文献的学习，更加明确了胡希恕先生所倡导的经方体系、被赞誉的"独特理论"，是与以《内经》为代表的医经理论体系不同的经方医学。因此，我们又重新整理了先生的有关著作，出版了《经方医学：六经八纲读懂伤寒论》《胡希恕伤寒论讲座》《胡希恕金匮要略讲座》等多部著作。

通过几十年的整理、学习胡希恕先生的学术思想，我们明确了"《伤寒论》的六经来自八纲"的核心观点，理解了"六经是如何形成的"这个疑难谜题。通过进一步的学习和临床，我们在学术观念上有了重大突破，更加明确地提出：中医自古就存在两大医学理论体系，即以《内经》为代表的医经体系和以《伤寒论》为代表的经方体系。

值此胡希恕先生诞辰120周年前夕，我们经过反复研讨、精心编辑，终于推出《胡希恕医学全集》。全集重在整理胡希恕先生对经方医学的理论阐述和临床应用（含医案解析），尤其侧重胡老对《伤寒论》《金匮要略》条文的注解、对经方方证的研究。全集包罗万象、精彩纷呈：有以胡老讲课录音为主者，有以胡老手稿笔记为主者，还有录音笔记结合、胡老弟子整理的"精华版"，从各角度、各方面系统完整地反映了胡老对经方的研究成果和临床经验。需要说明的是，全集所刊内容，原则上以胡老笔记和授课的原始记录为主，以便体现胡老原原本本的学术风貌。至于我们作为胡老亲授弟子对胡希恕学术思想的理解和注释，则以"解读"或"编者按"的方式进行附加说明。

全集试图展现胡希恕先生长期研究经方的思想历程，体现不同时期、不同阶段胡老对经方的认识。当然，全集之中的"解读"篇章，亦体现了胡老弟子继承和弘扬经方医学的心路历程。我们在继承胡老学说的基础上，也做了一些新的学术探讨：如在《胡希恕病位类方解》的基础上，我们探讨了如何把胡老对经方按照"表、里、半表半里"分类，进一步全部按照"六经"分类。后来，以"经方六经类方证"为特色的《经方传真（修订版）》出版后，受到了国内外经方同仁的青睐与好评，这使我们倍受鼓舞，促使我们更加精细地对《伤寒杂病论》的六经和方证进行新探讨。当然，我们对胡老学说所做的整理工作还有很多不足之处，对经方医学的研究尚待进一步深入。每当我们因工作疲劳，稍显倦怠之时，胡希恕先生严谨治学之语就在耳边响起——每每有人劝说胡老出书时，胡老总是说："我还没考虑好，等考虑好后再说吧！"

此次，我们编辑出版《胡希恕医学全集》，其目的除了让我们能够系统、完整地学习胡希恕"六经 - 八纲 - 方证"经方医学体系外，还希望广大读者能够通过全集有所感悟：胡希恕先生研究经方的成果，只是经方医学发展过程中的一小部分。对《伤寒杂病论》乃至"经方医学"的深度研究，需要下大力气进行继承和弘扬。"经方医学"仍然存在许多问题亟待研究、探讨和突破，需要一代又一代医家进行理论思考和临床实践！

让我们努力做一代经方传人吧！

冯世纶

2016 年中秋

前　言

正本清源读《伤寒论》

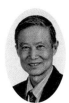

读这本书，是让您能读懂《伤寒论》，因书名为《经方医学：六经八纲读懂〈伤寒论〉》。

章太炎谓："中医之胜于西医者，大抵以《伤寒论》为独甚！"但千余年来，尊张仲景为医圣，称《伤寒论》为圣典，一代一代人前仆后继问道《伤寒论》，很多人却未能读懂《伤寒论》，原因何在？山东中医药大学李心机教授回答了这一问题。他说："尽管业内的人士都在说着《伤寒论》，但是未必都认真地读过和读懂《伤寒论》，这是因为《伤寒论》研究史上的误读传统。"最主要的原因是不明中医有经方和医经两大医学体系，王叔和把经方的代表著作——张仲景论广的《汤液》(全称为《汤液经法》)，改名为《伤寒论》，以《黄帝内经》(简称《内经》)释《伤寒论》，造成后世认不清《伤寒论》的学术渊源、六经实质等，因此读不懂《伤寒论》。胡希恕先生经一生研究，率先提出：六经来自八纲！正本清源，真正读懂《伤寒论》。

为了消除这些误读，为了读懂《伤寒论》，业内人士作出了不懈努力，例如有人对《伤寒论》的六经实质进行了探讨；有人对《伤寒论》的序进行了考证；有人对《伤寒论》的方证进行了研究……而胡希恕先生集前贤之长，以"始终理会"的方法研究《伤寒论》，作出了突出贡献，尽一生心血，正本清源解读了《伤寒论》，惜由于种种原因其研究成果未面世。我有幸师承胡希恕先生，亲炙，襄诊，聆听授课，洞观笔记，渐悟其三昧。有感于责任，今将胡希恕先生对《伤寒论》原文的研究整理成册，定名为《经方医学：六经八纲读懂〈伤寒论〉》，冀使众人能读懂《伤寒论》。

读懂《伤寒论》，是学用经方的入门功夫，而欲读懂《伤寒论》，不但要靠苦心钻研、长期临证体验，还须了解经方的起源和发展史，还须了解经方的主要理论体系，对此胡希恕先生付出一生心血，做了深入研究，我在师承过程中也有所感悟。

我毕业于北京中医药大学，曾先后跟随方药中、宋孝志、董建华、赵绍琴等名老中医学习，最后跟随胡希恕先生学习，走向传承经方之路。最初跟胡希恕先生抄方时，面对每个病人，他常嘱我"用大柴胡合桂枝茯苓丸""用小柴胡加石膏""用五苓散"，因我习用脏腑辨证，不免奇怪地问道："胡老，您怎么不辨证呀？"胡希恕先生对于我不礼貌的提问，可能听到不止一次了，故笑而答曰："等我慢慢给您讲吧。"于是利用周末、休息时间，陆续讲经方方证、经方辨证施治理论体系、《伤寒论》原文等，由此我渐入其室，始悟其道，又在临床上小试牛刀，即感效如桴鼓，遂想把胡希恕先生的研究经验整理出版。因当时浮于日常事务，又实感不敏，未能潜心解读胡希恕先生的学术思想，所以当时只是想到把胡希恕先生对《伤寒论》原文的注释刊出，让大家共同探讨。几经寒暑，于19世纪80年代整理好初稿，但由于种种原因未能刊出，直至1994年改版刊出了《经方传真》。该书刊出后引起中医界高度关注，北京中医药大学教授刘渡舟先生高度称赞胡希恕说："每当在病房会诊，群贤齐集，高手如云，唯先生能独排众议，不但辨证准确无误，而且立方遣药虽寥寥几味，看之无奇，但效果非凡，常出人意外，此皆得力于仲景之学也。"南京中医药大学黄煌教授作序称："胡希恕先生是20世纪著名的经方大师，是我十分推崇的经方家之一……是一位独特的经方研究者和坚定的经方实践家……提出了许多个人独到的见解……更给经方界因循守旧的研究氛围带来了一缕清风。"日本汉方医界也称赞胡希恕先生是"中国有独特理论体系的、著名的《伤寒论》研究者、经方家"。又恰遇发展中医的好时机，国内有志于经方者陆续前来切磋，促使、鼓励、帮助我进一步整理胡希恕先生的学术思想，出版了《中国汤液经方》《胡希恕讲伤寒杂病论》《胡希恕病位类方解》《胡希恕经方用药心得十讲》等书，国内外中医界对胡希恕先生的学术思想渐有所了解。

胡希恕先生提出"仲景书本与《内经》无关"，是表明《伤寒论》是有别于《内经》的经方医药学体系；又首倡"《伤寒论》的六经来自八纲（寒、热、虚、实、表、里、阴、阳）"，这是指导我们研究经方的主导思想。第一次听胡希恕先生讲课是在 1967 年冬。胡希恕先生家住在雍和宫东边后永康胡同的平房，他讲述了经方辨证施治的形成和实质，提出"仲景著作大都取材于《汤液经》"。胡希恕先生的这一学术思想，主要是因他仔细读《伤寒论》原文，所谓"始终理会"而得出；同时是基于师承王祥徵先生及前贤的考证，尤其是看到 1948 年杨绍伊的《伊尹汤液经》一书后，他更充实了自己的观点。

"《伤寒论》的六经来自八纲"是读《伤寒论》的指路明灯。我们曾整理胡希恕先生的方证经验，书名为《经方经灯》（出版时定名为《中国百年百名中医临床家·胡希恕》），以示铭志。在整理胡希恕先生著作的同时，我不断学习前贤考证、研究资料，这样能更完整地理解胡希恕先生的研究成果。例如"六经来自八纲"一提出，许多人不能理解，是蒙昧于"中医的一切理论都来自《内经》"。胡希恕先生唯一公开发表的一篇论文，是 1980 年在《北京中医学院学报》刊出的《基于仲景著作的研究试谈辨证施治》一文，刊出后就有人质疑。20 世纪初，我们整理胡希恕先生的笔记时，发现了先生抄录的读者来信。一读者来信谓："张仲景本无半表半里之说，《伤寒论》第 148 条有'此为半在里半在外也'一句，成无己的《注解伤寒论》提出了半表半里一语，实为误解。"对此来信胡希恕先生一字不漏全文抄录下来（原信返还杂志社保存），可见对其重视。我们深受启发，故特意把原文刊于书后（见陶有强等主编的《冯世纶经方临床带教实录》，人民军医出版社 2009 年出版），并表敬意。该信促使了我们对半表半里的研究，我们连续三次召开半表半里研讨会，集思广益，对半表半里加强认识，从而更清晰地认识半表半里的实质、认清六经的实质。

通过多年的探讨，我们意识到半表半里是经方六经辨证理论形成的关键。于是在胡希恕先生学术思想的启发下，我们搜集有关资料，结合《伤寒论》原文、结合临床对六经的实质进行进一步探讨。如据中央电视台 10 频道 2008 年 8 月 1 日至 3 日的连续报道，中国社会科学院历史研究所研究员王震中认为：神农时代在黄帝所处的时代之前。我国考古工作者于 1979 ～ 1984 年对河北省蔚县的多处遗址进行了考古发掘工作，发掘出的 6 处房屋形制基本相同，房屋都是坐北朝南、半地穴式建筑。这些房屋都是在生土层上向下挖约 50 厘米，四壁和居住面都用草拌泥进行抹平，然后用火焙烤，居住面平整而又坚硬，火堂位于屋子的中央。同时又发现许多属仰韶文化的石器、陶器等。

1995 年，经过对河北省阳原县姜家梁遗址考证，发现其恰好与考古学上的仰韶文化所处的时代相吻合，也与史书中记载的神农氏时代相对应。这些考古资料证实，我们的祖先在神农时代生活于大自然环境中，逐渐适应环境、认识大自然，体悟"人法地，地法天，天法道，道法自然"之理。天（自然环境）有白天、黑夜以及寒、热、温、凉等阴阳变化，人体亦有相应变化。冬天为了防寒、防止生病则盖窝棚、房屋而居，为了进一步防寒，则于屋中央修建火堂取暖、门向南开；夏天为了防暑，把房屋建成半地穴式。显然从生活上认识到"寒者，热之；热者，寒之"的寒热阴阳之理。日常生活用八纲，而识证认药治病亦用八纲。生活中难免雨淋受凉、疲劳受寒，引起头痛、恶寒、发热等症状，这时用火烤感到舒服，如果熏烤或热熨皮肤，可以使汗出而解；或服碗热汤、热粥，同时盖上棉被，汗出而解；或用草药煎汤熏洗而解；或用生姜、葱、大枣等煎汤热服及加盖棉被取汗而解（也因之经方又称"汤液"）。外感一类疾病最多见，在表的证要用发汗药物，如生姜、葱白、麻黄、桂枝等。有的病经发汗或未经治疗而愈，而有的病未愈且病入于里，这时不能再用发汗治疗，而是要应用治里的药物，因里证分阴阳，里热者，当用清里热药，如黄芩、石膏、大黄等；里虚寒者，当用温补药，如干姜、人参、附子等。那时虽没有文字，但其经验代代相传，至夏商时代有了文字，就以文字记载，其代表著作即《神农本草经》，该书在汉代整理完善并传承，代表了经方单方方证的形成。《汉书·艺文志》（前 24—206 年）做了精当记载，曰："经方者，本草石之寒温，量疾病之浅深，假药味之滋，因气感之宜，辨五苦六辛，致水火之齐，以通闭解结，反之于平。及失其宜者，以热益热，以寒增寒，精气内伤，不见于外，是所独失也。"这一记载实际表明了经方的起源和经方医学的特点，即经方起源于神农时代，起始即用八纲认识疾病和药物，即有什么样的证、用什么药治疗有效，积累了证和治疗该证的药的证药对应经验，即单方方证经验，其代表著作为《神农本草经》。

疾病复杂多变，古人渐渐发现，有的病只用一味单方药治疗效果不好，就渐渐摸索出了两味、三味等复方药的治疗经验，这样积累了复方方证经验，其代表著作为《汤液经法》。相传该书为商代伊尹所著，考无确据，但从传承来讲，其与《神农本草经》一样，上继神农，下承夏商，复方方证经验积累形成于这个时代，其文字记载完善成书于汉代，因《汉书·艺文志》有著录《汤液经法》三十二卷的记载。值得注意的是，《汉书·艺文志》所记载的经方所用理论仍是八纲。

时至东汉，经方发展有重大进展，主要成就是由八纲辨证发展为六经辨证。据皇甫谧《针灸甲乙经·序》曰："伊尹以元圣之才，撰用《神农本草》以为《汤液》，汉张仲景论广《汤液》为十数卷，用之多验。"皇甫谧与张仲景生于同期但稍晚，可谓对张仲景最了解者，其称张仲景论广《汤液》为十数卷，而不称撰《伤寒杂病论》十数卷，可证汉代无《伤寒杂病论》这一书名，至西晋王叔和整理仲景旧论后，方有《伤寒杂病论》之名。但无论书名叫什么，由于王叔和的收集整理，使我们得以看到张仲景论广《汤液》的内容，也从而知道张仲景论广《汤液》与《汤液经法》最主要的不同是增加了六经辨证。而六经的实质，从六经提纲看，皆是以八纲述证。

反复读《伤寒论》可知，半表半里是产生六经的关键。通过文献分析，我们认为：汉代方开始出现半表半里的理念。考证《神农本草经》《汉书·艺文志》《伤寒论》可见确切轨迹。半表半里概念仍是八纲病位概念，是表和里的衍生概念，产生于《伤寒论》。如第 97 条曰："血弱气尽，腠理开，邪气因入，与正气相搏，结于胁下。"第 147 条曰："伤寒五六日，已发汗，而复下之，胸胁满、（阳）微结、小便不利、渴而不呕、但头汗出、往来寒热、心烦者，此为未解也，柴胡桂枝干姜汤主之。"第 148 条曰："伤寒五六日，头汗出、微恶寒、手足冷、心下满、口不欲食、大便硬、脉细者，此为阳微结，必有表，复有里也……此为半在里半在外也。"关于此，我们从杨绍伊的特殊考证中可看出：以上有关半表半里的诸条文，在汉代以前的《汤液经法》中尚无记载，恰是张仲景及其弟子论广后加入的（见《解读伊尹汤液经》）。这里要注意的是，杨绍伊对半表半里并不清楚（他认为《伤寒论》的主要理论是一表二里），不过他提出：《汤液经法》的原文没有丢失，完全保存在《伤寒论》中。他的考证方法更客观地反映了半表半里出现于东汉。八纲理念及辨证早已存在于《神农本草经》《汤液经法》《伤寒论》等书中，《伤寒论》与《神农本草经》不同的是，《伤寒论》出现（增加）了半表半里理念，从而发展为六经辨证，故胡希恕先生率先提出：六经来自八纲！并提出六经八纲的辨证顺序是：病之见于证，必有病位，复有病情，故八纲只有抽象，而六经乃具实形（以其有定形）。他完整地解读了《伤寒论》六经的实质，《伤寒论》的六经不是来自《内经》的六经，不是经络脏腑概念，而是八纲概念。

胡希恕先生提出《伤寒论》的六经来自八纲，以此作为指导，读《伤寒论》就变得容易了。

本书是整理胡希恕先生对《伤寒论》全部原文的注解，版本是近代流行的带有序号的赵开美本。凡是胡希恕先生的注解原文皆用"胡希恕注、胡希恕按（含胡希恕方解）"标明。为了方便解读胡希恕先生的研究成果和进一步研究《伤寒论》，书中亦加入了我们的体悟和认识，凡是我个人的体悟、认识皆用"冯世纶解读（含冯世纶推荐处方）"标明。此外，为了学习经典的需要，每个处方和煎服法皆照录《伤寒论》的记载，其中，"方解"为胡希恕先生所撰；为了便于读者临床应用，本次出版以冯世纶提供的现代常用剂量及煎服法作为参考，以"推荐处方"标明。

祝大家都能读懂《伤寒论》！做一代经方传人！

胡希恕名家研究室　冯世纶

2014 年 3 月

导　读

经方辨证施治概论
胡希恕

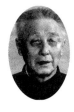

一、论《伤寒论》的独特理论体系

辨证施治，是说明中医以药治病的方法，亦常被称为辨证论治，我以为辨证施治更朴实些。有是证即用是药，还要引经据典地议论一番干什么？因此乃采用辨证施治作为本书讨论的专题。

中医治病，之所以辨证而不辨病，是与它的发展历史分不开的，因为中医发展远在数千年前的古代，当时既没有进步的科学，又没有精良的器械，故不可能如近代西医能找到病变的实质和致病的因素，以求疾病的诊断和治疗，而只有凭借人们的自然官能与患病人体的症状反应，探索治病的方法经验。经实践复实践，不但可以促进四诊的进步、药性的理解和方剂配制的发展，而且对于万变的疾病，亦终于发现了一般的规律反应，并于此一般规律反应的基础上，试验成功了通治一般疾病的种种验方。所谓《伊尹汤液经》即集验方的较早典籍，不过它亦和《神农本草经》《黄帝内经》（以下简称《内经》）一样，本是难以数计的民众于长期不断的疾病斗争中所取得的丰硕成果，却记在帝王宰相们的功德簿上。《汤液经法》见于《汉书·艺文志》，晋·皇甫谧于《针灸甲乙经·序》中谓："仲景论广《汤液》为十数卷，用之多验。"可见仲景著作大都取材于《汤液经法》，谓为论广者，当不外有其个人的学识经验，或间有博采增益之处，后人用之多验。《汤液经法》又已失传，遂多误为张氏独出心裁的创作，因此对他有方剂之祖、医中之圣等过誉的推崇。试问：在科学还不发达的古代，于变化莫测的疾病证候反应上，探求疾病的一般发展规律和治疗准则，并制定出种种必验的治方，若不是在长久的年代里和众多的人体上，历经千百万次的反复试验、观察、实践，又如何可能得出这样百试百验的精确结论？故无论伊尹或张仲景都不会有这样奇迹的创作，而只能是广大劳动群众，在不断的疾病斗争实践中，逐渐积累起来的伟大成果。它有很长的历史发展过程，而绝不是，亦不可能是某一个时代，更不要说是某一个人便能把它创造出来。《汤液经法》的出世即标志着辨证施治方法的形成，但《汤液经法》亦不会出自遥远的商代，更与伊尹拉不上关系，至于张仲景，不外是《汤液经法》的杰出传人，《汤液经法》已不可得，赖有仲景书，则辨证施治的规律法则和多种多样的证治验方幸得流传下来，此又不能不说是仲景之功也。

仲景书本与《内经》无关，只因仲景序言(《伤寒论·序》)中有"撰用《素问》九卷……"之文，遂使注家大多走向附会《内经》的迷途，影响后来甚大。其实细按其序文，绝非出自一人手笔，历来识者亦多疑是晋人作伪，近世杨绍伊辨之尤精，今择要介绍于下，以代说明。

杨绍伊在其所著《伊尹汤液经》中写道："知者以此篇序文，读其前半，韵虽不高而清，调虽不古而雅，非骈非散，的是建安。天布五行与省疾问病二段，则笔调句律，节款声响，均属晋音。试以《伤寒例》中辞句，滴血验之，即知其是一家骨肉……再以文律格之，勤求古训，博采众方，在文法中为浑说，撰用《素问》九卷等五句，在文法中为详举，凡浑说者不详举，详举者不浑说，原文当是：感往昔之沦丧，伤横夭之莫救，乃勤求古训，博采众方，为《伤寒杂病论》，合十六卷。此本词自足，而体且简，若欲详举，则当云感往昔之沦丧，伤横夭之莫救，乃撰用《素问》九卷、《八十一难》《阴阳大论》《胎胪药录》并《平脉辨证》为《伤寒杂病论》，合十六卷，不当浑说又后详举也……且《素问》九卷、《八十一难》、《阴阳大论》三书，三阳三阴篇中无一语道及，《辨脉》《平脉》之答曰、师曰类，又非仲景自作，其《伤寒例》一篇，为叔和之作，篇中已有明文。而《伤寒例》，即首引《阴阳大论》，篇中之语，亦悉出此三书，是三书乃叔和撰用之书，非仲景博采之书也。再以叔和撰次者证之，叔和撰次之篇，有《平脉法》一篇，此撰用之书，有《平脉辨证》一种，此撰用之《平脉辨证》，即《平脉法》出处之注脚，《平脉法》既为出于《平脉辨证》，则《平脉辨证》必非仲景所博采。又三阳三阴篇中，叔和撰次之可考，见者，除问曰、答曰之《辨脉法》类，与问曰、师曰之《平脉法》类外，无第三类。此撰用之书，除《素问》九卷、《八十一难》、《阴阳大论》三书为撰用《伤寒例》之书外，亦唯《胎胪药录》《平脉辨证》二种。《平脉法》之问曰、师曰类，既为出于《平脉辨证》，则《辨脉法》之问曰、答曰类，必为出于《胎胪药录》无疑。由是言之，叔和之作伪，实欲自见其所撰用之书，下之二段为自述其渊源所自而已。"

仲景书古文古奥，本来难读，向来读者又惑于叔和的伪序，大都戴上了《内经》的"有色眼镜"，因而不可能更客观地看待仲景书，正因如此，也就不可能通过仲景书，来阐明辨证施治的方法体系及其精神实质了。中医的辨证施治，是广大劳动群众在与疾病斗争的实践中总结出来的，而不是什么生而知之的圣人创造出来的，关于这一点，是无人加以否认的吧？唯其是来自实践，当然必有其客观的形式和真理，形式即以上所说的辨证施治的方法体系，真理即以上所说的辨证施治的精神实质。但此实践的总结，今只见之于仲景书，则对于辨证施治的研究，若舍仲景书，又于何处求之呢？本书即透视仲景书的证治精神，结合临证的实践而进行深入探讨。

二、论六经与八纲

中医辨证主要是六经八纲，中医施治亦主要是在六经八纲的基础上制定治疗的准则，所以对于中医辨证施治的研究，六经和八纲是首应探讨的核心问题，为便于说明，以下先从八纲谈起。

八纲，是指表、里、阴、阳、寒、热、虚、实而言，其实表、里的中间还应有个半表半里，按数来讲本来是九纲，由于言表里，即含有半表半里在内的意思，故习惯常简称之为八纲，今依次述之于下。

表、里和半表半里：表指体表，即由皮肤、肌肉、筋骨等所组成的机体外在躯壳，则谓为表，若病邪集中地反应于此体部，即称之为表证。

里指机体的极里面，即由食道、胃、小肠、大肠等所组成的消化管道，则谓为里，若病邪集中地反应于此体部，即称之为里证。

半表半里指表之内、里之外，即胸腹二大腔间，为诸脏器所在之地，则谓为半表半里，若病邪集中地反应于此体部，即称之为半表半里证。

总之，表、里、半表半里三者，为固定的病位反应，或为表，或为里，或为半表半里，虽有时表与里，或表与半表半里，或半表半里与里，或表与半表半里、里同时出现，但绝不出此三者范围。

以上所谓病位，是指病邪所反应的病位，不是指病变所在的病位。虽病变在里，但病邪集中地反应于表位，中医称之为表证，抑或称之为邪在表、病在表。反之，虽病变在表，但病邪集中地反应于里位，中医称之为里证，抑或称之为邪在里、病在里。以下同此，不另说明。

阴和阳： 阴指阴性证，阳指阳性证。人如患了病，未有不影响机体的机能改变的，尤其是代谢机能的改变，而其改变不是较正常为太过，便是较正常为不及，如其太过，则患病机体亦必相应要有亢进的、发扬的、兴奋的等这类太过的病证反应，即称之为阳证。如其不及，则患病机体亦必相应要有衰退的、消沉的、抑制的等这类不及的病证反应，即称之为阴证。故疾病虽极复杂多变，但概言其为证，不为阴，便为阳。

寒和热： 寒指寒性证，热指热性证，若患病机体的反应为寒性证候者，即称之为寒证。若患病机体的反应为热性证候者，即称之为热证。基于以上阴阳的说明，则寒为不及，当亦阴之属，故寒者亦必阴，则热为太过，当亦阳之属，故热者亦必阳。不过寒与热，是具有特性的阴阳，若泛言阴，则不一定必寒，若泛言阳，则不一定必热，故病有不寒不热者，但绝无不阴不阳者。

虚和实： 虚指人虚，实指病实，病还未解，而人的精力已有所不支，机体的反应显示出一派虚衰的形象者，即称之为虚证。病势在进，而人的精力亦不虚，机体的反应显示出一派充实的病证者，即称之为实证。由于以上的说明，可见虚实亦和寒热一样，同属阴阳中的一种特性，不过寒热有常，而虚实无常。寒热有常者，即如上述，寒者必阴，热者必阳，在任何情况下永无变异之说。但虚实则不然，当其与寒交错互见时，而竟反其阴阳，故谓无常。即如虚而寒者，当然为阴，但虚而热者，反而为阳；实而热者，当然为阳，但实而寒者，反而为阴。以是则所谓阳证，可有或热，或实，或亦热亦实，或不热不实，或热而虚者；则所谓阴证，可有或寒，或虚，或亦虚亦寒，或不寒不虚，或寒而实者，此可以下表明之（表 1）。

表 1　证之阴、阳、寒、热、虚、实关系

阳证						阴证					
种类	阳	寒	热	虚	实	种类	阴	寒	热	虚	实
阳证	★					阴证	☆				
阳热证	★		★			阴寒证	☆	☆			
阳实证	★				★	阴虚证	☆			☆	
阳实热证	★		★		★	阴虚寒证	☆	☆		☆	
阳虚热证	★		★	★		阴实寒证	☆	☆			☆

六经是指太阳、阳明、少阳的三阳和太阴、少阴、厥阴的三阴而言，《伤寒论》虽称之为病，其实即是证，而且是来自八纲，今先就其相互关系说明于下。

基于以上八纲的说明，则所谓表、里、半表半里三者，均属病位，则所谓阴、阳、寒、热、虚、实六者，均属病情。不过病情势必反映于病位，而病位亦必因有病情的反映而反映，故无病情则亦无病位，无病位则亦无病情。以是则所谓表、里、半表半里等证，同时都必伴有或阴，或阳，或寒，或热，或虚，或实的为证反应。同理，则所谓阴、阳、寒、热、虚、实等证，同时亦都必伴有或表，或里，或半表半里的为证反应。由于寒、热、虚、实从属于阴、阳，故无论表、里还是半表半里，均有阴阳二类不同的证，三而二之为六，即病之见于证的六种基本类型，亦即所谓六经者是也，今示其相互关系如下表（表 2）。

表 2　病位病情与六经

八纲		六经
病位	病情	
表	阳	太阳病
里	阳	阳明病
半表半里	阳	少阳病
里	阴	太阴病
表	阴	少阴病
半表半里	阴	厥阴病

按：中医的发展原是先针灸而后汤液，以经络命名病习惯已久，《伤寒论》

沿用以分篇，本不足怪，全书始终贯穿着八纲辨证精神，大旨可见。惜大多注家执定经络名称不放，附会《内经》诸说，故终弄不清辨证施治的规律体系，更谈不上透视其精神实质了。其实六经即八纲，经络名称本来可废，不过本书是通过仲景书来阐明，为便于读者对照研究，因并存之，《伤寒论》对于六经各有概括的提纲，今照录原文，并略加注语如下。

"太阳之为病，脉浮，头项强痛而恶寒。"

注解：太阳病，即表阳证，意思是说，太阳病是以脉浮、头项强痛而恶寒等一系列证候为特征的。也就是说，无论什么病，若见有脉浮、头项强痛而恶寒者，即确断为太阳病证，便是不会错误的。

"阳明之为病，胃家实是也。"

注解：阳明病，即里阳证。胃家实，谓病邪充实于胃肠里面，按之硬满而有抵抗或压痛的意思。大意是说，凡病胃家实者，即可确断为阳明病。

"问曰：阳明病外证云何？答曰：身热，汗自出，不恶寒，反恶热也。"

注解：胃家实，为阳明病的腹证，此外还有阳明病的外证，可供我们诊断。身热、汗自出、不恶寒、反恶热这一系列证候，即其外证，凡病见此外证者，亦可确断为阳明病。

"少阳之为病，口苦，咽干，目眩也。"

注解：少阳病，即半表半里阳证，意思是说，少阳病是以口苦、咽干、目眩等一系列证候为特征的，凡病见此特征者，即可确断为少阳病。

"太阴之为病，腹满而吐，食不下，自利益甚，时腹自痛，若下之，必胸下结硬。"

注解：太阴病，即里阴证，意思是说，太阴病是以腹满而吐、食不下、自利益甚、时腹自痛等一系列证候为特征的，凡病见此一系列证候者，即可确断为太阴病。太阴病的腹满为虚满，与阳明病胃家实的实满大异，若误以实满而下之，则必益其虚，将致胸下结硬之变。

"少阴之为病，脉微细，但欲寐也。"

注解：少阴病，即表阴证，这是对照太阳病说的，意思就是说，若前之太阳病，脉见微细，并其人但欲寐者，即可确断为少阴病。

"厥阴之为病，消渴，气上撞心，心中疼热，饥而不欲食，食则吐蛔，下之，利不止。"

注解：厥阴病，即半表半里阴证，大意是说，厥阴病常以消渴、气上撞心、心中疼热、饥而不欲食、食则吐蛔等一系列证候反映出来，凡病见此一系列证候者，即可确断为厥阴病。半表半里证不可下，尤其阴证更当严禁，若不慎而误下之，则必致下利不止之祸。

按：以上只是说明一下大意，至于详解，均见于分论各章，故此从略。

表里相传和阴阳转变：在疾病发展的过程中，病常自表传入于里，或自表传入于半表半里，或自半表半里传入于里，或自表传入于半表半里而再传入于里，此即谓表里相传。病本是阳证，而后转变为阴证，或病本是阴证，而后转变为阳证，此即谓阴阳转变。

并病和合病：病当表里相传时，若前证未罢，而后证即作，有似前证并于后证一起而发病，因名之为并病，如太阳阳明并病、少阳阳明并病等均属之。若不因病表里相传，于发病之始，则表、里、半表半里中的二者或三者同时发病，即谓为合病，如太阳阳明合病、三阳合病等均属之。

六经八纲的辨证顺序：关于六经和八纲，已述如上，兹顺便谈一下有关辨证的顺序问题。病之见于证，必有病位，复有病情，故八纲只是抽象，而六经乃具实形。八纲虽为辨证的基础（因六经亦来自八纲），但辨证宜从六经始（因其有实形）。《伤寒论》以六经分篇，就是这个道理。六经既辨，则表里分而阴阳判，然后再进行寒热虚实的分析，以明确阴阳为证的实质（见表1）。至此则六经八纲俱无隐情了，是自然而然的辨证顺序也。

按：半表半里为诸脏器所在之地，病邪充斥于此体部，往往诱使某一脏器或某些脏器发病，以是证情复杂多变，不如表、里为证单纯和容易提出概括性的特征，如少阳病的口苦、咽干、目眩，虽可说明半表半里的阳热证，但阳证不热或少热时，不一定有此特征。至于厥阴病所述，亦只是对照少阳病的一些证候说的（参看分论），尤其不足以概括，以是少阳、厥阴之辨，便不可专凭上述的特征为依据，而不得不另想辨证之道了，其法亦很简单，因为表、里易知，阴、阳易辨。若病既不属表又不属里，当然属半表半里；其为阳证则属少阳，其为阴证则属厥阴。《伤寒论》三阳篇先太阳，次阳明而后少阳，三阴篇先太阴，次少阴而后厥阴，均将半表半里置于最后，即暗示人此意。有的后世注者以其排列与《内经》传经的次序同，因附会《内经》按日主气之说，谓病依次传递周而复始，不但仲景书中无此证治实例，而且实践证明亦没有阳明再传少阳之病，尤其是六经传遍又复回传太阳，真可称为怪病了。至于三阳先表而后里，三阴先里而后表，乃从外为阳，里为阴，故阳证之辨从表始，阴证之辨从里始，别无深意。

三、论治则

此所谓治则，即通过六经八纲辨证后的施治准则，今略述于下。

太阳病，病在表宜发汗，不可吐下，如桂枝汤、麻黄汤、葛根汤等，均属太阳病的发汗剂。

少阴病，虽与太阳病同属表证，亦宜汗解，但发汗须酌加附子、细辛等温性亢奋药，如桂枝加附子汤、麻黄附子甘草汤、麻黄细辛附子汤等，均属少阴病的发汗剂。

阳明病，热结于里而胃家实者，宜下之，但热而不实者，宜清热。下剂如承气汤；清热剂如白虎汤。若胸中实，则宜吐，不宜下，吐剂如瓜蒂散。阳明病不宜汗。

太阴病，虚寒在里只宜温补，汗、下、吐均当严禁。

少阳病，病在半表半里，只宜和解，汗、下、吐均非所宜，如柴胡汤、黄芩汤等，皆少阳病的解热剂。

厥阴病，虽与少阳病同属半表半里，法宜和解而禁汗、下、吐的攻伐，但和宜温性强壮药，如当归四逆汤、乌梅丸等均属之。

寒者热之，热者寒之： 寒者热之者，谓寒证宜温热药以驱其寒，如干姜、附子、乌头等配剂属之。热者寒之者，谓热证宜寒凉药以除其热，如栀子、黄芩、石膏等配剂属之。

虚者补之，实者攻之：虚者补之者，谓虚证宜强壮药以补益其不足，汗、下、吐均当禁用。实者攻之者，谓实证宜以汗、下、吐等法彻底攻除其病，强壮补益药大非所宜。例如理中汤、建中汤等皆补虚剂；麻黄汤、承气汤等皆攻实剂也。

按：表、里、阴、阳之治已括于六经，故于八纲只出寒、热、虚、实四则。

四、论方证

六经和八纲虽然是辨证的基础，并且于此基础上亦确可制定施治的准则，有如上述。但是若说临证的实际应用，这还是远远不够的。例如太阳病依法当发汗，但发汗的方剂为数很多，是否任取一种发汗剂即可用之有效呢？我们的答复是不行、绝对不行，因为中医辨证不只是要辨六经八纲而已，更重要的是还必须通过它们辨出方药的适应证。太阳病当然须发汗，但发汗必须选用适应整体情况的方药。更具体地讲，即于太阳病的一般特征外，还要细审患者的其他一切情况，来选用全面适应的发汗药，这才可能取得预期的疗效。如太阳病，若发热、汗出、恶风、脉缓者，则宜与桂枝汤；若无汗出、身体疼痛、脉紧而喘者，则宜与麻黄汤；若项背强、无汗、恶风者，则宜与葛根汤；若脉浮紧、发热、恶寒、身疼痛、不汗出而烦躁者，则宜与大青龙汤。以上诸方，虽均属太阳病的发汗方剂，但各有其固定的适应证，若用得不当适得其反，不但无益，反而有害。方药的适应证，即简称为方证，某方的适应证，即称为某方证，如桂枝汤证、麻黄汤证、葛根汤证、大青龙汤证、柴胡汤证、白虎汤证等。方证是六经八纲辨证的继续，亦即辨证的尖端，中医治病有无疗效，其关键就在于方证是否辨得正确。不过方证之辨不似六经八纲简而易知，势须将各方的具体证治细玩而熟记之，详见分论各章，于此从略。

五、论食水瘀血致病

食、水、瘀血三者，均属人体自身中毒，为发病的根本原因，亦中医学的伟大发现，因特提出讨论于下。

食毒：大都不善摄生，饮食无节，因致胃肠功能障碍，或宿食不消，或大便秘结而使废物不得及时排出，从而促使毒物的吸收，因成自身的一种中毒证，仲景书中谓为宿食者，即食毒为病，今择要述之。

"脉紧如转索无常者，有宿食也。"

注解：脉按之紧，而寻其内有如转索起落无常，实即滑急之脉，为有宿食的脉应。

"脉紧，头痛，风寒，腹中有宿食不化也。"

注解：脉紧、头痛，乃风寒表邪的常见症状，但腹中有宿食不化，亦每见之，不可不知。

"问曰：人病有宿食，何以别之？师曰：寸口脉浮而大，按之反涩，尺中亦微而涩，故知有宿食，大承气汤主之。"

注解：见大承气汤条。

"脉数而滑者，实也，此有宿食，下之愈，宜大承气汤。"

注解：见大承气汤条。

"下利不欲食者，有宿食也，当下之，宜大承气汤。"

注解：见大承气汤条。

"宿食在上脘，当吐之，宜瓜蒂散。"

注解：见瓜蒂散条。

水毒：水毒大多是由于肾功能障碍而使液体废物蓄积的结果，其他如汗出当风、久伤取冷亦往往使欲自皮肤排出的废物滞留于体内，因成自身中毒证。仲景书中谓为湿、饮、水气者，皆水毒之属，今择述如下。

"太阳病，关节疼痛而烦，脉沉而细者，此名湿痹，湿痹之候，小便不利，大便反快，但当利其小便。"

注解：太阳病关节疼痛而烦，颇似伤寒表实证，但伤寒脉浮紧，今脉沉而细，乃湿着痹闭之应。小便不利，湿着不行，水谷不别，大便反快，此为湿痹之候，故但当利其小便则治。

"湿家之为病，一身尽疼，发热，身色如熏黄也。"

注解：一身尽疼，发热，为湿热俱盛之候，湿家病此，身必发黄。

"湿家，其人但头汗出，背强，欲得被覆向火，若下之早则哕，或胸满，小便不利，舌上如胎者，以丹田有热，胸上有寒，渴欲得饮而不能饮，则口燥烦也。"

注解：湿家系在太阴，若转属阳明，则湿散而热实者，原可议下，今其人但头汗出，里还不实，背强、欲得被覆向火，寒湿仍盛，此即下之，故责其过早。胃被攻伐遂虚，湿乘逆膈故哕，甚或水气逆而不下，则胸满小便不利，水逆于上，而热陷于下，因以丹田有热，胸上有寒明之。舌白滑如胎，即有热之候。热则渴欲得饮，水气逆于上，竟不能饮，以是则口燥烦也。

"湿家身烦疼，可与麻黄加术汤发其汗为宜，慎不可以火攻之。"

注解：见麻黄加术汤条。

"病者一身尽疼，发热，日晡所剧者，名风湿，此病伤于汗出当风，或久伤取冷所致也，可与麻黄杏仁薏苡甘草汤。"

注解：见麻黄杏仁薏苡甘草汤条。

"风湿，脉浮，身重，汗出，恶风者，防己黄芪汤主之。"

注解：见防己黄芪汤条。

"伤寒八九日，风湿相搏，身体疼烦，不能自转侧，不呕，不渴，脉浮虚而涩者，桂枝附子汤主之；若大便坚，小便自利者，去桂加白术汤主之。"

注解：见桂枝附子汤条。

"风湿相搏，骨节疼烦，掣痛不得屈伸，近之则痛剧，汗出短气，小便不利，恶风不欲去衣，或身微肿者，甘草附子汤主之。"

注解：见甘草附子汤条。

"问曰：四饮何以为异？师曰：其人素盛今瘦，水走肠间，沥沥有声，谓之痰饮；饮后水流在胁下，咳唾引痛，谓之悬饮；饮水流行，归于四肢，当汗出而不汗出，身体疼重，谓之溢饮；咳逆倚息，短气不得卧，其形如肿，谓之支饮。"

注解：水不化气外充形体，而反下走肠间，故其人素盛今瘦，肠鸣沥沥有声，此为痰饮；其流于胁下，咳唾引痛者，则为悬饮；其归于四肢而身体疼重者，则为溢饮；其上迫于肺，咳逆倚息，短气不得卧者，则为支饮。

"夫心下有留饮，其人背寒冷如手大。"

注解：水性寒，故胃中有留饮，则当胃的背部寒冷如手大。

"膈上病痰，满喘咳吐，发则寒热，背痛腰疼，目泣自出，其人振振瞤剧，必有伏饮。"

注解：膈上病痰，则势必喘满咳吐，由于潜伏有水饮，往往因风寒而发作，发则寒热，背痛腰疼，有似外感，但喘满咳吐，目泣自出，其人振振瞤剧，皆饮之为状，故知其必有伏饮。

"夫病人饮水多，必暴喘满，凡食少饮多，水停心下，甚者则悸，微者短气。"

注解：病人胃气未复，若饮水过多，停而不消，上迫胸膈必暴喘满，食少者胃气多虚，故凡食少而饮多者，势必留饮不消而为水停心下证，其剧甚者则心悸，轻微者则短气。

"病痰饮者，当以温药和之。"

注解：胃须温而健，饮须温而行，故胃气虚而病痰饮者，当以温药和之。

"心下有痰饮，胸胁支满，目眩，苓桂术甘汤主之。"

注解：见苓桂术甘汤条。

"夫短气，有微饮，当从小便去之，苓桂术甘汤主之；肾气丸亦主之。"

注解：见苓桂术甘汤条。

"病者脉伏，其人欲自利，利反快，虽利，心下续坚满，此为留饮欲去故也，甘遂半夏汤主之。"

注解：见甘遂半夏汤条。

"脉沉而弦者，悬饮内痛。病悬饮者，十枣汤主之。"

注解：见十枣汤条。

"病溢饮者，当发其汗，大青龙汤主之；小青龙汤亦主之。"

注解：见大青龙汤条。

"膈间支饮，其人喘满，心下痞坚，面色黧黑，其脉沉紧，得之数十日，医吐下之不愈，木防己汤主之，虚者即愈，实者三日复发，复与不愈者，宜木防己汤去石膏加茯苓芒硝汤主之。"

注解：见木防己汤条。

"心下有支饮，其人苦冒眩，泽泻汤主之。"

注解：见泽泻汤条。

"支饮胸满者，厚朴大黄汤主之。"

注解：见厚朴大黄汤条。

"呕家本渴，渴者为欲解，今反不渴，心下有支饮故也，小半夏汤主之。"

注解：见小半夏汤条。

"腹满，口舌干燥，此肠间有水气，己椒苈黄丸主之。"

注解：见己椒苈黄丸条。

"卒呕吐，心下痞，膈间有水，眩悸者，半夏加茯苓汤主之。"

注解：见小半夏汤加茯苓汤条。

"假令瘦人，脐下有悸，吐涎沫而癫眩，此水也，五苓散主之。"

注解：见五苓散条。

"咳家，其脉弦，为有水，十枣汤主之。"

注解：见十枣汤条。

"久咳数岁，其脉弱者，可治；实大数者，死。其脉虚者，必苦冒，其人本有支饮在胸中故也，治属饮家。"

注解：久咳脉弱，人虽虚而病不实，故为可治。若实大数，人虚则病实，故必死。其脉虚者，以本有支饮在胸中，则必苦冒眩，去其饮则咳与冒眩当均治，故谓治饮家。

"咳逆，倚息不得卧，小青龙汤主之。"

注解：见小青龙汤条。

"师曰：病有风水，有皮水，有正水，有石水，有黄汗。风水，其脉自浮，外证骨节疼痛，恶风；皮水，其脉亦浮，外证胕肿，按之没指，不恶风，其腹如鼓，不渴，当发其汗；正水，其脉沉迟，外证自喘；石水，其脉自沉，外证腹满不喘；黄汗，其脉沉迟，身发热，胸满，四肢头面肿，久不愈，必致痈脓。"

注解：水肿而兼外邪者为风水，故其脉浮、骨节疼痛而恶风。水行皮中为皮水，皮在外故脉亦浮，无外邪故不恶风，以水在皮故其腹如鼓，而内空无物，水在外而不渴者，当发其汗。正水在里，故脉沉迟，以水位于上，则外证自喘。石水亦在里，故脉自沉，以水位于下，则外证腹满而不喘。黄汗，汗出沾衣，色如柏汁，其脉沉迟为里虚，湿热外郁，故身热、胸满、四肢头面肿，久则伤及荣血必致痈脓。

"脉得诸沉，当责有水，身体肿重，水病脉出者，死。"

注解：凡脉得诸沉，当责有水，则身体肿重，水病而脉反暴露于外者，死。

"夫水病人，目下有卧蚕，面目鲜泽，脉伏，其人消渴。病水腹大、小便不利、其脉沉绝者，有水，可下之。"

注解：目下肿如卧蚕、面目鲜泽、脉伏，皆水病之为候。饮水则聚而不化，故其人消渴。若病水腹大、小便不利以至其脉沉绝者，此里有水，可下之。

"问曰：病下利后，渴饮水，小便不利，腹满因肿者，何也？答曰：此法当病水，若小便自利及汗出者，自当愈。"

注解：下利后，以体液亡失，故渴欲饮水，但胃气未复，多饮难消，若更小便不利、腹满因肿者，此为病水。若小便自利和汗出，则水有出路，而不至病水，病当自愈。

"师曰：诸有水者，腰以下肿，当利小便，腰以上肿，当发汗乃愈。"

注解：腰以下肿，水有趋下之势，故当顺势以利小便。腰以上肿，水有向外之机，故当适机以发汗。

"问曰：病有血分、水分，何也？师曰：经水前断后病水，名曰血分，此病难治；先病水后经水断，名曰水分，此病易治。何以故？去水其经自下。"

注解：经断后而病水，则水因经断而致，应责在血，因称之为血分；若先病水而后经断，则经断因病水所致，因称之为水分。血分病深故难治，水分病浅故易治。

按：水病有血分、水分之别，并不限于妇人，男人亦同，以上设例述之，不过为了易于理解，今之肝硬化腹水即属血分。

"风水，脉浮，身重，汗出，恶风者，防己黄芪汤主之。"
注解：见防己黄芪汤条。

"风水，恶风，一身悉肿，脉浮不渴，续自汗出，无大热，越婢汤主之。"
注解：见越婢汤条。

"皮水为病，四肢肿、水气在皮肤中、四肢聂聂动者，防己茯苓汤主之。"
注解：见防己茯苓汤条。

"里水，越婢加术汤主之；甘草麻黄汤亦主之。"

注解：见越婢加术汤条。

"水之为病，其脉沉小，属少阴，浮者为风，无水虚胀者为气。水，发其汗即已，脉沉者，宜麻黄附子汤；浮者，宜杏子汤。"

注解：见麻黄附子汤条。

"问曰：黄汗之为病，身体肿，发热，汗出而渴，状如风水，汗沾衣，色正黄如柏汁，脉自沉，何从得之？师曰：以汗出入水中浴，水从汗孔入得之，宜芪芍桂酒汤主之。"

注解：见黄芪芍药桂枝苦酒汤条。

"心下坚，大如盘，边如旋盘，水饮所作，枳术汤主之。"

注解：见枳术汤条。

瘀血：瘀血古人亦谓为恶血，它不但失去血液的功能，而反足以为害，故亦可称之为血毒。妇人由于月经障碍或产后恶露不尽，均可致恶血的蓄积。男人瘀血大都来自遗传，其他如外伤、疮痈以及内脏炎症、出血等，亦均可促使瘀血的形成。仲景书中对瘀血的证治论述亦多，今略述如下。

"病人胸满，唇痿，舌青，口燥，但欲漱水不欲咽，无寒热，脉微大来迟，腹不满，其人言我满，为有瘀血。"

注解：此胸满与热入血室的胸胁下满同，此胸满和唇痿、舌青均为瘀的应症。热在血分，故但欲漱水不欲咽；不关乎风邪，故外无热。脉大来迟，为瘀血的脉应。以上皆瘀血之候，病人见此，故肯定为有瘀血。

"病者如热状，烦满，口干燥而渴，其脉反无热，此为阴伏，是瘀血也，当下之。"

注解：病人如热状，即指烦满、口干燥而渴等症言，但诊其脉反无热象，此为有热潜伏于阴血，肯定是瘀血也，当下其瘀血。

"妇人宿有癥病，经断未及三月，而得漏下不止，胎动在脐上者，为癥痼害。妊娠六月动者，前三月经水利时胎也。下血者，后断三月，衃也。所以血不止者，其癥不去故也，当下其癥，桂枝茯苓丸主之。"

注解：见桂枝茯苓丸条。

"师曰：产妇腹痛，法当以枳实芍药散，假令不愈者，此为腹中有干血着脐下，宜下瘀血汤主之。"

注解：见下瘀血汤条。

"问曰：妇人年五十所，病下利，数十日不止，暮即发热，少腹里急，腹满，手掌烦热，唇口干燥，何也？师曰：此病属带下，何以故？曾经半产，瘀血在少腹不去，何以知之？其证唇口干燥，故知之，当以温经汤主之。"

注解：见温经汤条。

"五劳虚极羸瘦，腹满不能饮食，食伤、忧伤、饮伤、房室伤、饥伤、劳伤、经络荣卫气伤、内有干血、肌肤甲错、两目黯黑，缓中补虚，大黄䗪虫丸主之。"

注解：见大黄䗪虫丸条。

"太阳病不解，热结膀胱，其人如狂，血自下，下者愈，其外不解者，尚未可攻，当先解其外，外解已，但少腹急结者，乃可攻之，宜桃核承气汤。"

注解：见桃核承气汤条。

"阳明证，其人喜忘者，必有蓄血，所以然者，本有久瘀血，故令喜忘，屎虽硬，大便反易，其色必黑者，宜抵当汤下之。"

注解：见抵当汤条。

关于食、水、瘀血的说明和其直接为病的证治已略介绍如上，兹再就其间接致病的作用，即如篇首谓其为发病的根本原因者，进行讨论。

人体本有抗御疾病的良能，此在前已有说明，而人之所以发病，概由于患病的机体隐伏有食、水、瘀血三者中的一种、二种或三种的自中毒，减弱其抗病机能的结果，即今之所谓传染病，若机体无上述的自中毒，恐亦不能成立。

任一事物发展的根本原因，不是在事物的外部，而是在事物的内部，在于事物内部的矛盾性，此为辩证法的普遍真理。疾病的发作亦不例外，主要不是由于病菌、病毒的作用，而是由于机体自中毒的内因。物必先腐而后虫生，病菌、病毒虽有作用于疾病，但于抗菌、抗毒旺盛的健康人体中，则病菌、病毒无从生存。若其人潜伏有食、水、瘀血等自中毒的存在，则不但减弱其机体抗菌、抗毒的能力，且由于中毒的机体反适于病菌、病毒的繁衍生息，以是传染病乃得发生。总之，凡病的发作，概由于患者的机体隐伏有食、水、瘀血的自中毒，其他所谓为病因者，不外是诱因或近因而已。

古人于经久的临证实践中，不但深知食、水、瘀血的毒害，并且有精细的辨之之道和治之之方，这不是极可珍视的伟大发明吗？

六、论经方脉诊

脉象虽亦和症状一样，同是患病机体有异于健康时的一种反应，不过由于它比一般症状尤富于敏感性，举凡表、里、阴、阳、寒、热、虚、实无不应之于脉，故于辨证亦有其一定的指导作用，这就自然而然地促进了中医诊脉的研究和发展。诊脉原有《内经》《难经》二法，《内经》讲的是遍诊法，《难经》则独取寸口，前法不行已久，于此不拟讨论，今只就后者述之于下。

脉的部位：寸口即指桡骨动脉言，诊时以中指端向桡骨动脉处按之，即为关位，然后下食指和无名指，前指所按即寸位，后指（无名指）所按即尺位。

平脉与病脉：在《伤寒论》中，把无病健康人之脉称为平脉。平，即平正无偏之谓，故不以象名。人若有病，则脉失其平，就其不平者名之以象，即为病脉，我们平常所称的浮、沉、数、迟、大、细等，皆病脉的象名。

脉象两大类别：人体之病千变万化，如以阴阳属性来分，则不外阴阳两类。同理，脉象虽极复杂多变，但概言之，则不外太过和不及两类。太过者，谓较平脉为太过也；不及者，谓较平脉为不及也。如浮、数、滑、大等即属太过这一类脉；沉、迟、细、涩等即属不及这一类脉。

脉象的三个方面：脉有来自脉动方面者，如数、迟是也；脉有来自脉体方面者，如大、细是也；脉有来自血行方面者，如滑、涩是也。脉象来自脉动、脉体、血行这三个方面，与上述之脉象两大类别合之则为脉象生成的根源，对于脉象的识别甚关重要，今依次释之如下。

（1）来自脉动方面的脉象

浮和沉：这是来自脉动位置的浅深。若脉动的位置，较平脉浅浮于外者，即谓为浮；若脉动的位置，较平脉深沉于内者，即谓为沉。故浮属太过，沉属不及。

数和迟：这是来自脉动次数的多少。若脉动的次数，较平脉多者，即谓为数；若脉动的次数，较平脉少者，即谓为迟。故数属太过，迟属不及。

实和虚：这是来自脉动力量的强弱。若按之脉动，较平脉强实有力者，即谓为实；若按之脉动，较平脉虚弱无力者，即谓为虚。故实属太过，虚属不及。

结和代：这是来自脉动的间歇。若脉动时止，而且止即复来，则谓为结。结者，如绳中间有结，前后仍相连属，间歇极暂之意。若脉动中止，良久而始再动，则谓为代。代者，更代之意，脉动止后，良久始动，有似另来之脉，因以代名。平脉永续无间，故结、代均属不及。

动和促：这是来自脉动的不整。动为静之反，若脉动跳实而摇摇者，即谓为动；促为迫或逼之谓，若脉动迫逼于上、于外，即关以下沉，寸脉独浮之象，即谓为促。平脉来去安静，三部匀调，故动、促均属太过。

按：《脉经》谓促为数中一止，后世论者虽有异议，但仍以促为数极，亦非。《伤寒论》中论促共有4条，如曰："伤寒，脉促，手足厥逆，可灸之。"此为外邪里寒，故应之促（寸脉浮以应外邪，关以下沉以应里寒），灸之，亦先救里而后救表之意。又曰："太阳病，下之后，脉促，胸满者，桂枝去芍药汤主之。"太阳病，下之后，其气上冲者，可与桂枝汤，今胸满亦气上冲为候，但由于下伤中气，虽气冲胸满，而腹气已虚，故脉应之促，芍药非腹虚所宜，故去之。又曰："太阳病，桂枝证，医反下之，利遂不止，脉促者，表未解也，喘而汗出者，葛根黄芩黄连汤主之。"于此明文提出促脉为表未解，其为寸脉浮又何疑之有！关以下沉，正是下利不止之应。又曰："太阳病，下之，其脉促，不结胸者，此为欲解也。"结胸证则寸脉浮关脉沉，即促之象，今误下太阳病，虽脉促，但未结胸，又无别证，亦足表明表邪还不了了而已，故谓为欲解也。由于以上所论，促为寸脉独浮之象甚明。

（2）来自脉体方面的脉象

长和短：这是来自脉体的长度。平脉则上至寸而下至尺，若脉上出于寸，而下出于尺者，即谓为长；反之，若脉上不及于寸，而下不及于尺者，即谓为短。故长属太过，短属不及。

大和细：这是来自脉体内宽度。若脉管较平脉粗大者，即谓为大；反之，若脉管较平脉细小者，即谓为细。故大属太过，细属不及。

弦和弱：这是来自脉体直的强度。若脉管上下，较之平脉强直有力者，如琴弦新张，即谓为弦；反之，若脉管上下，较之平脉松弛无力者，如琴弦松弛未张紧，即谓为弱。故弦属太过，弱属不及。

紧和缓：这是来自脉体横的强度。若脉管按之，较平脉紧张有力者，即谓为紧；反之，若脉管按之，较平脉缓纵无力者，即谓为缓。故紧属太过，缓属不及。

（3）来自血行方面的脉象

滑和涩：这是来自血行的利滞。寻按脉内血行，若较平脉应指滑利者，即谓为滑；反之，若较平脉应指涩滞者，即谓为涩。故滑属太过，涩属不及。

人体的平脉和病脉的基本脉象见表3。

表3　人体的基本脉象

脉象来自的方面及其 具体内容	平脉	病脉	
		太过	不及
来自脉动方面者			
脉动位置的浅深	不浮不沉	浮	沉
脉动次数的多少	不数不迟	数	迟
脉动力量的强弱	不实不虚	实	虚
脉动的间歇	不结不代		结、代
脉动的不整	不动不促	动、促	
来自脉体方面者			
脉体的长度	不长不短	长	短
脉体内宽度	不大不细	大	细
脉体直的强度	不弦不弱	弦	弱
脉体横的强度	不紧不缓	紧	缓

脉象来自的方面及其具体内容	平脉	病脉	
		太过	不及
来自血行方面者 血行的利滞	不滑不涩	滑	涩

（4）复合脉（兼脉）

在临床上，脉现单纯一象者甚少，而常数脉同时互见，如脉浮而数、脉沉而迟、脉浮数而大、脉沉而细等。习惯上亦有为复合脉另立专名者，如洪，即大而实的脉；微，即细而虚的脉；浮大其外，按之虚涩其内者，则名为芤；芤而复弦者，又名为革。

按：芤为浮大中空之象，所谓中空，即按之则动微，且不感血行应指也，实不外浮大虚涩的兼象。世有谓浮沉候之均有脉，唯中候之则无脉，亦有谓按之脉管的两侧见，而中间不见者，均属臆说，不可信。

另有微甚脉，病脉既为平脉的差象，故不论太过与不及，均当有微或甚程度上的不同。例如：微浮，甚浮；微沉，甚沉；微数，甚数；微迟，甚迟等。习惯上亦有为微甚脉另立专名者，如甚数的脉，常称之为急；甚沉的脉，常称之为伏。常见的复合脉可见表4。

表4　复合（兼）脉

名　称	微或甚	兼　象	太过或不及
急	数之甚		太过
伏	沉之甚		不及
洪		大而实	太过
微		细而虚	不及
芤		浮大而虚涩	不及
革		芤而弦	不及

按：芤、革二脉，本为外太过而内不及，但就主证言之，故列入不及，表4合表3共二十六脉，均见于仲景书，后世还有一些脉名，大都为微甚或兼象之属，兹不赘述。

诊脉和辨脉： 诊脉指诊查脉象言，辨脉指据脉辨证言，今分述于下。由于病脉为平脉的差象，故平脉当为诊察病的准绳，若医者心中没有个不浮不沉的平脉，又何以知或浮或沉的病脉！同理，若医者心中没有不数不迟、不大不细、不滑不涩等平脉，当亦无从以知或数或迟，或大或细，或滑或涩等病脉。可见欲求诊脉正确，则势须先对平脉的各个方面有足够的认识才行。不过此事，并非容易，同样是健康无病的人，老壮儿童，男女肥瘦，脉亦互异，况又有春夏生发，脉常有余，秋冬收藏，脉恒不足。为了丰富关于平脉的标准知识，就必须对多种多样的人体，平时不断进行实践，才能达到心中有数、指下明了的境界，此为学习脉诊必须下的首要功夫。

诊脉时，要就脉动、脉体、血行等各方面的内容逐一细审，尤其是初学者更宜专心于一，不可二用。例如诊察脉动位置的深浅时，不要旁及次数的多少；诊察脉动次数的多少时，亦不要旁及位置的深浅。若这样依次推敲，一一默记，岂有脉难知之患？当然熟能生巧，已有多年经验的中医，指下非常敏感，异常所在，伸手可得，但此非一朝一夕之功，任何科技，都从锻炼中来，诊脉亦不例外也。

三部九候： 寸、关、尺为脉之三部，浮、中、沉为脉之三候，三部各有浮、中、沉，三而三之为九，因谓为三部九候。寸、关、尺三部，以应病之上、下、左、右部位。寸以候胸以上至头诸病。关以候膈以下至脐诸病。尺以候脐以下至足诸病。病在左见于左，病在右见于右，病在中见于两手。浮、中、沉以应病之表、里、内、外，浮即浮脉，沉即沉脉，中即不浮不沉的平脉。浮以候表，沉以候里，中以候半表半里。例如数脉主热，若浮取而数者，为表有热；若沉取而数者，为里有热；若中取而数者，为半表半里有热，余可依此类推。以上即三部九候诊法的概要，至于三部分配脏腑的说法，出之臆测，不可信。

太过与不及： 太过脉主有余，不及脉主不足。太过脉主有余者，谓浮、数、实、大、滑等太过一类脉，则主阳、热、实等有余之证；不及脉主不足者，谓沉、迟、虚、细、涩等不及的一类脉，则主阴、寒、虚等不足之证。不过此为脉应于病的一般规则，在个别的情况下，太过脉亦有主不足者，而不及脉亦有主有余者。唯其如此，论治者必须脉证互参，综合分析，不可偏执一端也。仲景书于每一篇首，均冠以"脉证并治"字样，即示人以此意，具体论述，书中条文尤多，学者细玩，自易理解，于此不拟赘述。脉主病概要，则列表述之如下（表5）。

表 5　病脉概要

太过脉		不及脉	
名称	主病	名称	主病
浮	主表、主热，亦主虚	沉	主里、主虚寒，亦主水饮
数	主热，但久病脉数多属虚损，故亦主虚	迟	主寒、主虚，但里实极脉亦迟
实	主实，多属可攻之证	虚	主虚
动	主痛、主惊，惊则胸腹动悸，故亦主动	结	主虚、主瘀血实证
促	主表，上实下虚多见，亦主结胸	代	主虚，久病见之难治
长	主实，禀赋厚者脉多长，不以病论	短	主虚，亡津血见之难治
大	主热、主实、主虚劳	细	主虚、血不足
弦	主痛、筋脉拘紧急，主实、水饮、津血虚	弱	主虚，主津血少、自汗、盗汗
紧	主实、主痛、主宿食，亦主水饮	缓	主津血少
滑	主实、主热、主邪盛	涩	主虚、血少
洪	主热盛，大热之证脉多洪	微	主气血俱虚
急	初病为邪盛，久病多凶	伏	主虚寒、水饮、里有所结
		芤	主虚劳、血不足
		革	主亡血、妇人漏下、男子失精

七、论辨证施治的实质

辨六经，析八纲，再辨方证，以至施行适方治疗，此即辨证施治一整套的方法体系，有如以上所述。不过这种治病方法的精神实质是什么？还有待进一步探讨。

基于前之六经八纲的说明，可得出这样的结论：不论什么病，患病人体的反应，在病位上不出表、里、半表半里，在病情上不出阴、阳、寒、热、虚、实，在类型上不出三阴三阳。验之于临床实践，这都是屡经屡见的事实。以是可知，则所谓六经八纲者，实不外是患病人体一般的规律反应。中医经方辨证即以它们为纲，中医施治，也是通过它们而制定施治的准则。故可肯定地说，中医的辨证施治，其主要精神，是于患病人体一般的规律反应的基础上，讲求疾病的通治方法。为了便于读者理解，兹以太阳病为例释之如下。

如前所述，太阳病并不是一种个别的病，而是以脉浮、头项强痛而恶寒等一系列症状为特征的一般的证。如感冒、流感、伤寒、麻疹等，于初发病时，经常产生这样的太阳病之症状，中医即依治太阳病的发汗方法治之，则不论原发的是什么病，均可彻底治愈。试想，各种基本不同的病，而竟都发作太阳病这样相同的证，这不是患病人体一般的规律反应又是什么？依治太阳病证的同一发汗方法，而能治愈各种基本不同的病，这不是于患病人体一般的规律反应的基础上，而讲求疾病的通治方法又是什么呢？再就方证的说明来看，对于六经八纲治则的执行，势必遵循适应整体用药的严格要求，显而易见，中医的辨证施治，还具有适应整体治疗的另一精神，也就是说，中医辨证施治，虽然是于患病人体一般的规律反应的基础上，讲求疾病的通治方法，但同时必须在适应整体的情况下施行之。若为中医辨证施治下一个简明的定义，那就是：于患病人体一般的规律反应的基础上适应整体，讲求疾病的通治方法。众所周知，中医以一方常治多种病，而一种病常需多方治疗，即这种治疗精神的有力证明。

对于辨证施治的精神，虽如上述，但它治疗疾病的实质究竟是什么？这一本质的问题还未明确，因而也就无从知其所以有效的道理。解答这个问题，只有弄清患病人体何以会有六经八纲这样一般的规律反应才行。基于唯物辩证法所说"外因是变化的条件，内因是变化的依据，外因通过内因而起作用"这一普遍真理，则患病人体之所以有六经八纲这样一般的规律反应，其主要原因，当亦不是由于疾病的外在刺激，而是由于人体抗御疾病机制的内在作用。众所周知，冬时天寒则多溺，夏时天热则多汗。假如反其道而行之，人于夏时当不胜其热，而于冬时将不胜其寒，此皆人体抗御外来刺激的妙机。若论疾病的侵害，则远非天时的寒热所能比，人体自可抗御之，又何待言！中医谓为正邪交争者，意即指此，屡有不治即愈的病，均不外于正胜邪却的结果。不过往往由于自然良能有限，人体虽不断斗争，而病终不得解，所谓"邪之所凑，其气必虚"，于是正邪相拒的情况，亦随时以证的形式表现出来。如所谓表证，即人体欲借发汗的转机，自体表以解除其病的反应。如所谓里证，即人体欲借排便或涌吐的转机，自消化管道以解除其病的反应。如所谓半表半里证，即人体欲借诸脏器的功能协力，自呼吸、大小便、出汗等方面以解除其病的反应。此为基于人体的自然结构，势必是与病斗争的有限方式，以是表、里、半表半里便规定了凡病不逾的病位反应。若人体的机能旺盛，则就有阳性的一类证反应于病位；若人体的机能沉衰，则就有阴性的一类证反应于病位。一句话，疾病侵入人体，人体即应之以斗争，疾病不除，斗争不已，以是则六经八纲便永续无间而见于疾病的全过程，成为凡病不逾的一般的规律反应。古人于此早就有明确的认识，以下介绍有关论说，以供参考。

《素问·评热病论》曰："今邪气交争于骨肉而得汗者，是邪却而精胜也。精胜则当能食而不复热。复热者，邪气也。汗者，精气也。今汗出而辄复热者，是邪胜也，不能食者，精无俾也。病而留者，其寿可立而倾也。"

此段大意是说，今邪气与精气、正气交争于体表的骨肉间，此原是人体欲借发汗的转机而解除病邪，故一般来说能得汗出者，大都是病邪却而精气胜。精气来自谷气，化生于胃，如果精气真胜，则其人当能食。邪气使人发热，如果邪气真却，则必不复热，若复热，为邪气还在。汗出，为精气外越。今汗出而还发热，显系邪胜而精亡，而不得谓为邪却而精胜也。若更不能食，则精气断绝而邪气独留，故不免于死。

《伤寒论》第 97 条曰："血弱气尽，腠理开，邪气因入，与正气相搏，结于胁下，正邪分争，往来寒热，休作有时，嘿嘿不欲饮食，脏腑相连，其痛必下，邪高痛下，故使呕也，小柴胡汤主之。"

这一条是说，伤寒初作，则邪气与精气交争于骨肉，即太阳病在表的一般病理过程。若精气已不足以拒邪于外，则退而卫于内。以是体表血弱气尽，腠理遂不密守而开，邪乃乘虚而入于半表半里，与正气相搏，结于胁下，因而胸胁苦满，这就进入少阳病的病理阶段了。正邪分争，即正邪相拒的意思。正进邪退，病近于表则恶寒，邪进正退，病近于里则恶热，故往来寒热。分争时则寒热作，否则寒热亦暂息，故休作有时。热邪郁集于胸胁，故嘿嘿不欲食。胸胁之处，上有心肺，旁及肝脾，下接胃肠，故谓脏腑相连。邪热激动胃肠中的水气，则腹痛。邪高于胸胁之上，而痛在胃肠之下，故使其人欲呕，此宜小柴胡汤主之。

按：以上《素问·评热病论篇第三十三》一段虽是论阴阳交的死证，但与表证时人体欲汗的抗病机制同理，尤其对或精胜或邪胜的阐述均颇精详。《伤寒论》一段，是说太阳病自表传入半表半里，亦由于人体抗病机制的改变所致。古人对于疾病的体验，达到如此精深境界，正所谓实践出真知也。

六经八纲的来历既明，对照前述的治则，显而易见，则其所以有效自非偶然。为证明所言非虚，再以太阳病证为例释之。

如前所述，太阳病是以脉浮、头项强痛而恶寒等一系列证候为特征的，今就这些证候分析如下。

脉浮：这是由于浅在动脉的血液充盈所致。

头项强痛：因为上体部血液充盈的程度为甚，故在上的头项体部，更感有充胀和凝滞性的疼痛。

恶寒：体表的温度升高，加大了与外界气温的差距，故觉风寒来袭的可憎。

以上的证候分析，正足以说明人体已把大量体液和邪热，驱集于上半身机体的表面，是欲汗出而不得汗出的一种情况。太阳病的治则是发汗，这不正是适应人体欲汗出的病机，而使其达到汗出的原因疗法吗？由以上可看出，适应人体抗病机制的治疗，可以说是最理想的一种原因疗法，即使号称进步的近代西医，恐亦不免以为这是一种理想而已。但中医的辨证施治，其实质不是别的，而恰是这种最理想的治疗方法，难道这在治疗学上，不是极可珍视的一大发明吗？

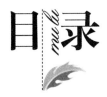

目录 mulu

第二篇　辨阳明病脉证并治

（起 179 条迄 262 条）

第三篇　辨少阳病脉证并治

（起 263 条迄 272 条）

第四篇　辨太阴病脉证并治

（起 273 条迄 280 条）

附篇一　辨霍乱病脉证并治

（起 382 条迄 391 条）

附篇二　辨阴阳易差后劳复病脉证并治

（起 392 条迄 398 条）

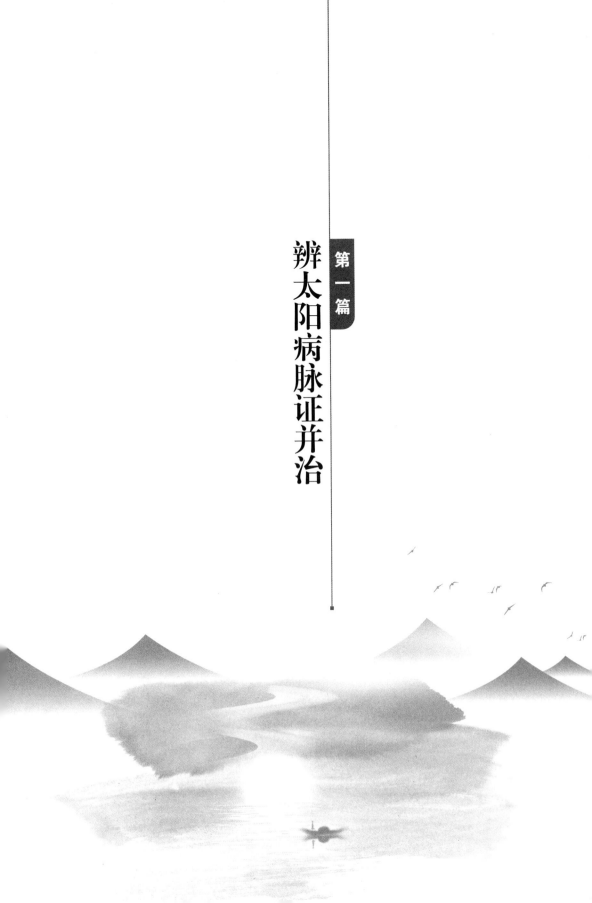

第一篇

辨太阳病脉证并治

第一章　辨太阳病脉证并治上

（起 1 条迄 30 条）

1. 太阳之为病，脉浮，头项强痛而恶寒。

胡希恕注：太阳病，即表阳证，它经常以脉浮、头项强痛而恶寒等一系列证候反映出来，故无论什么病，若见其脉浮、头项强痛而恶寒者，即可确断为太阳病，便不会错误的。

后世称本条为太阳病提纲证，即太阳病的纲领，概括了太阳病的特征，凡是太阳病必须有这样的特征。太阳病不是一个类似于现代"肝炎""肺炎"这样的具体的病，虽然叫作太阳病，却不是指一个具体的病，是说只要具有脉浮、头项强痛而恶寒这组症状的，都叫太阳病。平常见到的感冒、流感、伤寒、瘾疹，一开始发作时都有这种症状，具备这种特征都叫太阳病，按照太阳病的方法治疗，是不会错的。脉浮，即脉向外浮出，就是浅在动脉充血，实际不是病后血液增加，而是水分和体液增加。尤其是头项部，充血更加厉害，"强"有两解，一种说法读 qiáng，是板硬强直之意；一种说法读 jiāng，是僵硬的意思。仲景是河南南阳人，现在河南人形容身体某个部位僵硬不适时，还说某某部位强（qiáng），可见"强（qiáng）"确是河南方言。这种充血是上半身厉害，且越向上越厉害，大家都有体会，感冒时头部血管都会绷胀起来，说明浅在动脉都充血，以上半身更为严重。

恶寒是因体表有热，平时人体体表温度与外界气温是有一个相对稳定的差距的，所以人体能够适应，体表温度升高，与外界气温的差距骤然加大，就会感觉外界空气寒冷，就会恶寒。人要出汗之前，血管要扩张，大量体液往外来，这时脉就浮，而上体部面积较大，容易出汗，这样体液就被大量输送到上体部，热就随着体液一起波动，使体表温度升高，人就会感到寒冷。

通过描述可以看出这是出汗前的一种证候，要出汗而没能出汗，所以太阳病就是要出汗而未能达到汗出的病理现象。中医有一种传统说法非常正确，也非常重要，叫"正邪交争"。我们得病时，机体就会和疾病进行斗争，有太阳病时，机体为解除疾病，就要出汗。所以太阳病这个表证，在正邪斗争时的位置是在表。机体利用发汗的机能，把疾病排出体外，假如排出去，疾病就好了，可是人的自愈能力是有限度的，往往达不到把疾病排出体外的程度，就出现了太阳病这种情况。假如人体没有卫外这种机能的话，人是不能生存的，人体遇到外在刺激和内在刺激，都会起来斗争，就是"正邪交争"。

胡希恕按：血液充盈于浅在动脉，故脉应之浮，尤以上体部血液的充盈为甚，故使头项强痛。邪热郁集于体表，增大了人体体表温度与外界气温的差距，故感风寒来袭的可憎。以是可见，所谓太阳病，乃机体驱集大量体液于上半身机体表面，是欲汗出而不得汗出的一种病理现象。

冯世纶解读：胡希恕先生以八纲解六经，即六经提纲是八纲概念，不是经络、脏腑概念，因提出太阳病为表阳证，这是解六经、解仲景书的关键。

值得注意的是，王叔和谓《伤寒论》的六经即《素问·热论篇第三十一》的六经，其后成无己始注解《伤寒论》，亦以经络、脏腑释六经，谓："经曰：尺寸俱浮者，太阳受病……太阳主表……"受其影响，后世遂不注重提纲的症状反应特点，而多以太阳经络病变附会，如张志聪等认为"太阳者，巨阳也，主气主表，属膀胱经"，形成了"《伤寒论》研究史上的误读传统"（李心机语）。

仲景书是仲景论广《汤液经法》而成，《汤液经法》是否已有六经提纲？六经提纲何时出现？值得探讨。据杨绍伊的考证显示，仲景在世时还未出现提纲，仲景去世后，其弟子整理遗论时才出现了提纲。此虽是一家之言，但它体现了经方医学的发展规律。即在远古时代以八纲为理论，积累了单方方证经验，到秦汉时期积累了丰富的复方方证经验，促使了理论的升华，即由八纲辨证上升到六经辨证。提纲即规律的总结，规律是通过反复临床实践、反复整理获得的，有着漫长的历史过程，仲景对此做出论述，其弟子记录下来，是较为客观的史实。

必须注意，解读提纲不能受"六经只限于伤寒"观点的影响，提纲不只是急性病、外感病的辨证提纲，也是慢性病、内伤病等各种常见病的辨证提纲。

2. 太阳病，发热、汗出、恶风、脉缓者，名为中风。

胡希恕注：成无己曰："恶寒者，啬啬然憎寒也，虽不当风，而自然寒矣。恶风者，见风至则恶矣，得以居密室之内，帏帐之中，则坦然自舒也。"大意是说，上述的太阳病，若同时更见发热、汗出、恶风、脉不紧而缓者，则名之为中风证。

太阳病，就是指上条提到的"脉浮，头项强痛而恶寒"，这时又有发热、汗出，这种汗出不是大汗出，为潮乎乎地出汗，汗并不太多，没有臭味。不但恶寒而且恶风，恶风甚于恶寒。缓脉与紧脉相对，比如香烟，裹得很紧，按之界线分明，感觉很清楚，要是将烟丝倒出一点，按之不再饱满硬实，就像缓脉，脉缓即因为出汗后，水分丧失了一部分；而下条所讲的伤寒，因为一点儿汗也不出，所以脉紧。太阳病中，"发热、汗出、恶风、脉缓"这类证候叫作中风。"中"就是用箭射中的意思，"中者中于内也"，言其邪深也，这个邪就是病邪，表邪所在的位置比伤寒要深，古人有句话叫"邪之所凑，其气必虚"，由于外表出汗，皮肤疏松，所以病邪可以乘虚而入，向内侵入，到达肌肉这一层，后面要讲"桂枝本为解肌"，就不叫发表了。中风证，病邪不在表皮这一层，而在肌肉这一层，"中"字的应用是很有道理的，但是关于"风邪"的说法现在就不恰当了。恶风是当然的，身上发热又有汗，一遇风是肯定要恶风的，以洗澡为例，洗过热水澡，汗出后，必然怕风，非披衣不可。恶风，古人说它是"风邪"，是拿一种现象当作本质，这是不对的，但是中风和伤寒的命名在辨证施治上有着重要意义。

冯世纶解读：经方中风、伤寒的概念是症状反应所属，不是病因所属，章太炎明确指出："伤寒、中风、温病诸名，以恶寒、恶风、恶热命之，此论其证，非论其因，是仲景所守也。"这里的中风判定，不是根据所受邪的不同，而是根据人体患病后所出现的症状。而成无己及后世的张志聪等用外邪的性质为病机推理附会，认为："风，阳也。寒，阴也。风则伤卫，发热、汗出、恶风者，卫中风……"这种解释远离了经方理论。

读本条要联系上一条和下一条来理解。上一条提纲有脉浮，本条中风为太阳病，脉亦自然见浮，故本条的脉缓，当理解为脉浮缓；同理，伤寒的脉阴阳俱紧，实质是脉浮紧。

本条中风有汗出、恶风、脉缓，脉缓是因汗出后津液虚，脉充盈较差，可知第3条的脉阴阳俱紧者是无汗出。

3. 太阳病，或已发热，或未发热，必恶寒，体痛，呕逆，脉阴阳俱紧者，名为伤寒。

胡希恕注： 太阳病，迟早必发热。无论其或已发热，或还未发热，但必恶寒。此外，若复见有身体痛、呕逆，按其脉寸关尺三部俱紧，便可命名为伤寒证。

太阳病，为表阳证，迟早是要发热的，不过开始得病的时候，或已发热，或未发热，必恶寒，一定是怕冷的，所以恶寒是表证的一个特征。而且不汗出的怕冷（麻黄汤证）要比出汗的怕冷（桂枝汤证）严重得多，大青龙汤证怕冷就更厉害。一点不出汗，人体的气息不得旁达，俱向上撞，故而呕逆。中风的桂枝汤证，人体的气息也不是不往上撞，身体也不是不疼，其亦有干呕、身上疼，但是没有伤寒证严重。伤寒证全身的血管都充血疼痛，就不光是头项疼了。这就是有汗无汗的区别，有汗的脉缓，无汗的脉紧。这个阴阳俱紧，就是上下脉都紧，界线分明。这一类的太阳病，就叫作伤寒证。古人因为这类太阳病必恶寒，恶寒明显，故称"伤寒"，这个命名是很有味道的，"伤者伤于外也"，就是皮表不开，汗不得出，只要一汗出，病就好了，病邪比较浅，故名"伤寒"。

这三条，第一条讲述太阳病的提纲，也就是概括的特征，在这种太阳病里再细分，有两种，一种太阳中风，一种太阳伤寒，主要的差别一个是汗出，一个是无汗，由汗出、无汗产生的证候就不同了。

胡希恕按：中风与伤寒为太阳病的两大类型，前者由于汗出则敏于恶风，因名之为中风；后者由于无汗则不恶风，或少恶风，但重于恶寒，因名之为伤寒。曰风，曰寒，即风邪、寒邪之意，此亦古人以现象当本质的误解。不过对于风曰"中"，对于寒曰"伤"，实有深意。盖上述的太阳病，本是机体欲以发汗的机制，自体表以解除疾病，但往往限于自然的良能，或虽得汗出，但病邪反乘汗出之虚深踞于肌腠之内。中者，中于内，名为中风者，暗示在表的邪较深也。或不得汗出，病邪郁集于肤表，不得其汗而去。伤者，伤于外，名为伤寒者，暗示在表的邪浅也。中风、伤寒均是证名，不要以为中风，即真的中于风，伤寒，即真的伤于寒，尤其风伤卫，寒伤荣，更是无稽谬说，不可信。

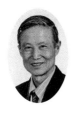

冯世纶解读：胡希恕先生对"中"和"伤"做了精彩说明，显然与后世用病因解释中风、伤寒有根本不同。这里特别强调一下，这前三条是读《伤寒论》的入门功夫，某些误读的关键亦主要在这三条，即如果以病因学说理解这三条，就不能正确理解《伤寒论》的主要内容。

这里要仔细读胡希恕先生的按语，后世之所以多认为"中风是中于风""伤寒是伤于寒"，是受王叔和、成无己以《内经》注解《伤寒论》的影响，曰："风则伤卫，寒则伤营。"由"风为阳，寒为阴"，推理为"中风中于表，伤寒伤于里"，甚者认为"中风为表证，伤寒为里证"。这种不顾临床实际，强引《内经》附会其说的注解，完全脱离仲景原义，把后世读仲景书引入歧途。

风和寒往往同时犯人，临证怎能区分？不论何种外邪侵犯人体后，正邪相争出现的症状，皆可表现为中风或表现为伤寒，这才是临床实际。故胡希恕先生对中风、伤寒的注解，强调依症状反应，不是依据受的哪种邪气，这才反映了《伤寒论》的原旨。第2条、第3条体现了这一重要法则。这一认识来自对仲景书原文的潜心研读，来自对经方理论体系的系统理解，不但是理解中风、伤寒的关键，也是理解太阳病的关键，更是理解六经实质的关键。

全书开篇仅以上三条，就明确了太阳病、中风、伤寒的概念，明确了中风和伤寒是太阳病中最常见的两大证，即中风除具有太阳病提纲的特点外，还兼见：发热、汗出、恶风、脉浮缓；伤寒除具有太阳病提纲的特点外，还兼见：或已发热，或未发热，必恶寒，体痛，呕逆，脉阴阳俱浮紧。这里表明中风、伤寒的鉴别点是脉象。由第2条可知，中风的脉浮缓是因汗出津液虚损，脉管充盈不满而呈缓，由此亦可知，伤寒的脉阴阳俱浮紧是因无汗出，此参看第11条后的小结可更明了。简而述之，中风、伤寒的主要鉴别点为：中风有汗出、脉浮缓；伤寒无汗出、脉浮紧。

应当特别注意：经方、仲景书的伤寒概念即本条所示，全书皆此概念，并无"广义伤寒""狭义伤寒"之分。"广义伤寒"的概念，是因王叔和把仲景书定名为《伤寒论》后，遂以《难经》"伤寒有五"释《伤寒论》造成的，是"家乘中不系祖祢而谱牒东邻"的结果。

4.伤寒一日，太阳受之。脉若静者，为不传，颇欲吐，若躁烦，脉数急者，为传也。

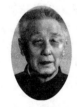

胡希恕注：伤寒，包括普通的感冒，一开始都发生太阳病，如果脉象非常平静，就是脉不特别大、不特别快，就说明病势较轻，这样的病肯定不会传。《伤寒论》讲表里相传，表病会向里传，传入半表半里，传入里。大夫应该知道病轻病重，一开始发生太阳病，如果脉比较平静，就没什么事，服用发汗药如感冒冲剂、桑菊饮片，甚至喝点姜汤就会痊愈。如果颇欲吐，就是内传少阳，是柴胡证"心烦喜呕"的情况。颇，很也，心中非常烦乱而欲吐。若躁烦，是内传阳明，热在内，人就会躁烦，躁者乱也，比烦更甚。脉数急者，数是快，急是更快，说明这个病比上面的病严重得多，就是传变了。大夫在疾病一开始时就应该知道这个病的轻与重、传与不传了。应该看到，如果内传，即使依法治疗，病也不会马上就好，因为内传的变化发展是非常迅速的。伤寒得之第一日，大都发生太阳病，脉若平静而不数急者，为较轻证，则不至于传里或半表半里。若其人颇有欲吐和躁烦不宁的样子，而脉又数急者，则病正在发展变化，肯定是必传之证。

胡希恕按：病常自表传入于里或半表半里，亦常自表传入于半表半里，而再传入于里，此即称之为病传。

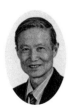

冯世纶解读：这里很明确指出，经方的传变是根据症状反应，不是根据日期一日传一经。解读这一条，应特别注意，病证的传与不传，是依据患者的症状，不遵《内经》一日一传。

成无己谓："太阳主表，一日则太阳受邪，至二日当传阳明。"以是用《内经》经络相传附会其说，仔细读原文自可识其谬。

5. 伤寒二三日，阳明、少阳证不见者，为不传也。

胡希恕注：上条论述疾病刚刚开始，这条讨论疾病发展到二三日的时候，如果病内传其他经，一定会有某些征兆，由表传内，传至阳明经则会有阳明经见证，传至少阳经则会有少阳经见证，阳明、少阳证都没有，那就是不传。

这两条看的是以脉、证对太阳表证的轻重缓急、传与不传进行判断。在临床上，最常见到的就是太阳病二三日时，传入少阳经，高热不退，身倦乏力，胸胁满闷，呕逆，脉浮细。患伤寒经过二三日时，如其要传，亦必有预兆，若丝毫不见阳明证和少阳证的出现，则肯定其为不传也。

胡希恕按：伤寒证轻者，治之得当，则于太阳病的阶段就可以治愈；重者，即便依法治之，也只能在太阳病时挫其凶势，一般多愈于少阳病的末期或阳明病的初期。不过若经误治，虽为不传的轻证，但亦可使之内传。若在重证，那就不堪设想了。此虽论述伤寒，但其他急性病的初期，亦多发作太阳病，当亦不逾这种规律。轻病重病，传与不传，医家必须心中有数。

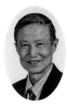

冯世纶解读：按语是胡希恕先生多年的亲身体会，认清疾病的发展规律，对指导临床及认识六经有重大意义。本条又重申传与不传是根据症状反应，不是根据日期。

6.太阳病，发热而渴，不恶寒者，为温病。若发汗已，身灼热者，名风温。风温为病，脉阴阳俱浮，自汗出，身重，多眠睡，鼻息必鼾，语言难出。若被下者，小便不利，直视，失溲；若被火者，微发黄色，剧则如惊痫，时瘛疭，若火熏之，一逆尚引日，再逆促命期。

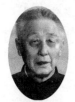

胡希恕注：这个病，也是头项强痛，也是脉浮，很像太阳病，但是主要症状是渴，是一个以里热为主的证，而无恶寒症状。恶寒的消失可参见巴甫洛夫条件反射实验。用电强烈刺激饥饿的狗之后给予食物，开始狗很痛苦，经过一段时间，形成条件反射后，狗对食物的渴望大大超出了刺激身体的反应，机体对电刺激的感觉即被抑制。阳明病的里热对大脑的刺激非常大，所以阳明病可以见到谵语，即说胡话，里热刺激过于亢奋时，恶寒就被抑制了，所以不恶寒反恶热。发热而渴，不恶寒者，为温病，是个里热证。上文提到"名为中风""名为伤寒"，而这条的"为温病"，是相对于太阳病而言的，而不是太阳病里的证候，是另一种病，即温病，因此就不能根据太阳病的方法来治疗了，就不能发汗了，里热是忌发汗的。若误认为是太阳病而发汗，最伤人津液，此时越发汗越热，如同烧水，本来炉子就热，如果一撤水，就会热得更快。发汗后，身灼热，身上干热难耐如被火烤，名曰风温，就从温病变为风温。"风温"的命名，就是根据太阳中风的证候而来，均有发热、汗出，是类似于中风的一种温病。风温为病，脉阴阳俱浮，浮既主表，又主热，在这里就是主热。自汗出和中风证的汗出不透、病邪未解不同，阳明病时就会讲到身灼热而自汗出，汗是由里往外蒸腾。身重，说明身体皮肤组织里有湿，虽然里面热，但是身上还有湿，说明里热还不实，阳明病的里热最伤人津液，热实到极点时，津液也就枯燥了，大便也就干燥了，因为水和火这两种物质是相互排斥的，火盛水就少，水多火就熄，所以从里热而身重上可以看出里热还不实。多眠睡，鼻息必鼾，语言难出，都是热向上壅的反应。吴鞠通在《温病条辨》中使用甘温的桂枝汤，是不可以的，不仅不能用桂枝汤，而且连银翘散、桑菊饮也不可以用，这个病就要用白虎汤，因为它是里热而非表热，解表无效，越解表越坏。若被下者，小便不利，直视失溲。所谓泻下，就是将肠中应吸收而未能吸收之物以药力催下。无论发汗、泻下，都会伤人津液、血液，泻下之后，津液大伤，小便不利即因津液丧失太甚，双目失于荣养则直视。泻下还可伤人脏器，如果真里实，下之则可，如果里尚未实，下伤脏器，虽然津虚小便不利，但是膀胱受累，稍有尿液，也不能藏储，故而失溲，小便淋沥而出，这个病就比上面的病更重了。若被火者，即火攻，如火针、熨背等，均取大汗，犹如抱薪救火，微发黄色，非黄疸之色，乃是萎黄之色。剧则如惊痫，时瘛疭，阵发惊恐、抽搐。若火熏之，身上的颜色像火烤一般，是黄褐色。一逆尚引日，再逆促命期，就是指泻下虽然使病重，却尚能存活，若火攻之后，身如熏肉色，则难活命。

　　这段讲得很清楚，温病不能发汗，不能泻下，更不能用火攻，相对来说，须以清解立法，方选白虎汤。后世陈修园等认为，温病里实明确时，可将大剂麦冬、生地黄、元参、大黄加入白虎汤中，经临床实践证明十分有效，但需谵语、大便干等里实证候齐备的情况下方能使用，不必囿于温病忌下之言，然而仅是攻下是不可以的，还须加入强壮滋阴解热之品，且用量宜大，如麦冬可用一两（30克）。有人讲仲景不治温病，实际仲景是讲温病的。阳明病篇讲到的"阳明病外证云何：身热，汗自出，不恶寒，反恶热也"就是温病，方用白虎汤，渴者白虎加人参汤，是符合温病治疗原则的，所以看书要前后参照。太阳提纲证中为加重语气，在恶寒前加"而"并将其置于句尾，以示强调，这是太阳病不可缺少的症状，而温病的辨证要点在于"渴而不恶寒"，仲景在太阳病中提到温病，就是提醒医家不要将温病当作太阳病来治疗，因其邪不在表，若以太阳病立法治之，命几不保。

　　胡希恕按：中风、伤寒均属太阳病的一种证，故论中不称之为病，今将温名之为病，显示其与太阳病无关。热在表则发热恶寒，热在里则发热不恶寒，热在半表半里则往来寒热，此为辨热在表、在里、在半表半里的最确切的鉴别法。温病发热不恶寒，故知其热在里，而渴更属热盛伤津证，所以不可发汗。里虽热，但只津虚而热不实，故亦不可下。至于火攻，乃古人劫使汗出的治病方法（后有详细论述），对于太阳病又当戒用，施之于温病，更属逆治。治温唯有寒凉除热这一法，以其与太阳病形相似，故特先提出，免以治太阳病的发汗法予以误治。

冯世纶解读：以上是胡希恕先生讲义、笔记的内容，当讲解太阳病恶寒、阳明病不恶寒时，常引用巴甫洛夫学说做精彩说明，在正确对待中西医结合上

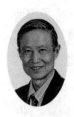

作出了典范。本条明示了太阳病、温病、风温的概念，这样仲景书对伤寒、中风、温病、风温都已做了说明，并强调了其治疗原则。也就是说，《伤寒论》已具体论述了温病的证治。认为《伤寒论》"专论治伤寒，不论治温病"显然是错误的，是因为未真正读懂《伤寒论》。

要读懂《伤寒论》，必先明确它是经方辨证理论体系，是从症状反应上判定伤寒和温病，并未说伤寒是伤于寒，温病是伤于温（热）。王叔和、成无己以《内经》注解《伤寒论》是造成某些人误读《伤寒论》的主要原因。

本条重点论述风温治疗的注意事项，强调不能误下、误用火攻，实际包括不可发汗，胡希恕先生多次讲课均指出：吴鞠通在《温病条辨》中用桂枝汤治疗风温是错误的，即强调风温不可发汗。

7. 病有发热恶寒者，发于阳也；无热恶寒者，发于阴也。发于阳，七日愈；发于阴，六日愈。以阳数七、阴数六故也。

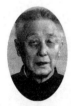

胡希恕注：病始在表，若发热恶寒者，为太阳病，故为发于阳也；若无热恶寒者，为少阴病，故为发于阴也。发于阳者，七日愈，发于阴者，六日愈，皆约略之词，不一定准确。至于"阳数七、阴数六"乃附会水火的成数，更属无稽的玄说，不可信。

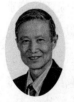

冯世纶解读：经方的六经，是辨证的提纲，不是具体的一个病，而是反映疾病症状、病位、病性特点的证。如太阳病，不是指具体的病，是指各种病在患病过程中出现的在表的阳证，即表阳证。这种在表的阳证，由于正邪相争随时在变化、传变，传变与否主要依据症状，如前面的第5条所说。论中有许多五六日、八九日、十三日……皆是不定之词，本条提出"七日愈""六日愈"，显系不明经方的六经实质的后人所加。

8.太阳病，头痛至七日以上自愈者，以行其经尽故也。若欲作再经者，针足阳明，使经不传则愈。

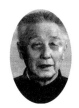

胡希恕注：本段接续上文"七日愈"而言，若外感症状于第七日消失，则表明其病获愈，不会继续传经发展，如果传于足阳明，可针刺三里穴，使其不传，可作为参考。在实际情况中，太阳病发病四五日时多见传为少阳病，六七日时多见传为阳明病，但亦有六七日时传为少阳病的，这时针足阳明就没有意义，所以这里的"欲作再经"，应是专指足阳明经。

胡希恕按：历来注家，大多根据《内经》的六经递传之说解释本条，此实大错，实践证明，病有自表传入于里或半表半里者，亦有自半表半里传入于里者，并亦有自表传入于半表半里而又传入于里者，试问，有谁见有阳明病而传于少阳？尤其是六经传遍，回头再从太阳病起，可真说是怪病了。书中为文确有语病，如前之"伤寒一日，太阳受之"和此条"欲作再经者"，词意均欠清楚，但全书精神一贯是表里相传，而无一条涉及六经递传者，故读者绝对不可以词害意。

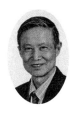

冯世纶解读：后世注家多以本条为依据，谓《伤寒论》的六经是《内经》的六经，章太炎对此曾进行有力批判。胡希恕先生在这里做了更进一步解释，指出本条文和其他条文均存在一定语病，这是他用心读仲景书全文的体会。又《伤寒论》是张仲景论广，又经王叔和多次整理而成，针刺的内容是否是《汤液经法》原有，值得探讨。对待这类条文、这类问题，胡希恕先生提出要联系仲景书全文，要"全书精神一贯"，这是读仲景书的重要方法。

有的注家以本条出现"七日"，即认为仲景讲"七日节律"，也是不符合临床实际的，看下文有"十二日愈"即可知。

9. 太阳病，欲解时，从巳至未上。

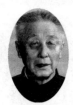

胡希恕注：午时为一日正中，巳居午前，未居午后，为一日中阳气最盛之时，太阳经气最旺，最易向愈，此说可供参考，不必强加解释。

胡希恕按：此附会运气之说，不可信。以下各篇均有这种照例说法，均不再释。

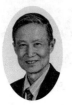

冯世纶解读：胡希恕先生明确指出前之"七日愈"及本条"欲解时"为附会运气之说，不可信，这是他研究仲景全书的内容后得出的。

道可道，非常道；名可名，非常名。运气之说、《内经》的六经、《伤寒论》的六经，各有其科学理论体系，各有其道，不能牵强附会以此释彼。经方的六经病，实质是六证，后世注家认为是发生于一种经上的病，而推论病愈时间。章太炎明确指出，五行、玄学加入中医理论是中医的劫难，曰："中国医药，来自实验，信而有征，皆合乎科学，中间历受劫难，一为阴阳家言，掺入五行之说，是为一劫；次为道教，掺入仙方丹药，又一劫；又受佛教及积年神鬼迷信影响；又受理学家玄空推论，深文周内，离疾病愈远，学说愈空，皆中国医学之劫难。""理学家玄空推论"，是指魏晋时期以何晏、王弼为首的玄学家，以形而上学唯心主义为主，强调事物的发展主要在外因，不重视事物的内因。其"深文周内"的劫难，不但深侵《内经》，而且重创仲景医学，如把《伤寒例》《平脉辨证》《经络脏腑辨证》等硬塞入《伤寒论》；欲解时、七日愈、六日愈更是显而易见。

经方辨证施治主要依据症状反应，人患病、病愈皆是正邪相争，内、外因相互作用的结果。虽然白天黑夜的气候变化对人体有一定影响，但《伤寒论》全书没有欲解时的记载，临床上亦看不到太阳病欲解时的规律。而人类的干预却是很明显的，如服药、盖衣被、开空调等，白天患太阳病即表阳证，晚上喝碗姜糖水或热水，加盖棉被出点汗，太阳病证就消除了，此常见于子时，这是人们的常识。经方、张仲景的六经辨证施治理论体系，其主旨是，根据病人患病后出现的症状来进行辨证施治，病情的变化、预后也是根据症状反应，故胡希恕先生明确表明附会运气"不可信"。

10. 风家，表解而不了了者，十二日愈。

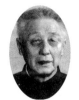

胡希恕注：风家，即太阳中风，表已解，但尚有余症不了了，如身酸痛，大约十二日愈，亦为约略之词。

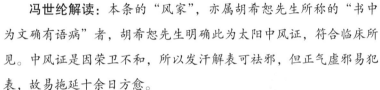

冯世纶解读：本条的"风家"，亦属胡希恕先生所称的"书中为文确有语病"者，胡希恕先生明确此为太阳中风证，符合临床所见。中风证是因荣卫不和，所以发汗解表可祛邪，但正气虚邪易犯表，故易拖延十余日方愈。

本条提出十二日，前几条提出六日、七日，可见均是约略之数，无特定意义。这可证明，"太阳病，欲解时，从巳至未上"这种推测无意义。

11. 病人身大热，反欲得衣者，热在皮肤，寒在骨髓也；身大寒，反不欲近衣者，寒在皮肤，热在骨髓也。

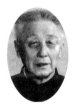

胡希恕注：病人的身表虽似大热，但其人反欲加覆衣被者，是外假热而内真寒也；病人的身表虽似大寒，但其人反欲去其衣被者，是外假寒而内真热也。

胡希恕按：寒热有真假之辨，医者不可误于表面的假象，便开处方药，如手足逆冷的白虎汤证、颜面潮红的四逆汤证均属其例。

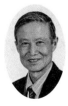

冯世纶解读：本条的"皮肤""骨髓"，作内外解，说明疾病的内在本质和外在现象有矛盾时，当对病人的症状和喜恶做周密的观察和分析，才能判断出寒热在里还是在表，才能判定寒热的真假。

辨太阳病脉证并治上前 11 条小结

以上共 11 条，可视为太阳病的总论。太阳病即表阳证，脉浮、头项强痛而恶寒，为此证最正确的概括特征。太阳病又可分为中风和伤寒两种类型，它们的区别是，以自汗和无汗为主要鉴别点。中风由于自汗出，脉内水分被夺，故脉按之缓；伤寒由于无汗，脉内血液充盈，故脉按之紧。此外，另有一种形似太阳病的温病，不过太阳病热在表，虽发热而必恶寒；温病因热盛于里，故不恶寒但发热而且渴，亦易区分。急性病初作，大都出现表证，表证有阴阳二类，太阳病即表阳证，少阴病即表阴证。最明显的鉴别法，为发热恶寒和无热恶寒，即论中所谓："病有发热恶寒者，发于阳也，无热恶寒者，发于阴也。"此均关于辨证的重要事项，学者应熟记。

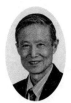

冯世纶解读：于 11 条后做小结，仅见于胡希恕先生后期的笔记，显示他经多年研究仲景书，体会深刻，学术思想臻于完善，亦显示此 11 条在解读全书上居于重要地位。

首先应明了，以上 11 条，是由神农至商周时期积累的《汤液经法》经验，经汉晋时期诸多医家包括张仲景、王叔和等多次整理而成的《汤液经法》原文，其条文是在古代积累的方证经验的基础上，上升到理论的总结，这便是古代一代一代的经方家，用八纲理论总结的方证经验，至张仲景时发展为六经辨证理论体系。这 11 条体现了反复整理、反复临床实践的结果，因此具有纲领性、逻辑性、系统性，也就最具科学性。惜王叔和以《内经》的学术观点注释仲景书，使后世难于理解原文。

胡希恕先生于此做一小结，是正告医家，读仲景书首先要具备正确的入眼功夫，这便是以八纲解六经。伤寒、中风、温病、风温等病证概念，在仲景书中有明确科学的说明，这是经方原有的理论体系的概念，是与《内经》不同的概念。真正读懂这 11 条，再读全书将变得容易理解。尤其值得注意的是，胡希恕先生明确指出"七日愈""六日愈""欲解时"是附会运气之说，不可信，明此可以摆脱某些误读。

12. 太阳中风，阳浮而阴弱。阳浮者，热自发；阴弱者，汗自出。啬啬恶寒，淅淅恶风，翕翕发热，鼻鸣干呕者，桂枝汤主之。

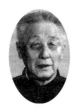

胡希恕注： 外为阳，内为阴，阳浮而阴弱者，谓脉有浮于外而弱于内的形象，即轻取则浮，但重按则甚缓弱之意。阳浮者，热自发，谓阳浮之脉，为发热之应。阴弱者，汗自出，谓阴弱之脉，为汗出之应。啬啬，为缩缩状，啬啬恶寒，即缩缩然而恶寒也。淅淅，为身被冷水状，淅淅恶风，谓淅淅然而恶风如身被冷水也。翕翕，为合而不开状，翕翕发热，谓邪热郁集于体表，翕翕然而难开也。气冲热壅，故鼻息有声而干呕也，此为太阳中风证，桂枝汤主之。

胡希恕按： 如前所述，太阳病本是机体欲借发汗的机制，自体表以解除疾病的证候反应，亦即《内经》所谓"邪气交争于骨肉"是也。邪指病邪，气指精气（即津液），今得汗出，理应表解不复发热，而反复发热表不解者，是精气虚，不足以胜邪也，故以甘温滋液的桂枝汤，复汗以解之。

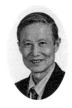

冯世纶解读： 岐黄之术与农伊之术，皆产生于我国古代，其理论各具特色，但有相通、相同之处，如八纲理论，胡希恕先生所引即属此，为了更容易理解桂枝汤，他引用了《内经》的有关内容。胡希恕先生笔记仅引"邪气交争于骨肉"，但每次讲解，皆详述"阴阳交"的内容，即《素问·评热病论篇第三十三》曰："黄帝问曰：有病温者，汗出辄复热，而脉躁疾，不为汗衰，狂言不能食，病名为何？岐伯对曰：病名阴阳交，交者死也。帝曰：愿闻其说。岐伯曰：人所以汗出者，皆生于谷，谷生于精。今邪气交争于骨肉而得汗者，是邪却而精胜也。精胜则当能食而不复热，复热者，邪气也。汗者，精气也，今汗出而辄复热者，是邪胜也，不能食者，精无俾也。"这里主要是说：汗出身热是邪气盛，精气虚。汗出为津液外溢，此时邪乘虚而入于肌表，正气为阳，邪气为阴，正气与邪交争于肌表故称阴阳交。此时精气流于外，邪气入于里，故病死。桂枝汤证虽不完全同于《内经》所说的阴阳交之死证，但正邪交争于肌表、汗出身热的病机是相同的。桂枝汤的主要性能是甘温健胃，通过调和营卫使精气胜而表固，邪气不再入侵，故使汗止而热除，也即甘温除热的道理。而后世有注家认为，中风是中于风邪，桂枝汤是辛温发汗祛风邪，这是望文生义、片面猜测，未能理解桂枝汤本方证，就更不能理解桂枝汤加减诸方证。因此，有必要解读一下有关仲景对本方证的论述。

【桂枝汤方】

桂枝（去皮）三两，芍药三两，甘草（炙）二两，生姜（切）三两，大枣（擘）十二枚。

上五味，㕮咀三味，以水七升，微火煮取三升，去滓，适寒温，服一升。服已须臾，啜热稀粥一升余，以助药力。温覆令一时许，遍身漐漐，微似有汗者益佳，不可令如水流漓，病必不除。若一服汗出病差，停后服，不必尽剂；若不汗，更服，依前法；又不汗，后服小促其间，半日许令三服尽。若病重者，一日一夜服，周时观之，服一剂尽，病证犹在者，更作服；若汗不出，乃服至二三剂。禁生冷、黏滑、肉面、五辛、酒酪、臭恶等物。

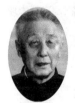

胡希恕按：《医宗金鉴》曰："桂枝汤，桂枝下有去皮二字，夫桂枝气味辛甘，全在于皮，若去皮，是枯木矣，如何有解肌发汗之功？宜删此二字。"此说是也，故去之，后仿此。

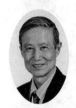

冯世纶解读：后世注家皆认为是去皮外之粗皮，宜从后世注家。

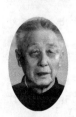

胡希恕方解：桂枝、生姜均属辛温发汗药，但桂枝降气冲，生姜治呕逆，可见二药均有下达之性，升发之力不强，虽合用但不至于大汗，并均有健胃作用，合于大枣、甘草等纯甘之品，益胃气而滋津液。芍药味苦微寒，既用以制约桂枝、生姜的辛散，又用以助大枣、甘草的滋津。尤其在药后少食稀粥，更有益精祛邪之妙。故本方者，既是发汗的解热药，又是安中的养液药，即所谓的"甘温除热"的良方也。

冯世纶推荐处方

桂枝 10 克，白芍 10 克，炙甘草 6 克，生姜 15 克，大枣（擘）20 克。

上五味，以冷水 600 毫升浸泡 1 小时，煮沸后改小火再煎 15～20 分钟，取汤 150 毫升，温服，之后喝一碗热稀粥，并覆盖棉被而卧，觉身有微汗则去被，在室内活动或坐卧休息，注意避风保暖。证解，停后服。不解，煎第二煎服。

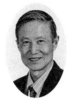

冯世纶解读：原书用药剂量，可以结合现代煎服法。折合现代剂量有大概标准，即古之一两，今为一钱或 3 克，书中桂枝三两，今用三钱或 9 克或 10 克，为约略之数，实际用量要结合临床。古代煎药用水，多以容积（合、升、斗）估算，煎得后，多是先服三分之一，之后据病情决定用药。故用药剂量与病情、服法紧密相关，书中有多处论述，宜注意。

桂枝汤方解，是认识桂枝汤方证的起步，真正认识还要看以下诸多方证。

仲景书把治疗中风的桂枝汤方证首先列出，是因表证以桂枝汤方证最多见，表里、半表半里合病以桂枝汤加减的方证更多见。由临床观察可知，桂枝汤方及其加减方，不但能治疗急性病，亦能治疗慢性病，不但能治疗外感病、传染病，亦能治疗内伤杂病。

13. 太阳病，头痛、发热、汗出、恶风，桂枝汤主之。

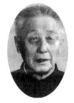

胡希恕注：凡属太阳病，若只见其头痛、发热、汗出、恶风者，即宜桂枝汤主之，不要以为它是中风的专用方，自在言外。

胡希恕按：中医讲辨证施治，只若方证适应，用之即验，就不必管它是什么病也。

冯世纶解读：在这里，胡希恕先生强调：不能以为桂枝汤是中风专用方，要细心体会。同样不能以为麻黄汤是伤寒专用方，提示经方治病，重在辨方证，而不在辨病。因此有关桂枝汤方证的论述就有22条（包括《金匮要略》1条）之多，由桂枝汤加减的方证就更多了，以下集中论述桂枝汤方证和其加减方证。

14. 太阳病，项背强几几，反汗出恶风者，桂枝加葛根汤主之。

胡希恕注： 几几，为伸颈状，即项背强急、俯仰不自如的状况。太阳病汗出恶风，是桂枝汤证，今以项背强几几，故更加主治此证的葛根治之。

胡希恕按： 葛根汤，治太阳病项背强几几、无汗恶风者，而桂枝加葛根汤，治太阳病项背强几几、汗出恶风者，因谓为反汗出恶风，暗示二方应用的鉴别点。而用一"反"字传其神，古文简妙如此。

【桂枝加葛根汤方】

葛根四两，桂枝（去皮）二两，芍药二两，生姜（切）三两，大枣（擘）十二枚，甘草（炙）二两。

上六味，以水一斗，煮取三升，去滓，温服一升。不须啜粥，余如桂枝法将息及禁忌。

胡希恕注： 原书中本方方名为桂枝加葛根汤，但实际组成是葛根汤，臣亿有说明，故本书直接改方药组成为桂枝加葛根汤。

胡希恕方解： 葛根清凉解热解肌，主治项背强急，加于桂枝汤中，故治桂枝汤证而项背强急者。

冯世纶推荐处方

葛根12克，桂枝10克，白芍10克，生姜15克，大枣（擘）20克，炙甘草6克。

上六味，以冷水600毫升浸泡1小时，煎开锅后15～20分钟，取汤150毫升，温服，续水再煎一次温服。

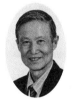

冯世纶解读：葛根，《神农本草经》谓："味甘，平。主治消渴，身大热，呕吐，诸痹，起阴气，解诸毒。"胡希恕先生对药味的解说，多依据《神农本草经》及仲景书，同时还出自多年亲身体会，"葛根清凉解热解肌"即如此，是分析了有关的方证，对比麻黄、桂枝辛温而体会到葛根为清凉。桂枝加葛根汤治桂枝汤证又见项背强几几者，仍是强调辨方证，而不是辨病。葛根有治项背强几几的特能，若有汗出恶风者可加于桂枝汤中治之；若无汗恶风者可加于麻黄汤中治之；若喘而汗出、下利不止者可加于黄芩黄连汤中治之……现今临床常见的是，不问寒热虚实，凡遇项背强几几即用葛根，甚至以降血压、扩张血管为目标，此皆与经方理论相违背，临床亦难以取效。

15. 太阳病，下之后，其气上冲者，可与桂枝汤，方用前法，若不上冲者，不得与之。

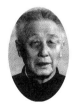

胡希恕注：太阳病为在表，宜汗不宜下。误下后，若其气上冲者，说明未因误下而致邪内陷，病还在表，故可与桂枝汤，如前食稀粥覆被取微汗法以解表。若不上冲者，则已成误下的坏病，已无表证的存在，当然不得再与桂枝汤以解表了。

胡希恕按：古人于长期的临床实践中，得知气上冲为下后表未罢的应证，依此而用本方当可无误，不过为了探讨其所以然之理，仍有加以说明的必要。太阳病，原是机体欲以发汗的转机，自上半身广大的体表面，以解除疾病，此时自里以下之，正给机体机制以相反的打击，若机体的机能较弱，便不能保持原来的抗病机制，则病当去表而内陷；若机体的机能旺盛，反而振奋地对此逆治以回击，保持了原来的抗病机制，气上冲即此振奋回击的一种反应。由于下伤中气，损津液，虽病还在表，但也不宜用麻黄汤，而宜用桂枝汤。

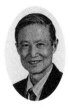

冯世纶解读：胡希恕先生强调桂枝降冲逆是体悟于此。表明桂枝汤除有调和营卫、益气解表的作用外，还有降冲逆的特能。

16. 太阳病三日，已发汗，若吐，若下，若温针，仍不解者，此为坏病，桂枝不中与之也。观其脉证，知犯何逆，随证治之。

胡希恕注： 太阳病三日，已经发过汗，但病未解，医不详查不解之故，而又行或吐或下或温针等非法的治疗，故病仍不解，此为逆治的坏病，则不可与桂枝汤也，应观其脉证，详审其所犯为哪种逆治，而随当时的证候，予以适当的方药治之可矣。

胡希恕按： 随证治之，是辨证施治的大眼目，读者不要轻轻看过。观其脉证之证，是指各别的症状言；随证治之之证，是指辨明的病证言。就是说综合脉证的观察分析，且辨明其陷于什么证，然后随证以适方治之。

冯世纶解读： 随证治之，其实质是指辨方证。第12条首先提出太阳中风用桂枝汤主之，不是说凡是中风都用桂枝汤治疗，而是用于太阳中风，见脉阳浮而阴弱、热自发、汗自出、啬啬恶寒、淅淅恶风、翕翕发热、鼻鸣干呕者，若出现其他症状，要据其证用药，以上所述桂枝加葛根汤及以下所述桂枝加附子汤、桂枝加厚朴杏子汤等即是其例。又表解向里或向半表半里传变，无桂枝汤证后，不能再用桂枝汤治之，而要依据所现症状辨六经、辨方证，以适证治之，亦属随证治之。

16（续）. 桂枝本为解肌，若其人脉浮紧、发热、汗不出者，不可与之也。常须识此，勿令误也。

胡希恕注： 桂枝汤本来是为解肌而设，与麻黄汤专用于发表者，大异其趣。若脉浮紧、发热、汗不出者，乃表实证，则宜用麻黄汤以发其表，慎不可用桂枝汤以解其肌。若误与桂枝汤，必致实实之祸，医者应常注意此，慎勿误施也。

胡希恕按： 精气虚，力不足以胜邪，虽汗出，邪反乘汗出之虚，而深踞于肌腠之内。桂枝汤能促进胃气，加强精气，使盘踞肌腠之邪不得复留，乃得因汗而解。邪在肌，则肌不和，桂枝汤益气驱邪而使其复和，故谓桂枝本为解肌。若精气充盛，本足以胜邪，只因不得汗出，而致邪气相搏的表实证，宜用麻黄汤发其表，则邪共汗出即治。若误与桂枝汤再益其精气，必使实上加实，祸变立至，所谓"桂枝下咽，阳盛则毙"者是也。不过此所谓阳，是指精气，亦即津液，不要认为是阳热之阳。古人以气为阳，血为阴，津液属气分，故亦称为阳。桂枝汤本是解表解热剂，若发热则禁用桂枝汤，实成笑话，后世医书多有这样的谬说，误人不浅，学者慎勿轻信。

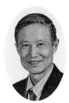

冯世纶解读："桂枝下咽，阳盛则毙"见于王叔和编次的《伤寒论·伤寒例》，因其以病邪判定证的性质，治疗则以温热治寒，以寒凉治热，故认为桂枝汤是辛温之剂，用于治疗表寒，不能治疗表热。这种谬说，影响到后世许多人，使其不能认识桂枝汤证。

胡希恕先生巧妙地引用了这句话，来进一步说明桂枝汤的作用。其关键点，是"阳"的概念，这是胡希恕先生首先提出的，经方、仲景书中的"阳"是指精气、津液，这是经方辨证理论体系独有的概念。这里通过麻黄汤证和桂枝汤证的证治，恰到好处地说明了这一特点。这就是，桂枝汤证因有汗出，则津液虚于体表，也称精气虚，此也即阳虚、阳气虚；麻黄汤证因无汗出，则津液充盛于体表，也称精气实，此也即阳盛、阳气盛。桂枝汤是温胃生津液、补精气者，若用于阳气盛的麻黄汤证，当然属实实之祸，恰为"桂枝下咽，阳盛则毙"者也。关于阳的概念，请参见第 27、29、30、46 条。

17. 若酒客病，不可与桂枝汤，得之则呕，以酒客不喜甘故也。

胡希恕注：平素嗜酒的人谓为酒客，酒客湿热内蕴，如果患外感，最易发为湿温，此病亦常发热汗出，形似桂枝汤证，但不可与桂枝汤，桂枝甘温，反助湿热，故服之则呕。

胡希恕按：桂枝汤为解表解热剂，酒客病为湿热在里，则非桂枝汤所宜，虽发热、自汗出而形似桂枝汤证，但必渴而不恶寒，亦不难辨，所以医者不可片面看问题，而误与之。不过酒客患外感，而确现桂枝汤证者，当然可与桂枝汤，尤不得心存成见。

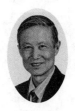

冯世纶解读："尤不得心存成见"见于胡希恕先生后期的笔记，突出了经方辨证虽然考虑到致病因素，但更注重症状反应。临床辨证，是要先辨六经，酒客里热明显则病为里阳明证，当然不可用桂枝汤；若酒客里热不明显而表热明显且为桂枝汤方证，则当然可用桂枝汤。本条按语亦是针对后世医家片面理解本条，尤其是后注"以酒客不喜甘故也"，凡遇酒客，凡见发热，即有"桂枝下咽，阳盛则毙"之成见，胡希恕先生提示读者要正确理解桂枝汤方证。

18. 喘家，作桂枝汤，加厚朴杏子佳。

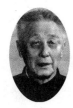

胡希恕注：平时有喘病者，谓为喘家。喘家外感而现桂枝汤证，宜于桂枝汤原方中再加厚朴、杏仁来兼以平喘为佳。

胡希恕按：喘家外感，喘当诱发，虽现桂枝汤证，但亦宜加厚朴、杏仁兼以平喘。医者治病，当随证治之，不得执定成方，不知变化也。

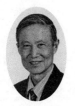

冯世纶解读：本条冠首为喘家，给人印象是本条重在论治喘，实际是重在讲桂枝汤的应用，有的版本将本条断句为"喘家作"，即平素常咳喘者出现桂枝汤证，要加厚朴、杏仁这类药，并不是说，必定加这二味，而是依据有是证则用是药，尤其对于喘家，用桂枝加厚朴杏子汤的机会不多，故本条后未见处方，而在第43条处见方，可知第43条所述证，为桂枝加厚朴杏子汤的适应证，可能原列于前，互参即明。

厚朴、杏仁温中化饮，当治太阴里寒，故桂枝加厚朴杏子汤为治太阳太阴合病的外邪里饮者，参见第43条。

喘家，为顽固的慢性病，本条所述原是慢性病又发桂枝加厚朴杏子汤证，即慢性病又见太阳病，可知太阳病提纲不只是急性传染病的提纲，而且是常见病的提纲。

19. 凡服桂枝汤吐者，其后必吐脓血也。

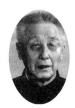

胡希恕注：凡服桂枝汤而发生呕吐者，大都是以甘温误施于里热，里热而反攻表，既亡津液，复使热壅，久则伤肺，必吐脓血也。

胡希恕按：此承前酒客病不可与桂枝汤，重申其妄用于内热证为害之大也。

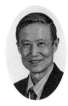

冯世纶解读：桂枝汤是治表热证，把桂枝汤误施于里热证，有吐脓血的恶果，辨证时，不可不慎。桂枝汤治疗表热证，里热证当然不能用，从这里也可知临证先辨六经的重要。

20. 太阳病，发汗，遂漏不止，其人恶风，小便难，四肢微急，难以屈伸者，桂枝加附子汤主之。

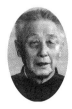

胡希恕注：太阳病，发汗，遂漏不止，暗示是桂枝汤证而误与麻黄汤以发汗，遂使汗漏不止也。其人恶风，半由于外证未罢，半由于虚极陷于少阴也。小便难，四肢微急，难以屈伸，均是脱汗、津液虚竭的结果，故以桂枝加附子汤主之。

胡希恕按：桂枝汤证虽汗出，但不是汗漏不止，桂枝汤证虽恶风，但必伴发热，今汗漏不止，只见其恶风，不见其发热，况又四肢微急，难以屈伸，更属虚极入阴之象，虽不言脉，但脉亦必微细，此为已转化为少阴证，因以桂枝加附子汤主之。

【桂枝加附子汤方】

桂枝（去皮）三两，芍药三两，甘草（炙）三两，生姜（切）三两，大枣（擘）十二枚，附子（炮，去皮，破八片）一枚。

上六味，以水七升，煮取三升，去滓，温服一升。本云桂枝汤，今加附子，将息如前法。

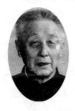

胡希恕方解：此即桂枝汤加附子，故治桂枝汤证而陷于阴证者。

冯世纶推荐处方

桂枝 10 克，白芍 10 克，炙甘草 10 克，生姜 15 克，大枣（擘）20 克，炮附子（先煎）15 ～ 30 克。

上六味，以冷水 600 毫升浸泡 1 小时，先煎炮附子 40 分钟，再加入剩下五味继续煎 15 ～ 20 分钟，取汤 150 毫升温服，续水再煎一次温服。即一剂药煎二次分服，服药时间最好在上午 9 ～ 10 时，下午 3 ～ 4 时。

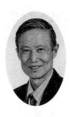

冯世纶解读：桂枝汤证陷于阴证，即指由太阳证变为少阴证。胡希恕先生论述太阳病变为少阴病时，用"陷"而不用"传"，是形象地说太阳病，因汗出多、津液伤而体表皮肤经脉皆虚陷，病虽还在表，但其证已不属阳证而属阴证。少阴病与太阳病的病位皆在表，故不称传，而称陷。

本条亦是讲桂枝汤加味方证，看似与桂枝加葛根汤雷同都为治表，其实有明显不同，这就是桂枝加葛根汤是治太阳之表，而桂枝加附子汤是治少阴之表，六经病证不同。

值得注意的是，由桂枝加附子汤证可窥见六经辨证理论的形成，这便是，方证的积累、方证的八纲分类（病位分表、里，病情分阴、阳）自然产生了六经。胡希恕先生谓"六经来自八纲"，是一生用心读仲景书的体悟。

本方证常见于急慢性关节炎及诸多痹证。

21. 太阳病，下之后，脉促、胸满者，桂枝去芍药汤主之。

22. 若微、寒者，桂枝去芍药加附子汤主之。

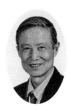

胡希恕注：太阳病宜汗不宜下，若误用下法后，因气冲于上，而虚于下，以致脉促、胸满者，宜桂枝去芍药汤主之；若脉更兼见微，并且又恶寒者，则宜桂枝去芍药加附子汤主之。

胡希恕按：促，为寸浮关以下沉之脉。注家多谓"数中一止"，乃宗叔和之说，实非。太阳病由于误下，虚其腹气，但表未罢，故气上冲胸，以致胸满，上实下虚，脉亦应之促。下后气上冲，本宜桂枝汤，今腹气因下而虚，故去芍药。若脉更兼见微，并且其人复恶寒，则病已由阳转阴，故更加附子治之。

冯世纶解读：第21、22条紧密相关，成无己改为两条，并把微寒改为微恶寒，这是不对的。若微寒者，微后当加标点符号，是继脉促而论述，微言脉，而寒言证，即第22条的微寒，是承第21条而来，下之后胸满，又见脉微而且恶寒，呈少阴证，故加附子治之。

这里注意：胸满与腹满不同，要联系桂枝加芍药汤证对照分析，桂枝加芍药汤证，是因有桂枝汤证又见阳明里实之腹满，因加芍药。本条的胸满，是因下后腹虚，而表不解、气上冲以致胸满。胸满而喘还见于麻黄汤证，腹满而喘还见于大承气汤证，可互参。

冯世纶注：有的版本"微寒者"以下为另一条，在此为了便于文义贯通和序号一致合为一条。

【桂枝去芍药汤方】

桂枝（去皮）三两，甘草（炙）二两，生姜（切）三两，大枣（擘）十二枚。

上四味，以水七升，煮取三升，去滓，温服一升。本云桂枝汤，今去芍药，将息如前法。

胡希恕方解： 从桂枝汤中去除治腹挛急的芍药，故治桂枝汤证且腹不挛急而虚弱者。

冯世纶推荐处方

桂枝 10 克，炙甘草 10 克，生姜 15 克，大枣（擘）20 克。

上四味，以冷水 600 毫升浸泡 1 小时，煎开锅后 15～20 分钟，取汤 150 毫升温服，续水再煎一次温服。即一剂药煎二次分服，服药时间最好在上午 9～10 时，下午 3～4 时。

【桂枝去芍药加附子汤方】

桂枝（去皮）三两，甘草（炙）二两，生姜（切）三两，大枣（擘）十二枚，附子（炮，去皮，破八片）一枚。

上五味，以水七升，煮取三升，去滓，温服一升，本云桂枝汤，今去芍药加附子，将息如前法。

胡希恕方解： 此于桂枝去芍药汤中加附子，故治桂枝去芍药汤证而陷于阴证者。

冯世纶推荐处方

桂枝 10 克，炙甘草 10 克，生姜 15 克，大枣（擘）20 克，炮附子（先煎）15～30 克。

上五味，以冷水 800 毫升浸泡 1 小时，煎开锅后 15～20 分钟，取汤 150 毫升温服，续水再煎一次温服。即一剂药煎二次分服，服药时间最好在上午 9～10 时，下午 3～4 时。

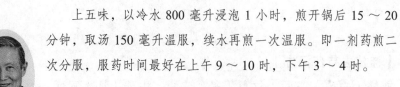

冯世纶解读： 胡希恕先生对本条的解读，尤其是对促脉的认

识，独具特色，也最恰切临床，容易理解。由此亦可知：《伤寒论》的促脉与《脉经》的促脉根本不同，《伤寒论》是有别于《内经》的经方理论体系。

23. 太阳病，得之八九日，如疟状，发热恶寒，热多寒少，其人不呕，清便欲自可，一日二三度发。脉微缓者，为欲愈也；脉微而恶寒者，此阴阳俱虚，不可更发汗，更下，更吐也；面色反有热色者，未欲解也，以其不能得小汗出，身必痒，宜桂枝麻黄各半汤。

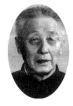

胡希恕注： 太阳病已八九日，其人定时发寒热如疟状，热多寒少，则未转为阴证。其人不呕，则未传入少阳；清便欲自可，则未传入阳明。只如疟状发热恶寒，一日二三度发，诊脉微缓，则病邪已衰，故肯定其为欲愈也。

若太阳病，八九日不解，脉甚微，并且不发热但恶寒者，此表里俱虚，已陷于阴证，当随证治之以附子剂，不可更发汗、更下、更吐也。

若如上证，虽脉微缓，但其人面色反有热色者，乃郁热在表之候，可肯定其为未欲解也。以其不能得小汗出，表终未解，则身必痒即其候也，宜桂枝麻黄各半汤微发汗则愈。

胡希恕按： 恶寒是太阳病的主要症状，邪之轻重往往可验之于寒多或少，宜注意。尤其是脉微缓为邪衰正复之应，热多寒少则见此脉，大都为欲愈之兆。又时发热汗出者，为桂枝汤证（见第 54 条），今时发热，而身痒不得小汗出，又有麻黄汤证，因以桂枝麻黄各半汤治之。

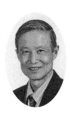

冯世纶解读： 身必痒，为湿在表，故小发其汗可解。胡希恕先生常以桂枝汤加荆芥、防风来治本证或湿疹，多取良效。太阳病开篇是先论述桂枝汤方证及其加减方证，临床变化多，加减用药亦就多变，本条是讲出现中风桂枝汤证和伤寒麻黄汤证，故以合方治之。

由本条可体会，临床治病主在方证相应，其用量多少，亦必与证相应，绝不能胶柱鼓瑟。那种不看临床症状、病情而评价某药用量大小者，是未正确理解经方治病之道。胡希恕先生体悟了本方证之旨，常以桂枝汤加荆芥、防风用于临床，尤其是治疗湿疹等皮肤病疗效卓著，正是悟道臻至。近年仿胡希恕先生用之，亦屡试不爽。如李某，女，35岁，2008年9月10日初诊：四肢及胸腹皮肤起湿疹，湿疹密集如粟，痒甚难忍，挠抓后流黄水结痂如痂癞。曾服湿毒清颗粒及中药之清热解毒祛风之剂皆无效，问其症状，口中和，汗出少，而时恶寒，或身热，身热时痒甚，大小便如常，舌苔薄白，脉细缓寸浮。此太阳表不解夹湿，治以微发其汗，与桂枝汤加荆芥、防风、白蒺藜治之：桂枝10克，白芍10克，炙甘草6克，生姜12克，大枣4枚，荆芥10克，防风10克，白蒺藜15克。服3剂显效，服7剂痊愈。

【桂枝麻黄各半汤方】

桂枝（去皮）一两十六铢，芍药、生姜（切）、甘草（炙）、麻黄（去节）各一两，大枣（擘）四枚，杏仁（汤浸，去皮尖及两仁者）二十四枚。

上七味，以水五升，先煮麻黄一二沸，去上沫，内诸药，煮取一升八合，去滓，温服六合。本云桂枝汤三合，麻黄汤三合，并为六合，顿服，将息如上法。

胡希恕注：古制二十四铢为一两，二点四铢为一钱，下仿此。

胡希恕方解：取桂枝汤和麻黄汤各三分之一而合之，故治二方合并证的轻微者。

冯世纶推荐处方

桂枝6克，芍药6克，生姜10克，炙甘草3克，麻黄6克，大枣（擘）10克，杏仁6克。

上七味，以冷水800毫升浸泡1小时，煎开锅后15～20分钟，取汤150毫升温服，续水再煎一次温服。即一剂药煎二次分服，服药时间最好在上午9～10时，下午3～4时。

冯世纶解读：张仲景用麻黄，皆是先煮一二沸，为的是去上沫，去除上沫引起的心烦不适，陶弘景谓："先煮一两沸，去上沫，沫令人烦。"宜注意。

24. 太阳病，初服桂枝汤，反烦不解者，先刺风池、风府，却与桂枝汤则愈。

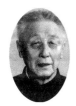

胡希恕注：桂枝汤证，不会烦得太厉害，服桂枝汤后，汗出身和而不烦。本条服用桂枝汤却有相反的症状出现，不但病情未愈，反烦不解，这种情况是不常见的。这不是桂枝汤的问题，而是邪盛气滞的结果，病邪在肌肉层，病情偏实，故而药力受阻，此时可以用针灸辅助治疗，先刺风池、风府，再与桂枝汤，即可痊愈。

25. 服桂枝汤，大汗出，脉洪大者，与桂枝汤，如前法。若形似疟，一日再发者，汗出必解，宜桂枝二麻黄一汤。

胡希恕注：脉洪大，当是脉浮。脉洪大为里热盛，如何可与桂枝汤？可能是白虎加人参汤条的脉洪大，错乱在此，宜改之。

服桂枝汤不得法，而致大汗出，病必不解，脉浮者，病仍在外，可再与桂枝汤如前法服之。若形似疟状，只一日二次发寒热，则外邪已微，稍使汗出即解，宜用桂枝二麻黄一汤。

胡希恕按：服桂枝汤后，表不解，仍宜与桂枝汤，不可与麻黄汤，此为定法。但服桂枝汤后，脉浮无汗，其人形似疟、日再发者，乃桂枝汤与麻黄汤的合并证，故可与桂枝汤与麻黄汤的合方。由于桂枝汤证较多，麻黄汤证较少，因取桂枝二麻黄一法，此与前之各半汤均示人以合方之法，学者当细玩。

【桂枝二麻黄一汤方】

桂枝（去皮）一两十七铢，芍药一两六铢，麻黄（去节）十六铢，生姜（切）一两六铢，杏仁（去皮尖）十六个，甘草（炙）一两二铢，大枣（擘）五枚。

上七味，以水五升，先煮麻黄一二沸，去上沫，内诸药，煮取二升，去滓，温服一升，日再服。本云桂枝汤二分，麻黄汤一分，合为二升，分再服，今合为一方，将息如前法。

胡希恕方解： 取桂枝汤二、麻黄汤一合之，故治桂枝汤证多麻黄汤证少者。

冯世纶推荐处方

桂枝 10 克，芍药 10 克，麻黄 6 克，生姜 10 克，杏仁 6 克，炙甘草 3 克，大枣（擘）10 克。

上七味，以冷水 800 毫升浸泡 1 小时，煎开锅后 15～20 分钟，取汤 150 毫升温服，续水再煎一次温服。即一剂药煎二次分服，服药时间最好在上午 9～10 时，下午 3～4 时。

冯世纶解读： 以上主要论述桂枝汤方证及桂枝汤加减方证，其中涉及伤寒证治，本条的桂枝二麻黄一汤即其例。

由此可以看出，仲景书实际是病案总结，不过这个病案总结历经了几代人的修正、补充而成。本条即记述服桂枝汤后，出现了桂枝二麻黄一汤证，故以该方治疗。全书皆是类似的内容，皆反映了有是证用是方的精神。亦可证明，《伤寒论》的六经是来自临床应用的方证经验的总结。

26. 服桂枝汤，大汗出后，大烦渴不解，脉洪大者，白虎加人参汤主之。

胡希恕注： 服桂枝汤不得法，而使大汗出后，表证虽罢，但由于津液大量亡失，胃中干燥，故大烦渴不解。脉洪大为热甚于里，知已传入阳明，宜白虎加人参汤主之。

胡希恕按：服桂枝汤而致大汗出者，亦可传为里热的阳明病，药虽对证，但用法不当，亦往往误事，医家、病家均不可等闲视之。

【白虎加人参汤方】

知母六两，石膏（碎，绵裹）一斤，甘草（炙）二两，粳米六合，人参三两。

上五味，以水一斗，煮米熟汤成，去滓，温服一升，日三服。

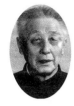

胡希恕方解：白虎汤解热除烦，加人参益气生津，故此治白虎汤证（详见白虎汤方解）而津虚渴甚者。

冯世纶推荐处方

知母 18 克，石膏 60 克，炙甘草 6 克，粳米 15 克，人参 10 克。

上五味，以冷水 600 毫升浸泡 1 小时，煎开锅后 15～20 分钟，取汤 150 毫升温服，续水再煎一次温服。即一剂药煎二次分服，上午 9～10 时服一次，下午 3～4 时服一次。发热时随时服。

冯世纶解读：原是桂枝汤方证，服药后出现白虎加人参汤方证，故与该方治之，这相当于复诊病案记录。要知临床常见未服桂枝汤者，一发病即现白虎加人参汤方证，这种情况当然可用该方治之。即经方治病，主要依据症状反应。

白虎汤证为阳明里热证，人参治里虚之太阴病，故白虎加人参汤证为阳明太阴合病方证。临床常见由桂枝汤方证变化为白虎加人参汤方证者，为了集中论述有关桂枝汤方证的经验，故把治疗阳明证的方证亦列于此，这是仲景书最常用的写作方法，读仲景书必须先明了这一写作方法，不然将无法读懂《伤寒论》，如大承气汤本治阳明病，当少阴病篇亦见大承气汤时，有人认为大承气汤亦治少阴病，遂读仲景书越读越糊涂，不解六经的实质。

这里要说明一下，有人对仲景书的写作方法、方证分篇不理解，提出《伤寒论》"纲不符目"的质疑，即太阳病是论述发汗解表的方证，为何把白虎加人参汤、调胃承气汤、甘草干姜汤、小柴胡汤等放在太阳病篇？认为某方证列于某篇，即治该篇所称之病，如白虎加人参汤列于太阳病篇，就应该治太阳病；桂枝汤列于太阴病篇，则桂枝汤也治太阴病。这样自然认为大承气汤列于少阴病篇，则亦治少阴病……这样还怎能理解六经的实质？这里也说明，读仲景书，必先明确六经提纲，再以八纲分析方证，才能明了方证的归类、六经所属。

27. 太阳病，发热恶寒，热多寒少，脉微弱者，此无阳也，不可发汗，宜桂枝二越婢一汤。

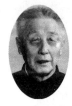

胡希恕注： 太阳病，发热恶寒，可知表还未解。但热多寒少，而脉微弱，为外邪已衰，病有欲愈之兆，虽无汗但体表已无充实的津液，故谓此无阳也，不可以麻黄汤发其汗，宜与桂枝二越婢一汤的轻剂，稍解肌以透表则愈矣。

胡希恕按： 此和前之桂枝麻黄各半汤、桂枝二麻黄一汤的药量均极轻，故均主邪微病轻之证，并且基于三方的说明，可知方证互见者，宜合方治之，证多者多用，证少者少用，法极简易。不过古法是取煎药合之，仲景已改为合方，今依据经验略加修改则更加方便，以下就桂枝汤、麻黄汤为例说明之。桂枝汤由桂枝三钱、芍药三钱、生姜三钱、大枣四枚、甘草二钱组成，麻黄汤由麻黄三钱、桂枝二钱、杏仁三钱、甘草一钱组成，二方中均有桂枝和甘草，若合方按大量用即可，不必把相同的药量加算在一起，故桂枝汤与麻黄汤的合方应为：桂枝三钱，麻黄三钱，芍药三钱，生姜三钱，杏仁三钱，甘草二钱，大枣四枚。若各半汤，即各取二分之一量；若病轻亦可各取三分之一量。又如桂枝二麻黄一汤，宜取桂枝汤的二分之一量，麻黄汤的三分之一量，相同药味亦同上法处理之。

无阳之"阳"，是指津液说的，书中此说屡见不鲜，注家尽作"阳热"解，实非。

【桂枝二越婢一汤方】

桂枝（去皮）、芍药、麻黄、甘草（炙）各十八铢，大枣（擘）四枚，生姜（切）一两二铢，石膏（碎，绵裹）二十四铢。

上七味，以水五升，煮麻黄一二沸，去上沫，内诸药，煮取二升，去滓，温服一升。本云当裁为越婢汤、桂枝汤合之，饮一升，今合为一方，桂枝汤二分，越婢汤一分。

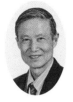

胡希恕按：以上三合方之后，均有"本云"字样，可见是仲景前即有的古方，略改煎服法都会详加注语，论中诸方多是来自古方书，又复何疑！皇甫谧谓仲景论广《汤液》之言，信而有征也！

胡希恕方解：越婢汤见《金匮要略·水气病脉证并治第十四》，曰："风水，恶风，一身悉肿，脉浮，不渴，续自汗出，无大热。"此取桂枝汤二、越婢汤一合之，当治桂枝汤证多而越婢汤证少者。其实此即桂枝汤加麻黄、石膏，故治桂枝汤证且汗不出而烦躁者，由于药量甚小，只宜轻证耳。

冯世纶推荐处方

桂枝 10 克，芍药 10 克，麻黄 6 克，炙甘草 6 克，大枣 20 克，生姜 15 克，生石膏 30 克。

上七味，以冷水 800 毫升浸泡 1 小时，煎开锅后 15 ~ 20 分钟，取汤 150 毫升温服，续水再煎一次温服。

冯世纶解读：这里关注的焦点是"无阳"，胡希恕先生率先提出此条所称无阳之"阳"，是指津液，揭示了经方医学的正确学术观点，而成无己、张志聪等把"阳"作阳热解，代表了岐黄学术观点。

本条发热恶寒为太阳病，热多寒少，暗示了里热多，而表证轻，即呈太阳阳明合病，为桂枝二麻黄一汤方证。越婢汤见《金匮要略·水气病脉证并治第十四》，曰："风水，恶风，一身悉肿，脉浮，不渴，续自汗出，无大热。"即治太阳阳明合病，里热重、表里水气皆重者，故麻黄、石膏用量俱重。本条所述方证，虽亦是太阳阳明合病，但因津液虚（无阳），故呈桂枝二越婢一汤方证，麻黄、石膏用量皆轻，治疗只能轻微发汗及清里。

28. 服桂枝汤，或下之，仍头项强痛、翕翕发热、无汗、心下满、微痛、小便不利者，桂枝去桂加茯苓白术汤主之。

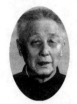

胡希恕注：《医宗金鉴》谓："桂枝去桂，当是去芍药之误，因为头项强痛的表证还在，去桂将何以为治？"此说有理，可从。

大意是说：医者误于"头项强痛、翕翕发热"等二三表证，而与桂枝汤，又误于"心下满、微痛"等二三里证，而下之，不知此乃小便不利蓄水在里，而表不解为证，既不是桂枝汤证，亦无里实证，故服桂枝汤或下之，均属误治，当幸未成坏病，证仍如初，因此宜以桂枝去芍药加茯苓白术汤主之。

胡希恕按：小便不利，蓄水于里，上下气有所阻，表里亦失宣通，此即所谓"北牖不开，南风不入"也，故表证里有停饮，尤其是小便不利者，若不兼利其水，则表必不解，若强发其汗，激动水饮，则变证百出。此为古人经久实践的结论，对于治疗甚关重要，学者当细研之。

【桂枝去桂加茯苓白术汤方】

芍药三两，甘草（炙）二两，生姜（切）、白术、茯苓各三两，大枣（擘）十二枚。

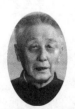

上六味，以水八升，煮取三升，去滓，温服一升，小便利则愈。本云桂枝汤，今去桂枝加茯苓、白术。

胡希恕方解：此于桂枝去桂枝（芍药）汤中加利小便的茯苓、白术，故治桂枝去桂枝（芍药）汤证而小便不利者。

冯世纶推荐处方

芍药 10 克，炙甘草 6 克，生姜 15 克，白术 10 克，茯苓 12 克，大枣 20 克。

上六味，以冷水 700 毫升浸泡 1 小时，煎开锅后 15 ～ 20 分钟，取汤 150 毫升温服，续水再煎一次温服。服药时间：上午 9 ～ 10 时，下午 3 ～ 4 时。

冯世纶解读：对本方证的争议，历来不断，焦点是去桂还是去芍，胡希恕先生从于《医宗金鉴》，我们在继承其学术观点的基础上，提出我们的体会。

胡希恕先生认为本条之证，治疗前为外邪内饮证，治疗后仍是外邪内饮证，治疗当解表化饮，这无疑是正确的。加苓术化饮各家认识基本一致，那么去桂还是去芍认识的不一致，关键是看是有芍药证，还是有桂枝证。

有关芍药证之辨：第 21 条曰："太阳病，下之后，脉促、胸满者，桂枝去芍药汤主之。"本条无脉促，无胸满，而有心下满、微痛，根据第 279 条曰："腹满时痛者，属太阴也，桂枝加芍药汤主之。"故当有芍药。胡希恕先生从于《医宗金鉴》的原因之一，是认为"心下满、微痛"为里虚，他说："心下满、微痛，虽似里实证，但里实者小便当利，今小便不利，其亦非里实甚明。"故认为不是芍药的适应证。

这里参考真武汤方证，同时仔细研究胡希恕先生有关芍药的注解，可以明了这一问题。对桂枝加芍药汤证的注解，胡希恕先生写道："太阴病有腹满时痛证，单就此证言之，谓属太阴，其实此腹满痛并非太阴的虚满，此时痛亦非太阴的寒痛，乃由于太阳病误下，邪热内陷而为表里的并病，但不是阴证而是阳证，故以桂枝汤解其外，加芍药以治腹满痛。"并认为："芍药缓挛急而止痛，尤有作用于腹挛痛。"由于芍药味苦微寒，大量用有缓下除满作用，今于桂枝汤方中倍其量，乃成为表里并病的治剂，故治桂枝汤证而腹满痛者。这里我们明确了芍药的适应证为腹满痛。再参看真武汤证也是外邪内饮证，亦有小便不利，方中有芍药，胡希恕先生对真武汤的注解谓："真武汤由茯苓、芍药、生姜、白术、附子组成……陷于阴证，可能出现腹痛，故以芍药缓急止痛。"这样将两方对比分析，更明了本条的心下满、微痛，理当用芍药治之。

有关桂枝证之辨：服桂枝汤或下之造成的证候是"仍头项强痛、翕翕发热、无汗、心下满、微痛、小便不利者"，这是外邪内饮的太阳病，宗胡希恕先生教导，外邪内饮治必解表，同时兼以利水，五苓散、苓桂术甘汤等是其例，但是否唯有桂枝才能解其表呢？这一问题，仲景在论中已作说明：其一，本条文已明示服桂枝汤不效，已暗示不是桂枝汤证，无汗更证明不是桂枝汤证；其二，仲景用于解表发汗的药除了麻黄、桂枝、葛根、葱白外，还用了生姜。胡希恕先生在桂枝汤方解中强调"桂枝、生姜均属辛温发汗药"，明确了生姜为辛温发汗药。服桂枝汤发汗或下之皆伤津液，津伤则产生变证，其津伤重者，可陷于少阴如真武汤证、白术附子汤证；其津伤轻者，可能还在太阳之表，但因津虚再不适合用桂枝发汗解表，唯宜以生姜微发其汗。值得注意的是，真武汤和白术附子汤皆用生姜解表，因是少阴之表，故皆伍以附子温阳解表。本条文明确说明：服桂枝汤或下之津虚表不解，再也不能用桂枝，唯适宜以生姜解表，也就是说，本条文所述，对于表证而言，无桂枝证，而有生姜证，故去桂是应该的。

总之，本条是太阳太阴合病的桂枝去桂加茯苓白术汤证，故应是去桂不是去芍。

29. 伤寒脉浮、自汗出、小便数、心烦、微恶寒、脚挛急，反与桂枝，欲攻其表，此误也。得之便厥、咽中干、烦躁、吐逆者，作甘草干姜汤与之，以复其阳。若厥愈足温者，更作芍药甘草汤与之，其脚即伸；若胃气不和、谵语者，少与调胃承气汤；若重发汗，复加烧针者，四逆汤主之。

胡希恕注：脉浮、自汗出、心烦、微恶寒，虽形似桂枝汤证，但微恶寒而不发热，则病已由阳入阴，尤其是小便数，为胃虚不能制下；脚挛急，为津液不足以养筋，若反与桂枝汤攻表以发汗，则津液益虚，故四肢厥而咽中干，激动里饮，更必烦躁而吐逆，因与甘草干姜汤，温中逐饮以治烦逆。以复其阳者，谓复其胃气以滋津液也。若厥愈足温，而脚挛急不去，再与芍药甘草汤，缓其拘挛，则其脚即伸。

若由于津液亡失，胃气不和而谵语者，可少与调胃承气汤，微和其胃气。假如不止误与桂枝汤，而且误与麻黄汤重发其汗，或复加烧针劫使大汗，致虚寒更甚的阴证，虽亦必四肢厥冷，然非甘草干姜汤所能治了，当需四逆汤主之。

胡希恕按： 中气虚，有水饮反不能保持之，则小便数，古人所谓上虚不能制下故也，故小便数者，不可发汗，《金匮要略·水气病脉证并治第十四》有"渴而下利，小便数者，皆不可发汗"，读者可互参。

【甘草干姜汤方】

甘草（炙）四两，干姜二两。

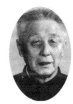

上二味，以水三升，煮取一升五合，去滓，分温再服。

胡希恕方解： 本方主用甘草缓急养液，佐以干姜温中逐饮，故治胃虚有寒饮，或呕逆吐涎沫，或遗尿、小便数而急迫者。

冯世纶推荐处方

炙甘草15克，干姜10克。

上二味，以冷水500毫升浸泡1小时以上，煎开锅后15～20分钟，取汤150毫升温服，续水再煎一次温服。

【芍药甘草汤方】

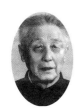

芍药、甘草（炙）各四两。

上二味，以水三升，煮取一升五合，去滓，分温再服。

胡希恕方解： 本方以芍药解挛急并治腹痛，合以缓急迫的甘草，故治腹挛痛或其他体部挛急者。

冯世纶推荐处方

芍药18克，炙甘草10克。

上二味，以冷水500毫升浸泡1小时以上，煎开锅后15～20分钟，取汤 150 毫升温服，续水再煎一次温服。

【调胃承气汤方】

大黄（去皮，清酒洗）四两，甘草（炙）二两，芒硝半升。

上三味，以水三升，煮取一升，去滓，内芒硝，更上火微煮令沸，少少温服之。

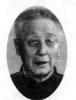

胡希恕方解：方中大黄、芒硝攻实下热，甘草安中缓急，故治胃气不和，发潮热，而大便不通者。

冯世纶推荐处方

大黄 12 克，炙甘草 6 克，芒硝（分冲）12 克。

上三味，以冷水 500 毫升浸泡前二味 1 小时，煎开锅后 15～20 分钟，取汤 150 毫升冲入芒硝 6 克温服，续水再煎一次温服。

【四逆汤方】

甘草（炙）二两，干姜一两半，附子（生用，去皮，破八片）一枚。

上三味，以水三升，煮取一升二合，去滓，分温再服，强人可大附子一枚，干姜三两。

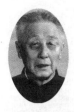

胡希恕方解：本方于甘草干姜汤中更加附子以温中祛寒，振兴沉衰，故治四肢厥逆、呕吐、下利清谷、极度沉衰的阴寒里证，非此莫救。

冯世纶推荐处方

炙甘草 6 克，干姜 6 克，生附子（先煎）15～30 克。

上三味，以冷水 500 毫升浸泡 1 小时，先煎附子 40 分钟，再同煎剩下二味，煎开锅后 15～20 分钟，取汤 150 毫升温服，续水再煎一次温服。若针对心衰急救，本方必用生附子 30 克以上，并增加干姜用量，意同通脉四逆汤。急煎开锅即可一点一点喂服，直至脉出心衰好转。

冯世纶解读：本条主要讲临床也常见的一些表证，但已不是桂枝汤证，由于误发汗，则可出现甘草干姜汤证，或芍药甘草汤证，或调胃承气汤证，或四逆汤证。

甘草干姜汤证，为误治后出现"得之便厥、咽中干、烦躁、吐逆者"，很易被看作是里热，实际是因表证发汗伤津液太过而传里，呈里寒夹饮，津不上布。胡希恕先生注解本方时，联系了《金匮要略·肺痿肺痈咳嗽上气病脉证治第七》及《金匮要略·水气病脉证并治第十四》讲解，明确指出其"治胃虚有寒饮，或呕逆吐涎沫，或遗尿、小便数而急迫者"，即甘草干姜汤是治里虚寒太阴病之剂。

甘草干姜汤证见"小便数而急迫者"更是胡希恕先生的心得，参看下一条注解可知。此对指导辨方证尤为重要，2007 年 10 月我治愈了 1 例前列腺炎，对此印象尤深：患者 30 岁，为赤峰市来京打工者，病约 2 个月，服专科药 1 个多月，症有增无减，且使生活拮据。症见：尿急，小便频数，夜尿 6～7 次，手足逆冷，口中和，舌苔白，舌质暗，脉沉细。给予炙甘草 12 克、干姜 10 克煎服。两周后特来致谢，知其痊愈。

病在表，过多发汗，则病入里，津血不足而出现腹挛痛，即呈芍药甘草汤证。该方是甘草汤加芍药而成，故治甘草汤证腹挛痛或其他体部挛急者。

探讨芍药甘草汤证的六经归属：胡希恕先生对该方证有以上论述，但未明确六经归属，我们联系胡希恕先生对桂枝加芍药汤的分析，再从药物组成进行分析。甘草，《神农本草经》谓"主五脏六腑寒热邪气"；《名医别录》称"温中下气"；《药性论》谓"主腹中冷痛"。可知甘草有补中益气作用，治里虚寒之太阴证。芍药，味苦微寒，为凉性补血药，治里热血虚之阳明证。故芍药甘草汤补中养血、缓急止痛，其适应证为上热下寒，即阳明太阴合病里证。

病在表，不正确发汗使津液伤入里，也可出现阳明里实热证，调胃承气汤证即阳明病见胃气不和、发潮热而大便干结。病在表，不正确发汗使津液大伤入里，也可出现里虚寒甚者，四逆汤证即太阴病见四肢厥逆、呕吐、下利、脉微。

由本条可知，病在表用汗法，治疗方药对证，则病愈，治疗方药不对证，则病传于里。值得注意的是，传里可出现阳证或阴证，里实热者则为阳明病；里虚寒者则为太阴病。以是可知，六经的变化，是源于八纲的变化，六经来自八纲，是临床经验的总结。

今日（2013 年 9 月 29 日）写到这里我始悟胡希恕先生提出的"始终理会读《伤寒论》"，是说读一遍是读不懂的，还必须联系前后进行分析，反复读才能理解。这一条及下一条反映了我们的前辈在医疗实践中是先认识到病在表发汗则愈，不愈则传里，以后渐渐认识到病不但有在表者、在里者，还有在半表半里者。

30. 问曰：证象阳旦，按法治之而增剧，厥逆，咽中干，两胫拘急而谵语。师曰：言夜半手足当温，两脚当伸。后如师言。何以知此？答曰：寸口脉浮而大，浮为风，大为虚，风则生微热，虚则两胫挛，病形象桂枝，因加附子参其间。增桂令汗出，附子温经，亡阳故也。厥逆，咽中干，烦躁，阳明内结，谵语烦乱，更饮甘草干姜汤。夜半阳气还，两足当热，胫尚微拘急，重与芍药甘草汤，尔乃胫伸。以承气汤微溏，则止其谵语，故知病可愈。

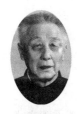

胡希恕注：阳旦汤即桂枝汤的别名，有人这样问：形像桂枝汤证，但依法治之而增剧，以至厥逆、咽中干、两胫拘急而谵语，当时师言：夜半时手足当温，两脚当伸，后来果如师言，何以知此呢？答曰：诊其寸口脉浮而大，浮为外感风邪，大为津液虚。风邪则生微热，津液虚则两胫挛。病形很像桂枝加附子汤证（参看第20 条），因加附子于桂枝汤中，并增量桂枝令汗出以驱风邪，殊不知附子温经，乃致大汗亡阳，故厥逆、咽中干。由于胃中水分被夺，因使阳明内结而谵语、烦乱，以是更易其治法，饮以甘草干姜汤，理中气而滋津液。夜半阴气尽阳气还，则两足当温，胫尚微拘急，再与芍药甘草汤，缓其痉挛，则两胫当伸，而后与承气汤，使大便微溏，则当止其谵语，故知病可痊愈也。

胡希恕按：本条是承上条的证候言，当亦必有小便数的症状，否则只以汗出津虚、两胫拘急，与桂枝加附子汤最为妥当，又何误治之有？总之，小便数者，绝不可发汗，用桂枝汤不行，用桂枝加附子汤亦不行，尤其是后者更易误施，因又特设问答，以明其意。

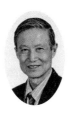

冯世纶解读：本条有"师曰""答曰"，杨绍伊考证认为，《伤寒论》是由张仲景论广《汤液经法》而成，有"师曰"者，为仲景在世时所讲，后由其弟子整理加入，本条即是其例。其考证虽是一家之言，有待共识，但它反映了《伤寒论》的发展史，即该书的撰成，是几代人不断总结方证经验、教训而完成的。

辨太阳病脉证并治上后 19 条小结

以上共 19 条，主述桂枝汤的应用，如前所述，中风、伤寒为太阳病的两大类型，桂枝汤即太阳中风证的主方，"太阳病，发热、汗出、恶风、脉缓者"即其主要的适应证，它与麻黄汤虽同是太阳病的发汗剂，但其作用大不相同。麻黄汤宜于无汗的表实证，其作用在于发表；桂枝汤宜于自汗出的表虚证，其作用在于解肌。桂枝汤虽是解表解热剂，但所谓热是表热而非里热，若里热者切不可与之，故酒客病则不宜与桂枝汤。

此外，又提出加减方和合方数则，不外是为了示人随证用方用药的法则。至于白虎加人参汤、甘草干姜汤、芍药甘草汤、调胃承气汤、四逆汤等，都不是表证用方。桂枝加附子汤、桂枝去芍药加附子汤，虽属桂枝汤的加减方，但治少阴病，亦非太阳病的发汗剂。这些方均出于应急制变的临时手段，不要都看作是太阳病的治剂。

最后提到，表证若小便不利、内有停水者，若不兼利小便以逐水，则表必不解。若小便数者，更不可发汗，此于治疗颇重要，以后为例很多，学者不可等闲视之。

冯世纶解读：胡希恕先生善于读仲景书，最主要的方法是仔细分析原文，以理解经方原旨。《伤寒论》开篇，首述太阳病概念及中风、伤寒概念，皆是以症状反应为依据，并未述以经络、病因为依据，最值得注意的是，伤寒不是伤于寒，中风不是中于风，而是太阳病症状反应的表实证和表虚证。通过 19 条有关桂枝汤证的论述，不但明确了桂枝汤证的概念及治疗法则，亦明确了其加减方证及治疗法则，更明确了桂枝汤证经正确治疗和不正确治疗后所呈现的证候及治疗，也显示了表解病愈或病不愈传里的各种变化。值得注意的是，所述变化传变，皆是表里相传，无经络脏腑相传概念。

第二章 辨太阳病脉证并治中

（起31条迄127条）

31. 太阳病，项背强几几，无汗恶风，葛根汤主之。

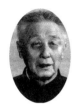

胡希恕注：脉浮、头项强痛而恶寒的太阳病，若同时有项背强几几、无汗恶风，葛根汤主之。太阳病，项背强几几、汗出恶风者，桂枝加葛根汤主之，有如上述，今太阳病，项背强几几、无汗恶风者，故宜更加麻黄的葛根汤主之。

【葛根汤方】

葛根四两，麻黄（去节）三两，桂枝（去皮）二两，生姜（切）三两，甘草（炙）二两，芍药二两，大枣（擘）十二枚。

上七味，以水一斗，先煮麻黄、葛根，减二升，去白沫，内诸药，煮取三升，去滓，温服一升，覆取微似汗，余如桂枝法将息及禁忌。诸汤皆仿此。

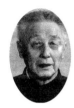

胡希恕方解：此于桂枝加葛根汤中更加发汗的麻黄，故治桂枝加葛根汤证而无汗者。葛根甘平，《神农本草经》谓"主身大热"。其为一解肌除热药甚明。桂枝本为解肌，但肌不和以至项背强几几的高度者，则须加葛根以解之。若更无汗，又须加麻黄以发汗也。

冯世纶推荐处方

葛根 12 克，麻黄 10 克，桂枝 10 克，生姜 15 克，炙甘草 6 克，白芍 10 克，大枣（擘）20 克。

上七味，以冷水 800 毫升浸泡 1 小时，煎开锅后 15 ～ 20 分钟，取汤 150 毫升温服，同时盖棉被取微微汗出。续水再煎一次温服。

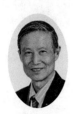

冯世纶解读：葛根汤是治太阳伤寒见项背强几几者，此条以下主论麻黄汤加减证治，其实与桂枝汤加减证治密切相关，胡希恕先生注解本条时用"宜更加麻黄的葛根汤主之"。恰切地说明了这一关系，说明中风与伤寒并不是中风邪和伤寒邪的不同，而是感外邪后出现的症状不同，根据不同的症状用不同的方药治疗，这样方证的积累便产生了表证的不同治法，同时也自然渐渐认识到里证的治法，六经来自八纲，是经方发展的自然之理。

胡希恕先生对葛根作用的认识，主要依据《神农本草经》，认为其是"解肌除热药"，值得注意的是，不能认为葛根有治项背强几几的特能，就不辨寒热虚实而动辄用其治颈椎病、冠心病、痢疾等。

32. 太阳与阳明合病者，必自下利，葛根汤主之。

胡希恕注：既有太阳病的表热证，又有阳明病的里热证，二者不分先后同时发作者，则谓为太阳阳明合病。二阳的邪热不得外越而迫于里，故必自下利，宜葛根汤主之。

胡希恕按：此虽谓二阳合病，但主要矛盾在于太阳病。由于表不解，则热邪水气不得随汗以外越，因下注胃肠而下利，此时用本方以发汗，使热和水从体表排出，则下利亦自止，以是无论水泻、痢疾，凡同时发作太阳病证候者，自汗出者，可用桂枝汤；无汗者，可以用本方，均当有验。合病之说，只是古人对此证的一种看法，无关紧要。下利而现太阳病，为欲自表解之机，故发汗则愈，脉弱汗出者，宜桂枝汤；脉紧无汗者，宜本方。读者于此必注意，不要以为发汗即能治下利，若不伴太阳病证，用之反而有害无益，此治病所以须辨证也。

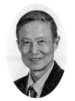

冯世纶解读：胡希恕先生讲解时还提示"必自下利"为倒装句，应看为"太阳与阳明合病，必自下利者，葛根汤主之"。强调本方治下利，必是太阳阳明合病时才能用之。太阳阳明合病不一定有下利，后文还将提到太阳阳明合病，就没有下利而见其他症状。

葛根不仅有解肌的作用，还有治下利的作用，用其他发汗剂就没有治利的作用，以发汗法治疗下利，是现代医学无法解释的。同是外感兼有下利，无汗用葛根汤，有汗用桂枝汤，这与后文"太阴病，脉浮者，可发汗，与桂枝汤"可以互参。

33. 太阳与阳明合病，不下利，但呕者，葛根加半夏汤主之。

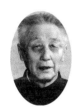

胡希恕注：如上述的太阳阳明合病，若病邪不下迫为利，而上逆为呕者，宜葛根加半夏汤主之。

胡希恕按：葛根加半夏汤，不但治太阳阳明合病不下利而呕者，亦治太阳阳明合病既下利又呕者，即不论是不是太阳阳明合病，凡葛根汤证若恶心或食欲不振者，亦宜加半夏，不可不知。

【葛根加半夏汤方】

葛根四两，麻黄（去节）三两，甘草（炙）二两，芍药二两，桂枝（去皮）二两，生姜（切）二两，半夏（洗）半升，大枣（擘）十二枚。

上八味，以水一斗，先煮葛根、麻黄，减二升，去白沫，内诸药，煮取三升，去滓，温服一升，覆取微似汗。

胡希恕方解：此于葛根汤中加治呕逆的半夏，故治葛根汤证而呕逆者。

冯世纶推荐处方

葛根 12 克，麻黄 10 克，炙甘草 6 克，白芍 10 克，桂枝 10 克，生姜 15 克，大枣（擘）20 克，半夏 15 克。

上八味，以冷水 800 毫升浸泡 1 小时，煎开锅后 15 ～ 20 分钟，取汤 150 毫升温服，同时盖棉被取微微汗出。续水再煎一次温服。

冯世纶解读：本方证当属太阳太阴合病证。

34. 太阳病，桂枝证，医反下之，利遂不止，脉促者，表未解也，喘而汗出者，葛根黄芩黄连汤主之。

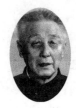

胡希恕注：本太阳病桂枝汤证，医未用桂枝汤以解外，而反下之以攻里，遂使邪热内陷、下利不止，但表还未解，故脉应之促，热壅于里，故喘而汗出，以葛根黄芩黄连汤主之。

【葛根黄芩黄连汤方】

葛根半斤，甘草（炙）二两，黄芩三两，黄连三两。

上四味，以水八升，先煮葛根，减二升，内诸药，煮取二升，去滓，分温再服。

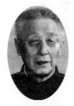

胡希恕方解：主用葛根解肌热于外，复用黄芩、黄连除热烦于内，三物均有治下利的作用。另以甘草缓其急迫，故治烦热下利而急迫者。

冯世纶推荐处方

葛根 15 克，炙甘草 6 克，黄芩 10 克，黄连 10 克。

上四味，以冷水 600 毫升浸泡 1 小时，煎开锅后 15 ～ 20 分钟，取汤 150 毫升温服，续水再煎一次温服。

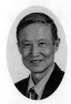

冯世纶解读：胡希恕先生对促脉的解读，是联系《伤寒论》中四条论促而提出个人见解，即指出，《伤寒论》中的促脉不同于王叔和《脉经》中促脉的概念，是关尺俱沉而寸脉独浮，是表未解之

脉，本条有表未解也，正是说葛根黄芩黄连汤证是太阳阳明合病的表未解，反映了脉证相应，如按《脉经》所述的数而中止解之，则终不得其解。

35. 太阳病，头痛、发热、身疼、腰痛、骨节疼痛、恶风、无汗而喘者，麻黄汤主之。

胡希恕注：太阳病以头痛、发热、恶寒为常，若更身疼、腰痛、骨节疼痛、恶风、无汗而喘者，亦麻黄汤主之。

胡希恕按：桂枝汤证，由于自汗出，郁滞体表的体液和毒素得到部分排出，虽亦身疼痛，但不剧甚，并亦不至逆迫于肺，因亦不喘。而麻黄汤证，由于不汗出，体液和毒素充实于体表，压迫肌肉和关节，因使身、腰、骨节无处不痛，并逆迫于肺而发喘。只由于汗出或汗不出的关系，遂有虚实不同的表证反应，亦即或宜桂枝或宜麻黄的用药关键。

【麻黄汤方】

麻黄（去节）三两，桂枝（去皮）二两，甘草（炙）一两，杏仁（去皮尖）七十个。

上四味，以水九升，先煮麻黄，减二升，去上沫，内诸药，煮取二升半，去滓，温服八合，覆取微似汗，不须啜粥，余如桂枝法将息。

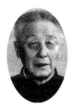

胡希恕方解：麻黄为发表致汗的要药，凡由于表气闭塞而致咳喘水气诸疾，均利用之，本方中它为主药，与桂枝为伍，发汗止痛，佐杏仁以平喘，使甘草以缓急，故治太阳病表实无汗、身体疼痛而喘者。

冯世纶推荐处方

麻黄 10 克，桂枝 10 克，炙甘草 6 克，杏仁 10 克。

上四味，以冷水 600 毫升浸泡 1 小时，煎开锅后 15～20 分钟，取汤 150 毫升温服，同时盖棉被取微微汗出。不汗出，续水再煎一次温服。

36. 太阳与阳明合病，喘而胸满者，不可下，宜麻黄汤。

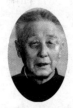

胡希恕注：同时发作太阳病发热恶寒的表证和阳明病大便难的里证者，亦可谓为太阳与阳明合病。喘为麻黄汤证和承气汤证的共有症，不过大承气汤证为腹满而喘，今喘而胸满为麻黄汤证，仍宜责在表，虽大便难亦不可下，而宜以麻黄汤解表。

胡希恕按：大承气汤证、大柴胡汤证腹满而喘，里实之极，势必上迫胸膈，阻碍呼吸而作喘，此喘由里实所起，主症为腹满，以大承气汤攻其里，腹满消则喘自平；麻黄汤证为喘而胸满，表实汗不出，涉及于肺而喘，呼吸困难，气充胸膛，因而发满，此满由喘所起，主症为喘，以麻黄汤发其汗，表解则喘止，而胸满亦自消，症有主从，治分表里，此于辨证甚关重要。

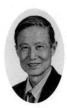

冯世纶解读：胡希恕先生提示：治喘有麻黄汤证和承气汤证的不同，即显示经方用麻黄时必有表证方可用之，而脏腑辨证强调宣肺定喘，而不强调表不解，当无表证时里实之喘误用麻黄，使喘加重，这在临床上屡见不鲜。

37. 太阳病，十日以去，脉浮细而嗜卧者，外已解也。设胸满胁痛者，与小柴胡汤；脉但浮者，与麻黄汤。

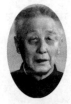

胡希恕注：脉浮细，为血气不充于外，困倦嗜卧，为病传少阳之证，故断言曰外已解也。设更胸满胁痛者，则柴胡汤证具，故宜与小柴胡汤；若脉但浮而不细，且无嗜卧、胸满胁痛者，病仍在表，虽十日已去，当与麻黄汤。

胡希恕按：后之小柴胡汤条，有"血弱、气尽、腠理开"的说明，即指病传少阳时，则体表的气血不足也。本条的脉浮细，即血弱、气尽于体表之应。疲倦嗜卧为病传少阳的确证。较重感冒表解而热不退时，多见此情景，以柴胡汤随证加减治之，无不立验，但不限于十余日，三四日即常见之，宜注意。

【小柴胡汤方】

柴胡半斤，黄芩、人参、甘草（炙）、生姜（切）各三两，大枣（擘）十二枚，半夏（洗）半升。

上七味，以水一斗二升，煮取六升，去滓，再煎取三升，温服一升，日三服。

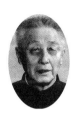

胡希恕方解：柴胡，主心腹、胃肠中结气，故有治胸胁苦满的特能，佐以黄芩除热止烦，半夏、生姜驱饮止呕，复以人参、大枣、甘草补胃气以滋气血。病之所以传入少阳，主要是胃气不振、血气外虚，补中滋液，实是此时治疗之要着，人参更起着关键作用。徐灵胎谓："小柴胡汤之妙在人参。"确是见道之语。

冯世纶推荐处方

柴胡 12～24 克，黄芩 10 克，人参 10 克，炙甘草 6 克，生姜 15 克，大枣（擘）20 克，清半夏 15 克。

上七味，以冷水 1000 毫升浸泡 1 小时，煎开锅后 15～20 分钟，取汤 150 毫升温服。续水再煎一次温服。发热时柴胡用 24 克，不发热时用 12 克。

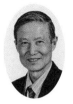

冯世纶解读：小柴胡汤方证属半表半里少阳证，今出现于太阳病篇，不能错误地认为其治太阳病，更不能认为其是发汗剂。原是太阳病，经过治疗或未治疗，而出现脉浮细而嗜卧、胸满胁痛等症，即病由表传入半表半里时，可用本方治疗。这里亦恰切地说明对半表半里产生认识的过程，即最先认识表证，次认识里证，最后认识半表半里证。

本条置于此更有深意，是在说明，经方的六经是来自临床应用方证治病的经验总结。娄绍昆先生说："临床医生阅读《伤寒论》的目的主要是为了提高疗效，正像古人说的："要把《伤寒论》当作病案来分析，同时在临床上要把每一个病案当作《伤寒论》来解读。"本条即记述治疗病案，当病在表时用发汗解表的方来治疗，前述可见桂枝汤、麻黄汤、葛根汤等，渐渐观察到，病不在表时再亦不能用发汗的方药来治疗，本条从脉证上总结治疗经验，并在以下（96、97……）诸条阐明了其理论。

本条谓："外已解也……与小柴胡汤；脉但浮者，与麻黄汤。"已明确小柴胡汤不能用于表证，但有的人认为小柴胡汤是发汗剂，这是因未读懂原文之过。

38. 太阳中风，脉浮紧、发热、恶寒、身疼痛、不汗出而烦躁者，大青龙汤主之；若脉微弱、汗出、恶风者，不可服之，服之则厥逆、筋惕肉眮，此为逆也。

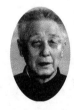

胡希恕注： 太阳中风，本应汗出而竟不得汗出，以是则变中风的脉证为形似伤寒脉浮紧、发热、恶寒、身疼痛的脉证了。烦躁者，即应汗不汗而郁热盛实为候，宜以大青龙汤主之。若脉微弱、汗出、恶风者，乃太阳中风本证，慎不可与本方大发其汗，若误与之，则必致厥逆、筋惕肉眮等逆治的恶果。

胡希恕按： 形似伤寒而冠以中风者，含有以下二意：第一，自汗出和无汗为中风、伤寒所以脉证互异的基本原因，若中风证不汗出，即变作脉浮紧、发热、恶寒、身疼痛的伤寒证，以上的提法，就是为了说明这一病理关系；第二，大青龙汤为发汗除热的峻剂，非表实热邪重证不得用之，乃以中风不汗出而烦躁者，以示与麻黄汤证的无汗者大有区分，其实不是中风证，作者亦恐人误会，故特提出若脉微弱、汗出、恶风的真中风证则万万不可误与大青龙汤。

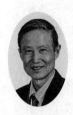

冯世纶解读： 胡希恕先生对本条注解，曾多次修改，而本次修改最能前后联系，恰切条文。

值得注意的是，本条冠首太阳中风，治用大青龙汤，这是《伤寒论》常用的叙述方法，有的人未理解这一写作方法，便认为大青龙汤治疗太阳中风证，更典型的是第320、321、322条冠首少阴病，用大承气汤治疗，本是少阴传里为阳明病证治，而误认为谓少阴本病有三急下，这样当然读不明白六经实质，宜细参各条注解。

【大青龙汤方】

麻黄（去节）六两，桂枝（去皮）二两，甘草（炙）二两，杏仁（去皮尖）四十枚，生姜（切）三两，大枣（擘）十枚，石膏（碎）如鸡子大。

上七味，以水九升，先煮麻黄，减二升，去上沫，内诸药，煮取三升，去滓，温服一升，取微似汗。汗出多者，温粉粉之。一服汗者，停后服。若复服，汗多亡阳，遂虚，恶风、烦躁不得眠也。

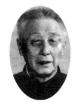

胡希恕方解：此为麻黄汤与越婢汤的合方，故治二方证的合并者。不过此还含有麻杏石甘汤、桂枝去芍药汤等方义，更应参照诸方所主证而活用之为佳。

冯世纶推荐处方

麻黄 18 克，桂枝 10 克，炙甘草 6 克，杏仁 10 克，生姜 15 克，大枣 20 克，石膏 45 克。

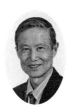

上七味，以冷水 800 毫升浸泡 1 小时，煎开锅后 15 ～ 20 分钟，取汤 150 毫升温服，取微微汗出。不汗出，续水再煎一次温服。小儿服量减半。

冯世纶解读：本方证当属太阳阳明合病证。

39. 伤寒，脉浮缓，身不疼，但重，乍有轻时，无少阴证者，大青龙汤发之。

胡希恕注：风水无汗，故亦谓为伤寒，但水在脉外，而不在脉内，故脉不浮紧而浮缓，身亦不疼而但重，水气流走，因亦乍有轻时，如确审其无少阴证者，则以大青龙汤发之即治。

胡希恕按：大青龙汤为发水气的重剂，但宜于阳热实证，而不宜于阴寒虚证。故有少阴证者，则宜麻黄附子甘草汤，大青龙汤慎不可妄试。

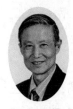

冯世纶解读：胡希恕先生认为大青龙汤为发水气的重剂，是非常恰切的，是认识大青龙汤方证的关键，理解本条后，再读《金匮要略·痰饮咳嗽病脉证并治第十二》的"饮水流行，归于四肢，当汗出而不汗出，身体疼重，谓之溢饮""病溢饮者，当发其汗，大青龙汤主之，小青龙汤亦主之"等条，就显得容易了。

40.伤寒表不解，心下有水气，干呕，发热而咳，或渴，或利，或噎，或小便不利、少腹满，或喘者，小青龙汤主之。

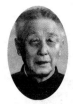

胡希恕注：伤寒心下有水气，虽发汗但表不解，水被激动，故干呕。表未解则仍发热而咳；水停不化故渴；水气冲逆故食则噎；气蓄不行故小便不利、少腹满；外邪内饮上干于肺故喘，小青龙汤主之。

胡希恕按：里有停饮的表证，无论伤寒或中风，若不逐水而只发汗以解表，则表必不解，且由于发汗激动里水而证多变，前于桂枝去芍药（桂）加茯苓白术汤条已略述之，此亦其一例。

【小青龙汤方】

麻黄（去节）、芍药、细辛、干姜、甘草（炙）、桂枝（去皮）各三两，五味子半升，半夏（洗）半升。

上八味，以水一斗，先煮麻黄，减二升，去上沫，内诸药，煮取三升，去滓，温服一升。

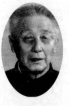

胡希恕方解：麻黄、桂枝、芍药、甘草发汗以解表，半夏、干姜、细辛、五味子温中逐饮而治咳逆，故此治外邪内饮、发热无

汗、咳而微喘或呕逆者。

　　胡希恕按：本方后原有加减方，其实"或"以下，皆是或有或无的客症，只要主症备，不论客症有无，本方均主之，而且所加减药味，多不合理，当为后人所附，故去之，以下诸方均仿此。

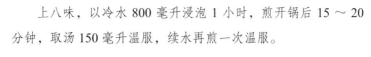

冯世纶推荐处方

　　麻黄 10 克，白芍 10 克，桂枝 10 克，细辛 10 克，干姜 10 克，炙甘草 6 克，五味子 15 克，清半夏 15 克。

　　上八味，以冷水 800 毫升浸泡 1 小时，煎开锅后 15 ～ 20 分钟，取汤 150 毫升温服，续水再煎一次温服。

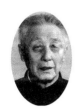

　　冯世纶解读：本方证为外邪内饮，六经归属当为太阳太阴合病。

41. 伤寒，心下有水气，咳而微喘，发热不渴，服汤已，渴者，此寒去欲解也，小青龙汤主之。

　　胡希恕注：平时胃有停饮的人，一旦外感，发为太阳伤寒证，外邪激动里饮，上迫呼吸器，故咳而微喘。病在表故发热，里有饮故不渴，宜以外解表邪、内逐水饮的小青龙汤主之。服小青龙汤后而渴者，此即寒饮被驱除的征验，故谓寒去欲解也。

　　胡希恕按：小青龙汤为外邪内饮而致咳喘的主方，以上二条是说明其具体证治。

42. 太阳病，外证未解，脉浮弱者，当以汗解，宜桂枝汤。

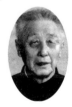

　　胡希恕注：太阳病，外证未解者，谓太阳病服过发汗药而在表的外证还未解也。若脉浮弱，则宜桂枝汤汗以解之。

　　胡希恕按：麻黄汤与桂枝汤，虽均属太阳病的发汗剂，但麻黄汤发表，而桂枝汤解肌，为示其别，麻黄汤证，常称之为表证，桂枝汤证，常称之为外证。

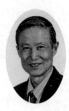

冯世纶解读：称表、称外是胡希恕先生仔细读原文而得出的区别，以是可以进一步明确伤寒与中风的实质特点，同时可进一步理解有关条文，如第 148 条。后世一些注家，仅以《内经》释伤寒，误认为"伤寒为伤于寒，证在里；中风为伤于风，证在表"，应仔细读原文为是。

43. 太阳病，下之微喘者，表未解故也，桂枝加厚朴杏子汤主之。

胡希恕注：微喘亦下后气上冲为候。太阳病本不宜下，若下后气上冲者，为表未解的确证，依法宜与桂枝汤。今以微喘，故以桂枝加厚朴杏子汤主之。

胡希恕按：麻黄汤专于发表，故服麻黄汤后而表不解者，常称之为外不解，若下后表不解者，多称之为表未解，均是桂枝汤证，只在发汗与否而以外或表别之，练词练字如此，对于后世学者，亦带来一些困难。

【桂枝加厚朴杏子汤方】

桂枝（去皮）三两，甘草（炙）二两，生姜（切）三两，芍药三两，大枣（擘）十二枚，厚朴（炙，去皮）二两，杏仁（去皮尖）五十枚。

上七味，以水七升，微火煮取三升，去滓，温服一升，覆取微似汗。

胡希恕方解：此于桂枝汤中加下气治喘的厚朴、杏仁，故治桂枝汤证而微喘者。

冯世纶推荐处方

桂枝 10 克，炙甘草 6 克，生姜 15 克，白芍 10 克，大枣 20 克，厚朴 10 克，杏仁 10 克。

上七味，以冷水 800 毫升浸泡 1 小时，煎开锅后 15～20 分钟，取汤 150 毫升温服，续水再煎一次温服。

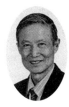

冯世纶解读：本条应与第 18 条互参，两条可能原在一起，本条可能在前因有处方，述证较全；第 18 条原本在后，以无方药且述证过简可知。综合分析，两条应均属太阳太阴合病的桂枝加厚朴杏子汤证。

44. **太阳病，外证未解，不可下也，下之为逆，欲解外者，宜桂枝汤。**

胡希恕注：太阳病虽发汗，但外证未解者，不可下，下之为逆治，若解外，宜桂枝汤。

45. **太阳病，先发汗不解，而复下之，脉浮者不愈。浮为在外，而反下之，故令不愈。今脉浮，故在外，当须解外则愈，宜桂枝汤。**

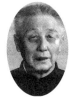

胡希恕注：太阳病，先以麻黄汤发其汗，而病不解，医不详审脉证，只依先汗后下的庸俗成见，而复下之，若当时脉浮者，病必不愈，因浮为病在外表之应，发汗后表不解，依法当用桂枝汤以解外，而反下之，故令不愈。今下后脉仍浮，故知病还在外，仍宜桂枝汤解外即愈。

胡希恕按：太阳病，发汗或下后，而表还不解者，一般不得再用麻黄汤以发汗，而宜与桂枝汤以解肌，此为定法，须记。

46. 太阳病，脉浮紧、无汗、发热、身疼痛，八九日不解，表证仍在，此当发其汗。服药已微除，其人发烦目瞑，剧者必衄，衄乃解。所以然者，阳气重故也，麻黄汤主之。

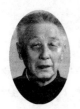

胡希恕注：太阳病，若脉浮紧、无汗、发热、身疼痛，其为麻黄汤证确切无疑，故虽八九日，若上之表证仍在、不解者，亦宜麻黄汤主之。服药已微除，谓服麻黄汤后，则上述之证稍有减退的意思。其人发烦目瞑，为病欲解前发作的瞑眩状态。剧者必衄，谓此瞑眩发作剧甚者，更必鼻衄，但病亦必随衄而解。阳气，指津液言，其所以致衄，是因为日久不得汗出，则郁集体表的津液过重的关系。

胡希恕按：阳气，指津液，注家谓为阳热之阳实误。桂枝汤证自汗出，则阳气虚于表；麻黄汤证不汗出，则阳气实于表，若久不得汗，则阳气益实，因谓为阳气重。瞑眩为服药有验的反应，看似惊人，少时即已，而且所病亦必随之而解，故古人有"若药弗瞑眩，厥疾不瘳"的说法，医家、病家均当识此，免得临时惊惶，乱投药物，反而误事。

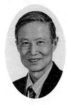

冯世纶解读：胡希恕先生率先提出阳气指津液，在本条最能体现其科学性。历代注家把阳气重作"阳气重盛""阳气郁遏较重"解，当然不妥。如再联系看第27条的"无阳"则更不妥，以津液的盛衰、多少解其理可通。

47. 太阳病，脉浮紧，发热，身无汗，自衄者愈。

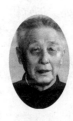

胡希恕注：太阳病，脉浮紧，发热，身无汗，此本麻黄汤证，但未服麻黄汤而自衄者，则邪热往往因衄而解，病自愈。

胡希恕按：此承上条，言未经发汗，亦有自衄而愈者，此因邪热随衄而去，故病可愈。古人谓衄为红汗者，即以其有解邪作用，与汗甚相似也。

48. 二阳并病，太阳初得病时，发其汗，汗先出不彻，因转属阳明，续自微汗出，不恶寒。若太阳病证不罢者，不可下，下之为逆，如此可小发汗。设面色缘缘正赤者，阳气怫郁在表，当解之熏之。若发汗不彻，不足言阳气怫郁不得越，当汗不汗，其人躁烦，不知痛处，乍在腹中，乍在四肢，按之不可得，其人短气但坐，以汗出不彻故也，更发汗则愈。何以知汗出不彻？以脉涩故知也。

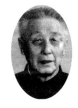

胡希恕注： 太阳病传里而发阳明病，太阳病证还未罢者，即谓为二阳并病。此由于初得太阳病时，发其汗，虽汗先出，但病未除，因而传里转属阳明病。阳明病多汗，故不断微汗出。阳明病但发热而不恶寒，阳明病本当下，若太阳病证不罢者，则不可下，下之则为逆，如此可小发汗，先以解表，后再议下。

假设其人无上述证候，而只面色缘缘正赤者，乃阳气怫郁在表，是不得小汗出的缘故，此与阳明病无关，当以小发汗的方药解之，或以药熏之。

若汗出不彻的表实证，既无关于阳明病，更不足以言阳气怫郁不得越的轻证了，当汗而不汗，故其人躁烦不宁，一身尽疼，漫无定处，或乍在腹中，或乍在四肢，但按之不可得。邪气不得越于外，而壅逆于上，故其人短气但坐，此皆由于汗出不彻所致，更发其汗则愈。何以知为汗出不彻？以其体液充斥血行受阻，脉涩滞而不流畅，故知也。

胡希恕按： 本条可作以上三段解，所谓二阳并病只限第一段。二、三两段均不关乎阳明病，但三段均言治法而未出方。第一段之可小发汗，当以桂枝汤。第二段当解之，当于桂枝麻黄各半汤或桂枝二麻黄一汤等小发汗方中求之。至于第三段，当以大青龙汤发汗，以其不汗出而烦躁故也。

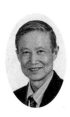

冯世纶解读： 本条最后的脉涩，胡希恕先生有的笔记注解谓当是脉浮。胡希恕先生在按中说"二三两段均不关乎阳明病"，而认为第三段当以大青龙汤发汗，可知第三段不是单纯的阳明病，而是太阳阳明合病。仲景书中属太阳阳明合病的方证很多，如桂枝甘草龙骨牡蛎汤证、白虎加桂枝汤证等，前后互参自明。

关于下的含义，不仅包括承气汤类，亦包括白虎汤、栀子豉汤等，胡希恕先生在注解第335条时说"厥有寒热不同，本条所述即因热所致的厥，故下热则厥即治，不过此所谓下之，若前之四逆散证和后之白虎汤证均属之，不是说宜大承气汤以攻下"，可参考。

49. 脉浮数者，法当汗出而愈。若下之，身重心悸者，不可发汗，当自汗出乃解。所以然者，尺中脉微，此里虚，须表里实，津液自和，便自汗出愈。

胡希恕注：脉浮数者病在表，法当发汗而即愈的病，若误下之，因致气外郁则身重、血内虚而心悸者，则不可发汗，当自汗出乃解，所以然者，尺中脉微，此为里虚，须候其表里实，津液自和，便自汗出愈。

胡希恕按：误下太阳病，表不解宜桂枝汤汗以解之，然亦有不可发汗者，本条所述，即属其例，身重、心悸、尺中脉微，乃下伤中气，虚其气血，外则气郁停湿故身重，内则血不足以养心故心悸，再不能发汗夺其津液。当自汗出愈，须表里实，语气颇含蓄，此里虚更是现证病根，言外教人依法救治甚明，但不要依据常规再行发汗而已。虽未出方，小建中汤或可尝之。

50. 脉浮紧者，法当身疼痛，宜以汗解之；假令尺中迟者，不可发汗。何以知然？以荣气不足，血少故也。

胡希恕注：脉浮紧主表实，依法当必身疼痛，宜以麻黄汤发汗解之，假令尺中迟者，则不可发其汗，之所以不可发汗者，是荣气不足、血少因而脉迟的缘故。

胡希恕按：心一动则脉一跳，故脉可有三部形象之异，而绝无三部至数之差，迟则三部均迟，于此特提尺中迟者，亦暗示里虚血少之意。本条亦只言治法而未出方，后有桂枝加芍药生姜人参汤或可适应之，读者可互参而研讨之。

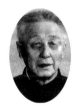

51. 脉浮者，病在表，可发汗，宜麻黄汤。

胡希恕注： 脉浮者，提示病在表，若无汗，宜麻黄汤以发汗。

52. 脉浮而数者，可发汗，宜麻黄汤。

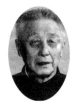

胡希恕注： 脉浮而数者，为表实，可与麻黄汤发其汗解之。

胡希恕按： 以上二条，均属简文，当指无汗一类的表实证，因略解如上。

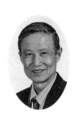

冯世纶解读： 胡希恕先生按谓简文，是告诉读者，要联系有关条文来解读。前之第4条有"脉数急者，为传也"的原文，一些人认为脉浮而数也为传变的脉证。更有甚者，把麻黄汤列为辛温解表方药。适用于表寒者，因而认为脉浮数属表热，当禁用麻黄汤。这样完全曲解了麻黄汤方证、太阳病的概念，也就学不到《伤寒论》的真传，宜仔细研究原文。

53. 病常自汗出者，此为荣气和。荣气和者，外不谐，以卫气不共荣气谐和故尔。以荣行脉中，卫行脉外。复发其汗，荣卫和则愈。宜桂枝汤。

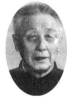

胡希恕注： 病常自汗出者，即经常自汗出的病。此为荣气和，谓此自汗出，其责不在于脉内的荣气，故谓荣气和。荣气和而所以常自汗出者，乃由于脉外的卫不谐，即是说卫气不能共荣气保持和谐协调的缘故，以是则荣自行于脉中，卫自行于脉外，外不为固，中即失守，因使自汗出而不已，宜以桂枝汤复发汗，使荣卫和则愈。

胡希恕按： 人身的体液，行于脉内则为血，行于脉外则为气。血的作用谓为荣，气的作用谓为卫。前者是就本体说的，后者是就作用说的，不要以为血气外，另有荣卫这样的物质，它们均来自饮食，化生于胃，机体赖之生存，故又统称之为精气。至于荣卫的相互关系，即西医所谓的毛细血管的通透作用，解剖生理学述之颇详，可参考。

54. 病人脏无他病，时发热，自汗出，而不愈者，此卫气不和也。先其时发汗则愈，宜桂枝汤。

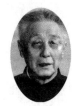

胡希恕注：脏无他病，谓病人无其他内脏的疾病。时发热、自汗出者，谓发热、汗出有定时，非其时则和无病的常人一样，若此定时发热、汗出经久不愈，此亦卫气不和为患，宜于发热、汗出前，与桂枝汤汗之即治。

胡希恕按：以上二条，是说明桂枝汤有调和荣卫的作用，病常自汗出和时发热、自汗出，皆其候也，此证常有，宜注意。

55. 伤寒脉浮紧，不发汗，因致衄者，麻黄汤主之。

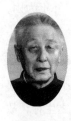

胡希恕注：伤寒脉浮紧，本宜麻黄汤发其汗，若延不发汗，因致鼻衄者，麻黄汤来主之。

胡希恕按：宜发汗的麻黄汤证，若延不与麻黄汤以发汗而致衄者，病有因衄即愈者（可参前第 47 条），若虽衄而病仍不解者，仍需麻黄汤以发汗，不可不知。

56. 伤寒不大便六七日，头痛有热者，与承气汤；其小便清者，知不在里，仍在表也，当须发汗；若头痛者必衄，宜桂枝汤。

胡希恕注：伤寒不大便已六七日，若热自里上迫，而头痛有热者，可与承气汤以下之。不过里热小便应赤，若小便清者，可知病不在里而仍在表，当以麻黄汤发其汗。若发汗后外仍不解，而头痛不已者，热邪已深，势必逼血上行而致衄，则宜桂枝汤更汗以解之。

胡希恕按：头痛发热为表里共有证，而小便清或赤为宜汗宜下的主要鉴别点。病有未汗而衄自愈者；亦有不汗而致衄，但仍需麻黄汤发其汗而始愈者；并亦有麻黄汤发汗后，因阳气重瞑眩而衄，衄则解者；此又有发汗后头痛不已而衄，更需桂枝汤汗以解之，此不外邪有轻重，不可执一概其全也。

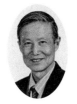

冯世纶解读：本条冠首以"伤寒"，是在说表无汗，即便病在表也不可与桂枝汤。但必头痛而衄者，则宜桂枝汤。桂枝甘温，益中滋液，其应用当以津血有所伤失为先决条件，这与有汗表虚同理。前条脉浮紧、不发汗因致衄者，虽衄但表仍实，故仍用麻黄汤。亦可知本条脉浮弱，临证时必须细辨。又本条之若"头痛者必衄"句，宜作"必头痛而衄者"解，不能解释为"若头痛者，则必衄"。

57. 伤寒发汗已解，半日许复烦，脉浮数者，可更发汗，宜桂枝汤。

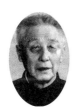

胡希恕注：伤寒，以麻黄汤发汗后，则证已解，但经过多半日后其人复发烦。而脉浮数，则病还在表甚明，故可更发汗，宜桂枝汤。

胡希恕按：以上共 15 条，多就桂枝汤和麻黄汤的应用加以比较而对照的说明。

58. 凡病，若发汗，若吐，若下，若亡血、亡津液，阴阳自和者，必自愈。

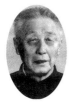

胡希恕注：汗、吐、下三者，为攻邪去病的良法，故凡病若汗、若吐、若下用之得当，则邪去而病已，但用之太过，亦均足使人有亡失血液、亡津液的损害，若幸表里无余证而自和者，则病邪已退，加意调养，津血自复则愈。

胡希恕按：药能去病，亦能伤人，此即对立统一的矛盾定律，诸药皆然，又岂止汗、吐、下而已？无论医家、病家均当知慎。

59. 大下之后，复发汗，小便不利者，亡津液故也，勿治之，得小便利，必自愈。

胡希恕注：大下之后，又复发汗，因致小便不利者，此由于汗下逆施，津液大量亡失的结果，故慎勿以利尿药治之，待其津液复，得小便利，必自愈。

胡希恕按：勿治之，谓此小便不利是由亡失津液所致，而不可以利尿的常法治之，而再损伤其津液也。此即上条所谓阴阳自和者必自愈的一例。

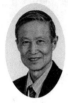

冯世纶解读：由本条和第 58 条可知，胡希恕先生所称阴阳和是经方八纲的概念，指表里证皆消除，人体平和，并非指阴阳的生理概念，参见下一条更明白。

60. 下之后，复发汗，必振寒，脉微细。所以然者，以内外俱虚故也。

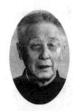

胡希恕注：先下之既虚其里，复发汗又虚其表，以是则表里俱虚，故其人必振寒而脉微细也。

胡希恕按：汗下逆施，不止于亡失津液而使小便不利，且能虚人表里而成必振寒、脉微细的较重证，然此非阴阳和者必自愈之证。

61. 下之后，复发汗，昼日烦躁不得眠，夜而安静，不呕，不渴，无表证，脉沉微，身无大热者，干姜附子汤主之。

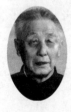

胡希恕注：下之后又复发汗，今其人昼日烦躁，夜而安静，此与栀子豉汤证虚烦不得眠者显异。不呕，则非少阳证；不渴，则非阳明证；无表证，更证明不是表未解而发烦躁；而脉沉微，又身无

大热，故肯定为虚寒在里阴证的烦躁也，因以干姜附子汤主之。

胡希恕按：阴证而烦躁不宁，多属精气欲绝的险恶证候，若待至吐、利、手足厥冷，则多不治。但烦躁一证，三阳亦俱有，一一详审，加以排除，此为从侧面辨证的一种方法。证候反应较少，不易从正面判定者，常用此法，学者当细心体会之。

【干姜附子汤方】

干姜一两，附子（生用，去皮，切八片）一枚。

上二味，以水三升，煮取一升，去滓，顿服。

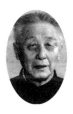

胡希恕方解：此即四逆汤去甘草，但须服用量较重，故治四逆汤证且不急迫而阴寒较甚者。

冯世纶推荐处方

干姜 6 克，生附子（先煎）15 ～ 30 克。

上二味，以冷水 600 毫升浸泡 1 小时，先煎附子 40 分钟，再共煎干姜，煎开锅后 15 ～ 20 分钟，取汤 150 毫升温服。

62. 发汗后，身疼痛，脉沉迟者，桂枝加芍药生姜各一两人参三两新加汤主之。

胡希恕注：发汗以后，身仍疼痛，可知外未解，依法当与桂枝汤以解外，但脉沉迟，为里虚之应，已非原方所宜，势须新加芍药生姜各一两人参三两为本方者主之。

胡希恕按：表证见里虚之候，必须扶里之虚，才能解外之邪，若只着眼于表证，连续发汗，表热虽可能一时减退，但随后即复。此时唯有新加汤法，健胃于中，益气于外，邪自难留，表乃得解。若执迷不悟，见汗后有效，反复发之，必致其津枯肉脱于不起。本条所述只说脉迟，里虽虚但未见阴寒重证，假如另有厥逆、下利等症，则本方亦不得用，应按先救里而后救表的定法处之。

【桂枝加芍药生姜各一两人参三两新加汤方】

桂枝（去皮）三两，芍药四两，甘草（炙）二两，人参三两，大枣（擘）十二枚，生姜四两。

上六味，以水一斗二升，煮取三升，去滓，温服一升。本云桂枝汤，今加芍药、生姜、人参。

胡希恕方解： 此于桂枝汤中加芍药、生姜、人参，补中健胃，故治桂枝汤证胃气虚而津液不足者。

冯世纶推荐处方

桂枝 10 克，白芍 15 克，炙甘草 6 克，人参 10 克，生姜 15 克，大枣 20 克。

上六味，以冷水 800 毫升浸泡 1 小时，煎开锅后 15 ～ 20 分钟，取汤 150 毫升温服，续水再煎一次温服。

冯世纶解读： 身疼痛为外未解，脉沉迟为荣血不足之应，亦是太阴里虚寒之应，故本方证为太阳太阴合病之属。

63. 发汗后，不可更行桂枝汤。汗出而喘，无大热者，可与麻黄杏仁甘草石膏汤。

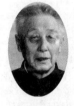

胡希恕注： 发汗后，表不解，依法当与桂枝汤。今汗出而喘，虽表还未解，但以汗出多而喘亦剧可知兼有里热壅逆。桂枝汤不宜于里热，故谓不可更行桂枝汤。无大热，谓身无大热，假如身大热，则已实热内结，为大承气汤证，今无大热，乃外邪内热兼而有之，故可与麻黄杏仁甘草石膏汤两解其表里。

胡希恕按： 大承气汤治汗出而喘、身大热者，而本方治汗出而喘、身无大热者，桂枝加厚朴杏子汤虽亦治汗出而喘，但汗出轻而喘亦微，与本方的汗多喘剧者亦易鉴别。

【麻黄杏仁甘草石膏汤方】

麻黄（去节）四两，杏仁（去皮尖）五十个，甘草（炙）二两，石膏（碎，绵裹）半斤。

上四味，以水七升，煮麻黄，减二升，去上沫，内诸药，煮取二升，去滓，温服一升。本云黄耳杯。

胡希恕方解：麻黄汤治无汗而喘，今热壅于内反使汗出，故去桂枝加石膏，清热以止汗。增麻黄用量，以喘尤剧也。

冯世纶推荐处方

麻黄 12 克，炙甘草 6 克，杏仁 10 克，石膏 45 克。

上四味，以冷水 600 毫升浸泡 1 小时，煎开锅后 15 ～ 20 分钟，取汤 150 毫升温服，续水再煎一次温服。

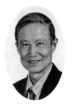

冯世纶解读：本方证当属太阳阳明合病证。

64. 发汗过多，其人叉手自冒心，心下悸欲得按者，桂枝甘草汤主之。

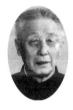

胡希恕注：夺汗者亡血，若发汗过多，则血少气虚故悸。汗多出于上体部，上下体液骤然失调，因致急迫的气上冲，其人不得不交叉其手自冒于心下部，欲得按以抑制其冲悸，以桂枝甘草汤主之。

【桂枝甘草汤方】

桂枝（去皮）四两，甘草（炙）二两。

上二味，以水三升，煮取一升，去滓，顿服。

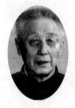

胡希恕方解：此为桂枝汤的简化方，解外的作用虽较逊于原方，但加重二物的用量，降冲镇悸而缓急迫，则远非原方所能及也。

冯世纶推荐处方

桂枝 12 克，炙甘草 6 克。

上二味，以冷水 500 毫升浸泡 1 小时，煎开锅后 15 ～ 20 分钟，取汤 150 毫升温服，续水再煎一次温服。

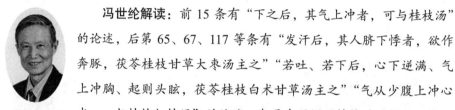

冯世纶解读：前 15 条有"下之后，其气上冲者，可与桂枝汤"的论述，后第 65、67、117 等条有"发汗后，其人脐下悸者，欲作奔豚，茯苓桂枝甘草大枣汤主之""若吐、若下后，心下逆满、气上冲胸、起则头眩，茯苓桂枝白术甘草汤主之""气从少腹上冲心者……与桂枝加桂汤"的论述，都是在强调用桂枝的适用证，这便是说，桂枝适用于汗、下、吐等各种误治造成的津液大伤，气上冲是重要的特征。而后世一些注家、医者，遇到气上冲时，误与桂枝辛温发汗，认为津伤后阴虚不能再用桂枝，因而不会用桂枝，应细读原文。

65. 发汗后，其人脐下悸者，欲作奔豚，茯苓桂枝甘草大枣汤主之。

胡希恕注：发汗后，其人脐下悸者，这是误发了里有水饮人的汗，水饮被激而动，再伴急剧的气上冲，势必发作奔豚。脐下悸即其预兆，宜以茯苓桂枝甘草大枣汤主之。

胡希恕按：奔豚是病名，《金匮要略·奔豚气病脉证治第八》曰："奔豚病，从少腹起，上冲咽喉，发作欲死，复还止。"可见这是一种发作性的神经证。

【茯苓桂枝甘草大枣汤方】

茯苓半斤，桂枝（去皮）四两，甘草（炙）二两，大枣（擘）十五枚。

上四味，以甘澜水一斗，先煮茯苓，减二升，内诸药，煮取三升，去滓，温服一升，日三服。作甘澜水法：取水二斗，置大盆内，以杓扬之，水上有珠子五六千颗相逐，取用之。

胡希恕方解： 此于桂枝甘草汤中加大量茯苓和大枣，故治桂枝甘草汤证且小便不利而腹悸动者。

冯世纶推荐处方

茯苓24克，桂枝12克，炙甘草6克，大枣20克。

上四味，以冷水600毫升浸泡1小时，煎开锅后15～20分钟，取汤150毫升温服，续水再煎一次温服。

冯世纶解读： 本方证由桂枝汤证变化而来，即汗出不解传里为外邪内饮证，属太阳太阴合病证。

66. 发汗后，腹胀满者，厚朴生姜半夏甘草人参汤主之。

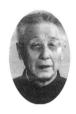

胡希恕注： 发汗后，外邪虽解，若亡津液，亦可虚其中气，因而腹胀满者，厚朴生姜半夏甘草人参汤主之。

胡希恕按： 津液化生于胃，胃气不振，因可使津液虚，但津液大量亡失，亦可致使胃气不振，此腹满即虚满，因以本方主之。不过本方有大量半夏、生姜，除腹胀满外，须知应有呕逆。

【厚朴生姜半夏甘草人参汤方】

厚朴（炙，去皮）半斤，生姜（切）半斤，半夏（洗）半升，甘草二两，人参一两。

上五味，以水一斗，煮取三升，去滓，温服一升，日三服。

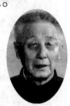

胡希恕方解：厚朴行气消胀，生姜、半夏降逆止呕，甘草、人参安中健胃，故此治胃虚腹胀满而呕逆者。

冯世纶推荐处方

厚朴 24 克，生姜 24 克，半夏 15 克，炙甘草 6 克，人参 10 克。

上五味，以冷水 800 毫升浸泡 1 小时，煎开锅后 15～20 分钟，取汤 150 毫升温服，续水再煎一次温服。

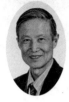

冯世纶解读：太阳病经发汗后表解，而呈现厚朴生姜半夏甘草人参汤证，可知为太阴里虚寒证。

67. 伤寒，若吐、若下后，心下逆满、气上冲胸、起则头眩、脉沉紧，发汗则动经，身为振振摇者，茯苓桂枝白术甘草汤主之。

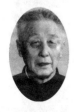

胡希恕注：伤寒病在表，宜发汗解之，若吐、若下均属逆治。表不解，故气上冲胸；饮伴冲气以上犯，故心下逆满；起则头眩、脉沉紧，为里有寒饮之应。虽表未解，亦不可发汗，若误发之，激动里饮，更必致身为振振摇的动经之变，宜以茯苓桂枝白术甘草汤主之。

胡希恕按：平时即有水饮之人，若感冒而误施吐、下，表不解而气上冲者，最易诱致里饮共冲气以上犯，心下逆满、气上冲胸、起则头眩即其候也。此时以本方降冲气兼逐水饮，则表亦自解，若再误发其汗，益激使饮气冲动，则使身为振振摇矣，此仍宜本方主之。

【茯苓桂枝白术甘草汤方】

茯苓四两，桂枝（去皮）三两，白术、甘草（炙）各二两。

上四味，以水六升，煮取三升，去滓，分温三服。

胡希恕按：赵开美本《伤寒论》及成注本中白术为二两，《金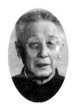匮玉函经》及《金匮要略》中白术均为三两。胃有水饮而致头晕，白术须多用，故从三两改之。

胡希恕方解：此于桂枝甘草汤中加茯苓、白术，故治桂枝甘草汤证且小便不利、心下逆满而头眩心悸者。

冯世纶推荐处方

茯苓 12 克，桂枝 10 克，白术 10 克，炙甘草 6 克。

上四味，以冷水 600 毫升浸泡 1 小时，煎开锅后 15 ～ 20 分钟，取汤 150 毫升温服，续水再煎一次温服。

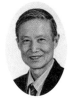

冯世纶解读：胡希恕先生强调了本方证为外邪内饮及其治疗原则，并对白术的作用、剂量重加论述，值得细读。本方证当归属太阳太阴合病。

68.发汗病不解，反恶寒者，虚故也，芍药甘草附子汤主之。

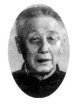

胡希恕注：发汗后，病应解而不解，不应恶寒而反恶寒者，此误发了虚人之汗，因而陷于阴证故也，芍药甘草附子汤主之。

胡希恕按：此为简文，由于治用芍药甘草汤加附子，除恶寒外，当有四肢拘急、不可屈伸或腹痛等症。

【芍药甘草附子汤方】

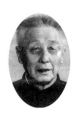

芍药、甘草（炙）各三两，附子（炮，去皮，破八片）一枚。

上三味，以水五升，煮取一升五合，去滓，分温三服。

胡希恕方解：此即芍药甘草汤加附子，故治芍药甘草汤证而陷于阴证者。

冯世纶推荐处方

芍药 10 克，炙甘草 10 克，炮附子 15 ～ 30 克。

上三味，以冷水 600 毫升浸泡 1 小时，先煎附子 40 分钟，加入芍药、甘草再煎 15 ～ 20 分钟，取汤 150 毫升温服，续水再煎一次温服。

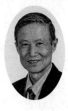

冯世纶解读：对本方的方解，胡希恕先生谓"治芍药甘草汤证而陷于阴证者"，但六经归属未明确。我们探讨第 29 条时，提出了芍药甘草汤证即里阴证之属，属阳明太阴合病，故陷于阴证当是比芍药甘草汤证更进一步的虚寒证，故仍属阳明太阴合病，但属里虚寒甚者。

69. 发汗，若下之，病仍不解，烦躁者，茯苓四逆汤主之。

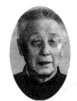

胡希恕注：外邪里饮，故虽发汗或下之，病仍不解，虚其表里而陷于阴证，因而烦躁者，茯苓四逆汤主之。

胡希恕按：由本方以茯苓为主药观之，可知原为外邪内饮的误治，此与前之干姜附子汤证的烦躁同，不过本方为四逆加人参汤而再加茯苓所组成，其主治当不外四逆加人参汤证而有茯苓证者，可见本条所述亦是简文。四逆加人参汤见霍乱病篇，可互参。

【茯苓四逆汤方】

茯苓四两，人参一两，附子（生用，去皮，破八片）一枚，甘草（炙）二两，干姜一两半。

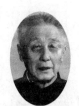

上五味，以水五升，煮取三升，去滓，温服七合，日二服。

胡希恕方解：此于四逆加人参汤中更加大量茯苓，故治四逆加人参汤证而小便不利、心悸或眴者。

冯世纶推荐处方

茯苓 12 克，人参 10 克，炮附子 15 ～ 30 克，炙甘草 6 克，干姜 6 克。

上五味，以冷水 800 毫升浸泡 1 小时，先煎附子 40 分钟，再加入余药，煎 15 ～ 20 分钟，取汤 150 毫升温服，续水再煎一次温服。

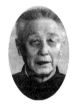

冯世纶解读："由于表里俱虚，陷于阴证"，此阴证当指太阴里虚寒证。

70. 发汗后，恶寒者，虚故也；不恶寒，但热者，实也，当和胃气，与调胃承气汤。

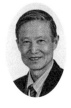

胡希恕注：发汗后表解则寒热当已，若发汗后而反恶寒者，则已转变为阴寒虚证；若不恶寒但热者，则已传里为阳明实证，此当和胃气，与调胃承气汤。

冯世纶解读：此述发汗太多，表虽解，但由于津液大量亡失，既可导致芍药甘草附子汤的阴寒虚证，也可造成调胃承气汤的阳热实证。究竟是阴寒虚还是阳热实，当凭有无恶寒发热而定。

71. 太阳病，发汗后，大汗出、胃中干、烦躁不得眠、欲得饮水者，少少与饮之，令胃气和则愈；若脉浮、小便不利、微热、消渴者，五苓散主之。

胡希恕注：太阳病，当发汗，但发汗以取微似有汗者佳，若发汗不得法，而使大汗出，津液亡失，胃中水分被夺，因致干燥而不和，故烦躁不得眠。若欲得饮水者，可少少与饮之，使胃中滋润即愈。

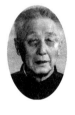

若发汗后，脉浮、小便不利、微热、消渴者，为水停不行、表不得解之证，宜五苓散主之。

胡希恕按：里有停水，发汗则表不解，此和前之桂枝去桂（芍药）加茯苓白术汤条的道理同，可互参。小便不利，废水不得排出，新水不能吸收，组织缺乏水营养，故渴欲饮水，虽饮亦只留于胃肠，因致随渴随饮的消渴证，此时与五苓散利其尿，使水代谢恢复正常，则消渴自治。

【五苓散方】

猪苓（去皮）十八铢，泽泻一两六铢，白术十八铢，茯苓十八铢，桂枝（去皮）半两。

上五味，捣为散，以白饮和服方寸匕，日三服。多饮暖水，汗出愈，如法将息。酌增各药量，亦可作煎剂。

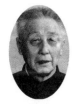

胡希恕方解：猪苓、泽泻、白术、茯苓均利小便，泽泻用量独重，取其甘寒，用为方中主药，以解烦渴也。复用桂枝，不但兼以解外，而且降冲气，使水不上犯而就下，故亦能治水逆也。

冯世纶推荐处方

猪苓 10 克，泽泻 12 克，白术 10 克，茯苓 12 克，桂枝 10 克。

上五味，以冷水 600 毫升浸泡 1 小时，煎开锅后 15～20 分钟，取汤 150 毫升温服，续水再煎一次温服。

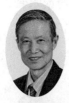

冯世纶解读：胡希恕先生对本条及五苓散的注解皆简而明，又一次论述外邪内饮的治则，宜细读。本方证应属太阳阳明太阴合病。

72. 发汗已，脉浮数，烦渴者，五苓散主之。

胡希恕注：此误发里有停水人的汗，故表热不解而脉仍浮数，

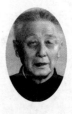

若烦渴、小便不利者，五苓散主之。

胡希恕按：烦渴后应有"小便不利"四字，不然与白虎加人参汤证将难以区别，详见上条，故略之也。

73. 伤寒，汗出而渴者，五苓散主之；不渴者，茯苓甘草汤主之。

胡希恕注：伤寒，里有停水者，虽发汗汗出，但表热不解，若脉浮、微热、小便不利而烦渴者，五苓散主之；不渴者，茯苓甘草汤主之。

胡希恕按：此承前五苓散条而言，渴与不渴为五苓散证与茯苓甘草汤证的主要鉴别点，因此并列提出，以示区别，证详于前，故此略之。否则，若伤寒汗出而渴者，即以五苓散主之，不渴者，即以茯苓甘草汤主之，便不可理解了。

【茯苓甘草汤方】

茯苓二两，桂枝（去皮）二两，甘草（炙）一两，生姜（切）三两。

上四味，以水四升，煮取二升，去滓，分温三服。

胡希恕方解：此于桂枝甘草汤中加茯苓、生姜，故治桂枝甘草汤证且小便不利而悸烦者。

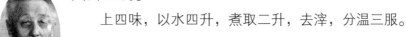

冯世纶推荐处方

茯苓 12 克，桂枝 10 克，炙甘草 6 克，生姜 15 克。

上四味，以冷水 600 毫升浸泡 1 小时，煎开锅后 15～20 分钟，取汤 150 毫升温服，续水再煎一次温服。

冯世纶解读：茯苓甘草汤亦治外邪内饮证，故该方证当归属太阳太阴合病。

74. 中风发热，六七日不解而烦，有表里证，渴欲饮水，水入则吐者，名曰水逆，五苓散主之。

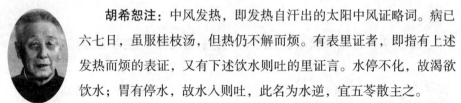

胡希恕注： 中风发热，即发热自汗出的太阳中风证略词。病已六七日，虽服桂枝汤，但热仍不解而烦。有表里证者，即指有上述发热而烦的表证，又有下述饮水则吐的里证言。水停不化，故渴欲饮水；胃有停水，故水入则吐，此名为水逆，宜五苓散主之。

胡希恕按： 此亦因蓄水在里，虽服桂枝汤但表热不解，并激动里水而致水逆证，可见无论伤寒或中风，若里有停水，必须兼逐水而表始得解也。

75. 未持脉时，病人手叉自冒心，师因教试令咳，而不咳者，此必两耳聋无闻也。所以然者，以重发汗，虚故如此。

胡希恕注： 当未诊脉时，即见其人手叉自冒心，便意识到必曾发汗过多，因致心悸喜按证，因而教试令咳，而竟不咳者，更证明其两耳聋已无所闻了，故可肯定其为重发汗，津血大虚，因致其病如此也。

胡希恕按： 昔年曾亲见此证，略述始末，以供参考。日伪时期，钱商黄某，患伤寒久治不愈，最后邀我往诊，患者神昏不语，如醉如痴，饮食二便均不知，苔白厚失润，脉细数。视其服过药方，虽有辛温辛凉之差，但多属发汗之类，知为虚热重证，因与《太平惠民和剂局方》中至宝丹先治沉昏，服后稍差，已知开目视人，余症仍如前，改与白虎加人参汤，神志逐有好转，但仍不欲饮食，食即欲呕，又改与小柴胡加石膏汤，诸症均好转，但其人仍痴呆，问话不知答，此时乃知耳聋无闻也，因使他续服前药，前后月余，幸得全治。

冯世纶解读： 精气夺则虚，滥用发汗药（不论辛温还是辛凉）必然造成严重后果，提示医者审证必须仔细，不可滥用发汗药。

75（续）.发汗后，饮水多必喘；以水灌之亦喘。

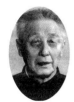

胡希恕注：发汗后，胃中干，欲得饮水者，因为病人不仅在病中，尤其是汗后胃虚，宜少少与饮之，若饮水多，水停于胃，上压胸膈，阻碍呼吸，势必作喘。此即《金匮要略》所谓"夫病人饮水多，必暴喘满"者是也。

发汗后，病不解，仍发热，医不详审所以不解的原因，而竟以冷水灌之，则益使邪热不得外越而上壅于肺，故亦必喘。

胡希恕按：发汗后，不是无故饮水多或以水灌之，均是承以前诸条而发挥者，故作如上解。又以水灌之，即以冷水浇身，为古时解热的一种治病方法。

76.发汗后，水药不得入口为逆，若更发汗，必吐下不止。

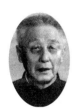

胡希恕注：水药不得入口，指水和汤药不得入口，入口则吐的意思。发汗后水药不得入口，即上述的水逆证，此亦误发里有停水人的汗所致，故谓所治为逆。若误为表不解，拘泥于先麻黄后桂枝而更发其汗，则激动里水，必使吐下不止。

胡希恕按：水逆更发汗，必致吐下不止，仍属水为患，书中未出方，我以为仍宜五苓散，学者试探讨之。

76（续）.发汗、吐、下后，虚烦不得眠，若剧者，必反复颠倒，心中懊憹，栀子豉汤主之；若少气者，栀子甘草豉汤主之；若呕者，栀子生姜豉汤主之。

胡希恕注：反复颠倒，即辗转反侧之谓；心中懊憹，指心中烦闷不可名状的样子。

大意是说，发汗、吐、下以后，津液已虚而遗热未除，攻冲头脑，遂使虚烦不得眠。若为证剧者，更必反复颠倒、心中懊憹，栀子豉汤主之；若上证，中虚而少气者，栀子甘草豉汤主之；若上证，胃不和而呕逆者，宜栀子生姜豉汤主之。

【栀子豉汤方】

栀子（擘）十四个，香豉（绵裹）四合。

上二味，以水四升，先煮栀子，得二升半，内豉，煮取一升半，去滓，分为二服。温进一服，得吐者，止后服。

胡希恕方解：二物均属苦寒解热药，而有止烦的特能，合以为方，故治烦热不得眠或心中懊侬者。

冯世纶推荐处方

栀子 6 克，香豉 10 克。

上二味，以冷水 500 毫升浸泡 1 小时，煎开锅后 15～20 分钟，取汤 150 毫升温服，续水再煎一次温服。

【栀子甘草豉汤方】

栀子（擘）十四个，甘草（炙）二两，香豉（绵裹）四合。

上三味，以水四升，先煮栀子、甘草，取二升半，内豉，煮取一升半，去滓，分二服。温进一服，得吐者，止后服。

胡希恕方解：于栀子豉汤中加缓急迫的甘草，故治栀子豉汤证而急迫者。条文中的少气，当指呼吸短促，实亦不外急迫为证也。

冯世纶推荐处方

栀子 6 克，甘草 6 克，香豉 10 克。

上三味，以冷水 500 毫升浸泡 1 小时，煎开锅后 15～20 分钟，取汤 150 毫升温服，续水再煎一次温服。

【栀子生姜豉汤方】

栀子（擘）十四个，生姜五两，香豉（绵裹）四合。

上三味，以水四升，先煮栀子、生姜，取二升半，内豉，煮取一升半，去滓，分二服。温进一服，得吐者，止后服。

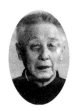

胡希恕方解： 于栀子豉汤中加大量止呕逆的生姜，故治栀子豉汤证而呕逆者。

胡希恕按： 诸栀子剂，方后均有"得吐者，止后服"的注文，但实践证明栀子诸方并非吐剂，尤其是本条所述，为发汗、吐、下后的虚烦，更无复吐之理，当是传抄有误，应去之。

冯世纶推荐处方

栀子 6 克，生姜 15 克，香豉 10 克。

上三味，以冷水 500 毫升浸泡 1 小时，煎开锅后 15～20 分钟，取汤 150 毫升温服，续水再煎一次温服。

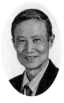

冯世纶解读： 探讨三方证的六经归属：三方药以栀子为主药，即主治阳明里热，加甘草、生姜，温中健胃，是治里虚寒，故后面两方证当属阳明太阴合病。

77. 发汗，若下之，而烦热胸中窒者，栀子豉汤主之。

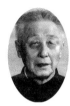

胡希恕注： 发汗表不解，本宜桂枝汤更汗以解之，若又下之，则邪热内陷，若烦热胸中觉窒塞者，栀子豉汤主之。

胡希恕按： 此证多有，但不一定见之于发汗或下后，即烦热亦不甚明显，患者主述食道阻塞而胸中烦闷者即是。

78. 伤寒五六日，大下之后，身热不去，心中结痛者，未欲解也，栀子豉汤主之。

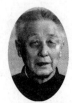

胡希恕注： 伤寒五六日，常为病传少阳的时期，少阳病不可下，今大下之，故身热不去，反使邪热内陷，而心中结痛者，为未欲解也，栀子豉汤主之。

胡希恕按： 心中结痛，即心脏部感觉结痛，由此观之，则心包炎有用本方的机会了。

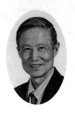

冯世纶解读： 栀子诸方因有"得吐者，止后服"的注文，所以后世注家未识其误，又未结合临床，因把栀子豉汤视为吐剂，如成无己的《伤寒明理论》以《内经》附会，认为："若发汗、吐、下后，邪气乘虚留于胸中，则谓之虚烦，应以栀子豉汤吐之。"从药物看，从临床看，栀子豉汤不致吐，其治虚烦是属阳明里热，与承气汤的实烦相对而称为虚烦。

79. 伤寒下后，心烦、腹满、卧起不安者，栀子厚朴汤主之。

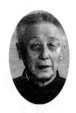

胡希恕注： 伤寒在表而误下之，邪热内陷，因而心烦、腹满、卧起不安者，栀子厚朴汤主之。

胡希恕按： 本方治烦满，与厚朴生姜半夏甘草人参汤治虚满而不烦者有别。又大实满大便不通而烦躁者，宜承气汤以下之，则非本方所能治，须知。

【栀子厚朴汤方】

栀子（擘）十四个，厚朴（炙，去皮）四两，枳实（水浸，炙令黄）四枚。

上三味，以水三升半，煮取一升半，去滓，分二服。温进一服，得吐者，止后服。

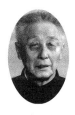

胡希恕方解：栀子解热烦，厚朴、枳实消胀，三药协力，故治心烦闷、腹胀满而卧起不安者。

冯世纶推荐处方

栀子 6 克，厚朴 12 克，枳实 10 克。

上三味，以冷水 500 毫升浸泡 1 小时，煎开锅后 15 ～ 20 分钟，取汤 150 毫升温服，续水再煎一次温服。

冯世纶解读：胡希恕先生已指明，本方与小承气汤仅大黄之差，故本方证当属阳明里热证。

80. 伤寒，医以丸药大下之，身热不去、微烦者，栀子干姜汤主之。

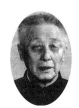

胡希恕注：伤寒本不宜下，而以丸药大下之，更属非法，身热不去、微烦者，虚热而烦为栀子证。大下伤中，当有或呕或利的症状，因以栀子干姜汤主之。

胡希恕按：方中伍以干姜，当有下利或呕之症，此辛苦合用，亦有泻心汤的方义。

【栀子干姜汤方】

栀子（擘）十四个，干姜二两。

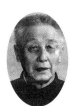

上二味，以水三升半，煮取一升半，去滓，分二服。温进一服，得吐者，止后服。

胡希恕方解：此于栀子豉汤中去香豉加干姜，故治身热微烦而呕逆者。

冯世纶推荐处方

栀子 6 克，干姜 6 克。

上二味，以冷水 500 毫升浸泡 1 小时，煎开锅后 15 ～ 20 分钟，取汤 150 毫升温服，续水再煎一次温服。

冯世纶解读：本方主治里为上热下寒之证，六经归属当为太阴阳明合病。

81. 凡用栀子汤，病人旧微溏者，不可与服之。

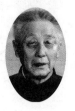

胡希恕注：栀子为消炎解热药，故凡以栀子为主的配剂，若病者久有微利，乃属虚寒，慎不可与服之。

82. 太阳病发汗，汗出不解，其人仍发热，心下悸、头眩、身瞤动、振振欲擗地者，真武汤主之。

胡希恕注：太阳病，心下有水气，若不兼驱其水，虽发汗出而表不解，故其人仍然发热。水停心下，则心下悸；水上犯，则头眩；至于身瞤动、振振欲擗地者，正如《金匮要略》所谓"其人振振身瞤剧，必有伏饮"者是也，宜以真武汤主之。

胡希恕按：茯苓桂枝白术甘草汤证，只起则头眩，而真武汤证，头无时不眩；茯苓桂枝白术甘草汤证，只身为振振摇，而真武汤证，身瞤动、振振欲擗地。前者水气轻，还未陷于阴证，而此者水气重并已陷于阴证了。

【真武汤方】

茯苓、芍药、生姜（切）各三两，白术二两，附子（炮，去皮，破八片）一枚。

上五味，以水八升，煮取三升，去滓，温服七合，日三服。

胡希恕方解：既以茯苓、白术利水于下，又用生姜散饮于上。

附子振兴沉衰，与茯苓、白术为伍且治湿痹。芍药缓拘急并治腹痛。故此治心下有水气、小便不利而陷于阴证者。若心下悸、头眩、身瞤动、振振欲擗地者，或四肢沉重疼痛、小便不利、腹痛下利或呕者，均其候也。

冯世纶推荐处方

茯苓 12 克，芍药 10 克，生姜 15 克，白术 10 克，炮附子 15 ～ 30 克。

上五味，以冷水 800 毫升浸泡 1 小时，煎开锅后 15 ～ 20 分钟，取汤 150 毫升温服，续水再煎一次温服。

冯世纶解读： 胡希恕先生谓本方为治心下有水气而陷于阴证者，阴证是在表还是在里，还是在半表半里？未明确，即未明确六经归属。

解读本条，必须联系第 28 条和第 316 条，即原是太阳病兼有水饮之证，胡希恕先生反复强调：治不兼驱水而但发汗，使津液大虚而陷于阴证。这时判断证是否在表，要看具体症状，第 28 条的"仍头项强痛、翕翕发热"、本条的"汗出不解，其人仍发热"、第 316 条的"少阴病，二三日不已"都是说有表不解。本条的表证因汗出多而陷于阴证，即呈少阴表证，故解表仅能微发汗，同时必用附子强壮沉衰，故治疗不能用麻黄、桂枝发大汗，只得用生姜小发汗，并佐以附子强壮发汗，解少阴之表。同时因有心下悸、头眩、小便不利等症，为里有寒饮，即属太阴，治用茯苓、白术佐附子强壮利水，故本条之方证，即真武汤证，可明确为少阴太阴合病证。

83. 咽喉干燥者，不可发汗。

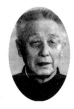

胡希恕注： 咽喉干燥者，为津虚内热之候，发汗则伤津助热，故不可发汗。

84.淋家，不可发汗，发汗必便血。

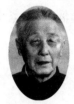

胡希恕注：久患淋病的人，谓为淋家。淋家则津液虚、组织枯燥，再发其汗，则必便血，所谓夺汗者亡血是也。

85.疮家，虽身疼痛，不可发汗，汗出则痉。

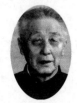

胡希恕注：疮家久失脓血，虽有外邪身疼痛，但亦不可发汗，汗出益损其津血，组织枯燥，则必痉。

86.衄家，不可发汗；汗出必额上陷，脉急紧，直视不能眴，不得眠。

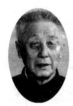

胡希恕注：久病衄血，谓为衄家。衄家血亡于上，汗出则头部津血益少，血不充于面，则额上陷；脉失柔润则急紧；血不足以荣养目系，故直视不能眴；心血不足，故烦躁不得眠。

87.亡血家，不可发汗；发汗则寒栗而振。

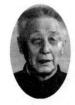

胡希恕注：素有吐血、便血以及外伤大出血者，皆得谓为亡血家。亡血者，多虚、无汗，故不可发汗，若强发亡血家的汗，势必使其虚极而陷于阴寒，则必寒栗而振也。

88.汗家，重发汗，必恍惚心乱，小便已阴疼，与禹余粮丸。

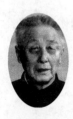

胡希恕注：久患自汗、盗汗之人，谓为汗家。汗家津液素虚，若重发其汗，更使津虚血少，必致心气不足、恍惚心乱；尿道失润，故小便已而阴疼，可与禹余粮丸。

胡希恕按：禹余粮丸方失传。

89. 病人有寒，复发汗，胃中冷，必吐蛔。

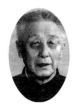

胡希恕注：病人里有久寒，复发其汗，虚其胃则益冷，蛔被寒迫而上于膈，故必吐蛔。

胡希恕按：以上 7 条，详述发汗的禁忌，须记。

90. 本发汗，而复下之，此为逆也；若先发汗，治不为逆。本先下之，而反汗之，为逆；若先下之，治不为逆。

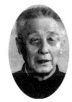

胡希恕注：本当发汗从外以解的病，而反从里以下之，此为施治之逆；若先发汗以解表，后审其里有未和而下之，则治不为逆。本当自里以下的病，而反自表以发汗，此为施治之逆；若先下之以治里，而后审其外有不和，而微汗之，则治不为逆。

胡希恕按：先汗后下的病常有，为太阳阳明并病，而表未罢者，须先解表，而后议下。但先下后汗的病很少见，即仲景书中亦无此例，假如表里并病，而虚寒在里者，虽有表证，但当先救里而后治表，此确多有，仲景书中亦颇常见，或本先下之为本先温之的传抄之误，亦未可知。

91. 伤寒，医下之，续得下利、清谷不止、身疼痛者，急当救里；后身疼痛、清便自调者，急当救表。救里宜四逆汤，救表宜桂枝汤。

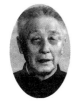

胡希恕注：清谷，即下完谷不化的粪便。清便自调，即正常大便。太阳伤寒，本当发汗，而医反下之，因此继下药之后，续得下利、清谷不止。此已转变为虚寒在里的太阴重证，虽身疼痛，表证还在，但亦宜急救其里，而后再治身疼痛，待里已治，而清便自调者，即当急救其表。救里宜用四逆汤，救表则宜桂枝汤。

胡希恕按：表里并病，若里虚寒，宜先救里，而后治表，此为定法，须记。

92. 病发热，头痛，脉反沉，若不差，身体疼痛，当救其里，四逆汤方。

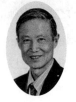

胡希恕注： 病发热，头痛，脉反沉，为少阴病麻黄细辛附子汤证。若不差，谓服麻黄细辛附子汤后，脉沉、身体疼痛还不愈也。不过此身疼痛，乃沉寒在里，气血郁滞所致，已不得看作表证，故谓当救其里，宜四逆汤。

胡希恕按： 身体疼痛为桂枝汤证和四逆汤证的共有症，但桂枝汤证脉必浮，而四逆汤证脉必沉，故亦不难分辨。

冯世纶解读： 本条可宜与少阴病篇的麻黄细辛附子汤证互参，更能加深理解。

93. 太阳病，先下而不愈，因复发汗，以此表里俱虚，其人因致冒，冒家汗出自愈。所以然者，汗出表和故也。里未和，然后复下之。

胡希恕注： 头如戴物谓为冒，即俗所谓头沉且昏晕也。

太阳病，当发汗以解表，医竟下之以攻其里，故病不愈。设表不解，法宜桂枝汤汗以解之，而复以麻黄汤大发其汗，以此表里俱虚，虽幸表解，但由于汗下失法，津液大量亡失，故其人因致冒，冒家汗出自愈，所以然者，汗出为津复表和故也。若审其里有未和而大便难者，然后与调胃承气汤再下之。

胡希恕按： 此皆汗下失法，虽幸病解，但津液亡失太多，因致贫血性的冒眩状，待津液复表自和而汗出，此冒亦自解，所谓冒家喜汗出者是也。不是教人再发汗，切勿弄错。由于津液亡失，则胃中干，大便难，此二症常同时发生。冒愈后，若里未和则可以与调胃承气汤下之。

冯世纶解读： 这里要深刻理解胡希恕先生的按语，曰："待津液复表自和而汗出，此冒亦自解，所谓冒家喜汗出者是也。不是教人再发汗，切勿弄错。"知此，方能理解以后诸多条文。

如有的人认为小柴胡汤是发汗剂，是据第 101 条、第 149 条有"复与柴胡汤……必蒸蒸而振，却发热汗出而解"和第 230 条有"可与小柴胡汤，上焦得通，津液得下，胃气因和，身濈然汗出而解"。这样始终理会，可知小柴胡汤是和解剂而不是发汗剂。

94. 太阳病未解，脉阴阳俱停，必先振栗，汗出而解；但阳脉微者，先汗出而解；但阴脉微者，下之而解，若欲下之，宜调胃承气汤。

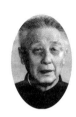

胡希恕注：太阳病未解，即承上条，言先下后汗而太阳病还未解也。脉沉取以候荣，因谓为阴；脉浮取以候卫，因谓为阳。诊脉的阴阳虽均较弱，但彼此相当，为荣卫自调之象，法当自汗而解。振栗即所谓战汗，亦瞑眩的一种状态，由于津虚脉弱，欲自解者，必先振栗而后汗出而解也，言外不必用药。

卫缓则为中风，故但阳脉缓弱者，为病仍在外，宜先使其汗出而解，言外当与桂枝汤。

荣缓则为亡血，亦津液亡失之应，胃中干则不和，故但阴脉缓弱者，下之而解，若欲下之，宜调胃承气汤。

胡希恕按：脉有以尺寸的上下分阴阳者，亦有以浮沉的内外分阴阳者，本条脉法即取后者。阴阳俱停的"停"字，可作"均等"解，即脉的阴阳彼此均等，并无大小强弱分别的意思。停既不是指脉象，而下之阳脉微和阴脉微的微字，亦不是指脉象，乃就脉的阴阳比较说的，其实是指脉缓弱这一类，若真脉微便不可再汗、再下了。又太阳病未解，是承前条下汗之后而太阳病还未解，否则未解二字等于赘瘤，有何取意？

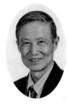

冯世纶解读：关于脉阴阳俱停，主要有两种解释，一是作均停解，以成无己为代表，方中行、喻嘉言、张隐庵、张令韶、柯韵伯、尤在泾、陈修园、魏念庭等皆宗其说；一是作停止解，以程郊倩为代表，钱天来、吴谦、陈亦人等宗其说。一些注家作停止解，

或"脉隐伏不出，诊之不得"解，欠妥。脉伏诊不到，还是太阳病吗？能汗出而解吗？值得商讨。对本条的注解，胡希恕先生曾多次修改，以上是最后的修订。胡希恕先生以文字功夫见长且全面理解条文，因此注解本条恰切。

95. 太阳病，发热汗出者，此为荣弱卫强，故使汗出，欲救邪风者，宜桂枝汤。

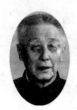

胡希恕注：太阳病，发热汗出，其脉阳浮而阴弱，故谓此为荣弱卫强，卫强（浮）则不固，荣弱则不守，此所以自汗出也，此为中风证，故谓欲救邪风者，宜桂枝汤。

胡希恕按：前于太阳中风条中谓阳浮而阴弱，与此所谓荣弱卫强为互词，正是承上条以说明脉的阴阳诊法，不然证治已见于前，重出于此，有何意思？

96. 伤寒五六日中风，往来寒热、胸胁苦满、嘿嘿不欲饮食、心烦喜呕，或胸中烦而不呕，或渴，或腹中痛，或胁下痞硬，或心下悸、小便不利，或不渴、身有微热，或咳者，小柴胡汤主之。

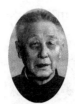

胡希恕注：无论伤寒或中风，往往于五六日时，即传于少阳而发柴胡证。邪在半表半里，时近于表则恶寒，时近于里则发热，以是则往来寒热；邪热郁集于胸胁，故胸胁苦满；波及头脑，则精神嘿嘿而不欲饮食；侵及心脏，则心烦；激动里饮，则欲呕；或未及于心则只胸中烦；胃无饮则不呕；或胃中干则渴；或涉及肠则腹中痛；或涉及肝脾则胁下痞硬；或涉及心肾则心下悸、小便不利；或心下有水气，则不渴而身有微热；或涉及肺则咳，以小柴胡汤主之。

胡希恕按：半表半里是诸脏器所在地，故邪热郁集于此体部，则往往导致不同脏器发病，因而有或以下之诸多不定的症状。不过往来寒热、胸胁苦满、嘿嘿不欲饮食、心烦喜呕四者，为小柴胡汤应用的主症，依主症而用之，不问或以下诸症如何，均无不验。

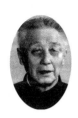

冯世纶解读： 有的版本，小柴胡汤方药在本条重出，并在煎服法后有加减说明，多不合理，恐为后人所加，本书不再录载。

97. 血弱气尽，腠理开，邪气因入，与正气相搏，结于胁下。正邪分争，往来寒热，休作有时，嘿嘿不欲饮食，脏腑相连，其痛必下，邪高痛下，故使呕也，小柴胡汤主之。服柴胡汤已，渴者，属阳明，以法治之。

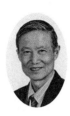

胡希恕注： 伤寒病初作，则邪气交争于骨肉，此即太阳病的一段病理过程。气即精气（统气血而言），若精气已不足拒邪于外，则退而卫于内，因致体表血弱气尽，而腠理遂开，邪气因入，则邪气又与正气相搏于胁下，因而胸胁苦满，这就进入少阳病的病理阶段了。

正邪分争，即正邪相拒的意思，时而正进邪退，近于表则恶寒，时而邪进正退，近于里则发热，以是则往来寒热，争则寒热作，不争则寒热止，以是则休作有时。邪热郁滞于胸胁，故嘿嘿不欲饮食。半表半里为诸脏器所在之处，本来脏腑相连，邪热因亦必干于胃肠而腹中痛。邪热高处于胃之上，而痛又作于胃之下，故使呕也，宜小柴胡汤主之。若服小柴胡汤后，上证解而渴者，此又转属阳明病了，应依治阳明病的方法治之。

冯世纶解读： "服柴胡汤已，渴者，属阳明"之句不可等闲视之，日本"小柴胡汤副作用引起死亡"事件的教训，其主因是有地滋等，只重视西医理论，不重视中医理论，尤其是不重视经方的方证，即没有了小柴胡汤方证，还让人长期服用小柴胡汤，造成了不良后果。

98. 得病六七日，脉迟浮弱、恶风寒、手足温，医二三下之，不能食，而胁下满痛，面目及身黄，颈项强，小便难者，与柴胡汤，后必下重。本渴饮水而呕者，柴胡汤不中与也，食谷者哕。

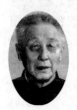

胡希恕注： 得病六七日，病常传于里，今脉浮弱、恶风寒，表还未罢。脉迟、手足温，是已系在太阴，而医反二三下之，益虚其里，故不能食。外邪内陷，结于胁下，则胁下满痛；湿热不得外越，故面目及身黄；颈项强为外未解；小便难、渴欲饮水而呕者，此为水逆，乃里虚湿盛的黄疸证，宜茵陈五苓散逐湿以驱黄，柴胡汤不中与之也。若误与柴胡汤复除其热，则寒湿下注后必下重（脱肛），胃虚多寒，故食后当哕也。

胡希恕按： 胁下满痛、颈项强，本有柴胡证，但小便难、渴欲饮水而呕者，乃五苓散所主的水逆证，柴胡汤不中与者，即指此证而言，此与表证里有停水而小便不利者必须利水是同一道理。不过服五苓散后，柴胡证仍在者，仍可与柴胡汤，或用茵陈五苓散与小柴胡汤合方亦无不可。

99. 伤寒四五日，身热、恶风、颈项强、胁下满、手足温而渴者，小柴胡汤主之。

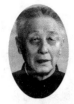

胡希恕注： 伤寒四五日，常为自表传里或半表半里的时期。身热、恶风，为太阳病未罢；脖子的两侧为颈，后则为项，颈强属少阳，项强属太阳；胁下满为少阳证；手足温而渴属阳明证，此乃三阳并病之类，依法当取少阳治之，以小柴胡汤主之。

胡希恕按： 三阳并病，应从少阳治之，此亦定法。感冒或流感，发汗后不解，多现此证，屡以小柴胡汤加石膏治颇验，学者试之。又此与上条证颇相似，之所以宜于此而不宜于彼者，只在上条并发水逆之证，辨证用药一点大意不得，稍有马虎便易弄错，读者必须于此等处用心细研。

100.伤寒，阳脉涩，阴脉弦，法当腹中急痛，先与小建中汤，不差者，小柴胡汤主之。

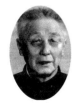

胡希恕注：浮取脉涩，谓为阳脉涩。沉取脉弦，谓为阴脉弦。涩主血少，弦主寒盛。今伤寒脉浮涩沉弦，为津血外虚，寒盛于里之候，依法当腹中急痛，因先与小建中汤以治腹急痛。服后不差者，即未痊愈之意，以少阳病亦有此脉，盖此为太阳少阳并病而又里虚有寒为证，服小建中汤只治其半，故再与小柴胡汤以解少阳之邪，则当全治矣。

胡希恕按：脉浮涩而沉弦，为小建中汤与小柴胡汤共有的脉，故此腹中急痛，半属于小建中汤证，半属于小柴胡汤证。先与小建中汤，亦先救里而后解外的定法，非是先试之以小建中汤，不愈，而又试之以小柴胡汤也。

【小建中汤方】

桂枝（去皮）三两，甘草（炙）二两，大枣（擘）十二枚，芍药六两，生姜（切）三两，胶饴一升。

上六味，以水七升，煮取三升，去滓，内饴，更上微火消解，温服一升，日三服。呕家不可用建中汤，以甜故也。

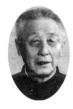

胡希恕方解：此于桂枝汤中倍增芍药，更加大量温中补虚的胶饴，芍药治腹中拘挛痛，但芍药微寒，因此用大量甘味的饴糖来补中缓急制寒，故治桂枝汤证且中虚有寒而腹中急痛者。

冯世纶推荐处方

桂枝 10 克，炙甘草 6 克，大枣 4 枚，芍药 18 克，生姜 15 克，饴糖 50 克。

上六味，先以冷水 700 毫升浸泡前五味 1 小时，煎开锅后 15～20 分钟，取汤 150 毫升，加入饴糖 25 克温服，续水再煎一次温服。

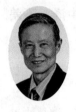

冯世纶解读：小建中汤是由桂枝汤加芍药再加饴糖而成，故理解本方证要着重于对芍药和饴糖的认识，胡希恕先生在注解桂枝加芍药汤证时指出："太阳病误下之，引邪入里，而腹满为实满，痛为实痛。"即为太阳阳明合病证。桂枝汤加芍药再加饴糖而称为小建中汤，是因大量饴糖治中虚有寒而腹中急痛者，故其适应证为太阳太阴合病证。

101. 伤寒、中风，有柴胡证，但见一证便是，不必悉具。

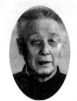

胡希恕注：无论伤寒或中风，若有柴胡证，但见其四主症中一症便是，而不必四症俱备。

胡希恕按：所谓一症，即指往来寒热、胸胁苦满、嘿嘿不欲饮食、心烦喜呕四症中的一症，不过有此一症，仍须参照其他脉证而确认为柴胡证者，乃可与柴胡汤。所谓不必悉具，即不必限于四症俱备之意，详参相关各条证治，便知其意。

101（续）.凡柴胡汤病证而下之，若柴胡证不罢者，复与柴胡汤，必蒸蒸而振，却复发热汗出而解。

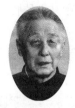

胡希恕注：凡宜与小柴胡汤的病证，而误以他药下之，若柴胡证未因误下而罢者，还与柴胡汤，其人必先蒸蒸然热和战栗而寒，而后则发热汗出而解。

胡希恕按：蒸蒸而振，却发热汗出而解，即服本方后的瞑眩状态。

102. 伤寒二三日，心中悸而烦者，小建中汤主之。

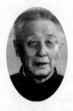

胡希恕注：血少心气虚则悸，外不得解则烦，小建中汤内能补虚，外能除邪，故主之。

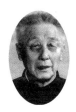

冯世纶解读：本条即不可发汗，需表里实，津液自和，便自汗出而愈的诊治例子，与第49、50条互参，更能理解条文精神。

103. 太阳病，过经十余日，反二三下之，后四五日，柴胡证仍在者，先与小柴胡。呕不止、心下急、郁郁微烦者，为未解也，与大柴胡汤下之，则愈。

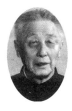

胡希恕注：过经，谓病已过入他经的意思，实即传变之谓。太阳病十余日，已内传少阳而见柴胡证，医未用柴胡汤而反二三下之，若后四五日，柴胡证仍在者，还幸未因误下而成坏病，因先与小柴胡汤；若呕不止、并心下有急结感而郁郁微烦者，此因病已半并于里，故未全解也，再与大柴胡汤下之，即愈。

胡希恕按：热激里饮则呕，与小柴胡汤即治。若大便不通，气不得下而逆上亦呕，则非小柴胡汤所能治，故需大柴胡汤下之则呕始平。

【大柴胡汤方】

柴胡半斤，黄芩三两，芍药三两，半夏（洗）半升，生姜（切）五两，枳实（炙）四枚，大枣（擘）十二枚，大黄二两。

上八味，以水一斗二升，煮取六升，去滓，再煎，温服一升，日三服。

胡希恕方解：病初传少阳，势需人参、甘草补中益气，既防邪侵及里，又助正以祛邪于外。但已并于阳明里，则需大黄兼攻里，人参之补，甘草之缓，反非所宜，故去之，此大小柴胡汤之所以用药不同，而主治各异也。

冯世纶推荐处方

柴胡 12～24 克，黄芩 10 克，芍药 10 克，半夏 15 克，生姜 15克，枳实 10 克，大枣 4 枚，大黄 6 克。

上八味，先以冷水 800 毫升浸泡 1 小时，煎开锅后 15 ～ 20 分钟，取汤 150 毫升温服。续水再煎一次温服。

104. 伤寒十三日不解，胸胁满而呕，日晡所发潮热，已而微利，此本柴胡证，下之以不得利，今反利者，知医以丸药下之，此非其治也。潮热者，实也，先宜服小柴胡汤以解外，后以柴胡加芒硝汤主之。

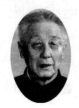

胡希恕注：胸胁满而呕，为少阳柴胡证；日晡所发潮热，为阳明里实证；但其人不久而又微利，真乃咄咄怪事，此本少阳阳明并病，为大柴胡汤证，即便服大柴胡汤，亦不会遗有下利，今反下利者，当是由于用了其他丸药非法攻下所致，今虽潮热，里实未去，但由于微利，大柴胡汤已非所宜，须先与小柴胡汤以解少阳之外，再与柴胡加芒硝汤兼攻阳明之里。

胡希恕按：对阳明来说，则少阳为外，先宜小柴胡汤以解外，是先解胸胁满而呕的少阳证，不是解什么太阳在外之邪。

【柴胡加芒硝汤方】

柴胡二两十六铢，黄芩一两，人参一两，甘草（炙）一两，生姜（切）一两，半夏（洗）二十铢（本云五枚），大枣（擘）四枚，芒硝二两。

上八味，以水四升，煮取二升，去滓，内芒硝，更煮微沸，分温再服，不解更作。

胡希恕方解：此于小柴胡汤中加通便下热的芒硝，故治小柴胡汤证而有潮热者。

冯世纶推荐处方

柴胡 12 ～ 24 克，黄芩 10 克，人参 10 克，炙甘草 6 克，半夏 15 克，生姜 15 克，大枣 4 枚，芒硝 10 克。

上八味，先以冷水 800 毫升浸泡前七味 1 小时，煎开锅后 15 ～ 20 分钟，取汤 150 毫升，冲入芒硝 5 克温服。续水再煎一次温服。

冯世纶解读：柴胡加芒硝汤治小柴胡汤证而热实于里，从六经分析当属少阳阳明合病证。

小柴胡汤方证与柴胡加芒硝汤方证分内外，称麻黄汤谓为解表，桂枝汤谓为解外，是经方特有的病位概念，皆属于八纲概念，可知经方的病位概念不是脏腑经络概念，而是来自八纲，是由方证积累，渐渐以八纲分类产生的。

105. 伤寒十三日，过经，谵语者，以有热也，当以汤下之。若小便利者，大便当硬，而反下利，脉调和者，知医以丸药下之，非其治也。若自下利者，脉当微厥，今反和者，此为内实也，调胃承气汤主之。

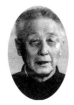

胡希恕注：伤寒十三天，病已传里为阳明病，而发谵语者，因为里有实热也，本当以承气汤下之。阳明病若小便利者，则大便当硬，今其人反而下利；阳明病脉大，今脉反调和，因此可知医必以丸药下之，以治之不当，不但病未解，而且有以上矛盾的脉证发生。若真里虚自下利者，则脉当微，而手足当冷，今反和者，则利非自利，而谵语自属内实，以调胃承气汤主之。

106. 太阳病不解，热结膀胱，其人如狂，血自下，下者愈；其外不解者，尚未可攻，当先解其外；外解已，但少腹急结者，乃可攻之，宜桃核承气汤。

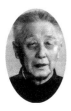

胡希恕注：太阳病不解，传里多为胃家实的阳明病，然亦有热结于小腹的瘀血证者。热结膀胱，指瘀血合热结于膀胱部位。其人如狂，谓其精神错乱有如发疯，此亦瘀秽的血合热上犯头脑所致。血自下，下者愈，谓此证亦有血自下而愈的，如果其血不自下，或血虽自下而不尽，病不自愈者，则须用药攻下之。不过表证还在者，尚不可攻，当先依法解其外，外解已，但少腹急结者，乃可攻之，宜桃核承气汤。

胡希恕按：素有瘀血潜伏体内，一旦遭受外感，往往发作本方证，并由本条其人如狂说明，精神病的患者大多属于瘀血证，尝以本方或桂枝茯苓丸合用大柴胡汤治愈者多矣，但治狂不治癫，读者试之。

【桃核承气汤方】

桃仁（去皮尖）五十个，大黄四两，桂枝（去皮）二两，甘草（炙）二两，芒硝二两。

上五味，以水七升，煮取二升半，去滓，内芒硝，更上火微沸，下火。先食温服五合，日三服，当微利。

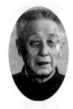

胡希恕方解：此于调胃承气汤中加祛瘀血的桃仁和治上冲的桂枝，故治调胃承气汤证且气上冲而有瘀血者。其人如狂，少腹急结，即其候也。

冯世纶推荐处方

桃仁 10 克，大黄 12 克，桂枝 10 克，炙甘草 6 克，芒硝 10 克。

上五味，先以冷水 600 毫升浸泡前四味 1 小时，煎开锅后 15 ～ 20 分钟，取汤 150 毫升，冲入芒硝 5 克温服。续水再煎一次温服。

冯世纶解读：胡希恕先生明确指出，热结膀胱，是说热与血结于膀胱部位，而并不是膀胱有病。诸家谓太阳腑证，值得商讨。

探讨本方证六经归属：本条文中有"外解已，但少腹急结者，乃可攻之"的说明，似是说已无外证纯属阳明，但以药测证，桃核承气汤中有调胃承气汤和桂枝甘草汤，故从方药组成看当有解外作用。既然说外解已，为什么还用桂枝、甘草解外？其一，胡希恕先生于方解中谓"治上冲的桂枝"，上冲即代表外未解，故以桂枝、甘草解外。此理可证于前第 15 条，曰："下之后，其气上冲者，可与桂枝汤。"是说病还在表、在外；其二，第 27 条有"不可发汗"，却用发汗的桂枝二越婢一汤，不是说无表证不能发汗，而是说有表证不可大发汗。由此可证桃核承气汤中的桂枝有解外作用，故本方证当属太阳阳明合病证。

还要强调一下，由本方证可知：桂枝茯苓丸、柴胡桂枝干姜汤、乌梅丸等方中的桂枝皆有解外作用。更进一步说明的是，桂枝在柴胡桂枝干姜汤、乌梅丸中尚有引邪外出的作用，将在各方证中详解。

107. 伤寒八九日，下之，胸满烦惊、小便不利、谵语、一身尽重、不可转侧者，柴胡加龙骨牡蛎汤主之。

胡希恕注： 伤寒八九日，常为病传入少阳而现柴胡证的时期，医不详查而误下之。今胸满而烦，柴胡证还未罢，热伴冲气以上犯，故烦且惊；水不行于下，则小便不利；热结于里则谵语；湿郁于外，则身尽重而不可转侧，柴胡加龙骨牡蛎汤主之。

胡希恕按： 在少阳病篇有"少阳中风，两耳无所闻、目赤、胸中满而烦者，不可吐下，吐下则悸而惊"的说明。由本条之胸满烦惊可知为误下少阳柴胡证的结果。

【柴胡加龙骨牡蛎汤方】

柴胡四两，龙骨、黄芩、生姜（切）、铅丹、人参、桂枝（去皮）、茯苓各一两半，半夏（洗）二合半，大黄二两，牡蛎（熬）一两半，大枣（擘）六枚。

上十二味，以水八升，煮取四升，内大黄，切如碁子，更煮一两沸，去滓，温服一升。本云柴胡汤，今加龙骨等。

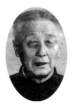

胡希恕方解： 此于小柴胡汤中去甘草，而加治气冲的桂枝、利水的茯苓、通便的大黄、镇静逐痰以止惊悸的龙骨、牡蛎、铅丹，故治小柴胡汤证二便不利、谵语烦惊、身重不可转侧者。

冯世纶推荐处方

柴胡 12 克，生龙骨 15 克，生牡蛎 15 克，黄芩 10 克，生姜 15克，人参 10 克，桂枝 10 克，茯苓 15 克，半夏 15 克，大黄 6 克，大枣 4 枚。

上十一味，先以冷水 800 毫升浸泡 1 小时，煎开锅后 15 ～ 20 分钟，取汤 150 毫升温服。续水再煎一次温服。

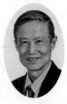

冯世纶解读：胡希恕先生指出，本方证为柴胡证未罢，又见热结于里，湿郁于外，可知为太阳少阳阳明太阴合病证。

108. 伤寒，腹满、谵语、寸口脉浮而紧，此肝乘脾也，名曰纵，刺期门。

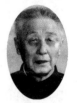

胡希恕注：腹满、谵语，为阳明里实证。寸口脉浮而紧，为太阳伤寒脉，此为表里俱实的二阳并病。谓为肝乘脾，不可解。

109. 伤寒发热，啬啬恶寒，大渴欲饮水，其腹必满，自汗出，小便利，其病欲解，此肝乘肺也，名曰横，刺期门。

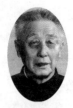

胡希恕注：伤寒发热，啬啬恶寒，为邪在表。大渴欲饮水，为里有热。饮水多，其腹必满，若自汗出，则表当解。小便利，则热随饮去腹满亦当自消，故谓其病欲解，此亦二阳并病之属。谓为肝乘肺，不可解。

胡希恕按：以上二条，《医宗金鉴》谓似有遗误，可信。

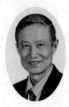

冯世纶解读：本条条文有遗误，《医宗金鉴》已作证，经方的六经来自八纲，不用五行，肝乘脾、肝乘肺为五行家言，可知为后人加入。

110. 太阳病二日，反躁，凡熨其背而大汗出，大热入胃，胃中水竭，躁烦，必发谵语；十余日振栗、自下利者，此为欲解也。故其汗从腰以下不得汗，欲小便不得，反呕，欲失溲，足下恶风，大便硬，小便当数，而反不数及不多。大便已，头卓然而痛，其人足心必热，谷气下流故也。

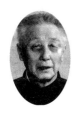

胡希恕注： 太阳病二日，一般不躁，今里有热汗不出，故反躁。本宜兼里热的大青龙汤以发汗，而反用火以熨其背，而逼取大汗出，以是则火热入胃，胃中水竭，势必致躁烦发谵语。十余日振栗、自下利者，此为欲解也，乃一倒插笔，意是说，此病需十余日后，津液复、胃气和，且必发作振栗、战汗和自下利的瞑眩状况，乃能自愈。以下仍继续说明证候。

由于胃中水竭，阳明内结津液不布于下，故其汗从腰以下不得汗、欲小便不得；反呕，欲失溲，足下恶风者，热壅于上而阳绝于下也；大便硬者，小便当数，今由于津液内竭，则小便反不数及不多；大便已，即上之十余日振栗、自下利者，头卓然而痛，亦发作的瞑眩症状；其人足心必热，为津液复、胃和、谷气下流的征验，故病得愈。

胡希恕按： 此言火劫大汗出，因致火热入胃，胃中水竭证。

111. 太阳病中风，以火劫发汗，邪风被火热，血气流溢，失其常度，两阳相熏灼，其身发黄。阳盛则欲衄，阴虚小便难。阴阳俱虚竭，身体则枯燥，但头汗出，剂颈而还。腹满微喘，口干咽烂，或不大便，久则谵语，甚者至哕，手足躁扰，捻衣摸床，小便利者，其人可治。

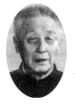

胡希恕注： 太阳中风证，本宜桂枝汤以解肌，而医反以火劫发其汗，邪风更被火热，迫使血气流溢，失其常度。风火均属阳，因谓两阳相熏灼，而使其身发黄色；火亢盛于上，逼血妄行则欲衄；水竭于下无以为溺则小便难；气血俱虚竭，身体则枯燥，热亢津虚，故只头汗出，颈以下则无汗；阳明内结，故腹满微喘；火气上炎，则口干咽烂；或屎成硬，则不大便，而久则谵语，甚者气逆至哕；手足躁扰不宁、捻

衣襟摸床沿，更属意识丧失的恶候，若津液有所恢复，而小便利者，其人还可救治，否则不堪设想了。

胡希恕按：此承上条申明火劫发汗的非治，并最后提出小便利者其人可治，以示治病须顾虑津液亡失的要旨，或存或亡，生死所关，医者不可不知。

112. 伤寒脉浮，医以火迫劫之，亡阳必惊狂，卧起不安者，桂枝去芍药加蜀漆牡蛎龙骨救逆汤主之。

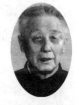

胡希恕注：伤寒脉浮，本宜麻黄汤以发汗，而医竟以火迫使大汗出，以火助热而又大量亡其津液，则必致惊狂、卧起不安的剧变，宜桂枝去芍药加蜀漆牡蛎龙骨救逆汤主之。

胡希恕按：伤寒本属表实热证，以火助热邪因更甚，津液大量亡失，导致气冲饮逆，此奔豚惊狂之所以作也。本方能治火劫的逆治证，故特名之为救逆汤。

【桂枝去芍药加蜀漆牡蛎龙骨救逆汤方】

桂枝（去皮）三两，甘草（炙）二两，生姜（切）三两，大枣（擘）十二枚，牡蛎（熬）五两，蜀漆（洗，去腥）三两，龙骨四两。

上七味，以水一斗二升，先煮蜀漆，减二升，内诸药，煮取三升，去滓，温服一升。本云桂枝汤，今去芍药，加蜀漆、牡蛎、龙骨。

胡希恕方解：于桂枝去芍药汤中加祛胸中痰结的蜀漆和镇惊悸的牡蛎、龙骨，故治桂枝去芍药汤证而胸腹动悸、惊狂不安者。

冯世纶推荐处方

桂枝 10 克，炙甘草 6 克，生姜 15 克，大枣 4 枚，生龙骨 15 克，生牡蛎 15 克，蜀漆 10 克。

上七味，先以冷水 800 毫升浸泡 1 小时，煎开锅后 15～20 分钟，取汤 150 毫升温服。续水再煎一次温服。

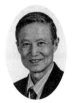

冯世纶解读：对本条的亡阳，胡希恕先生注解为亡津液，是经方的独特概念。对癫狂的论述，《内经》与《伤寒论》截然不同。如《素问·至真要大论篇第七十四》曰："诸躁狂越，皆属于火。"《难经·二十难》曰："重阳者狂，重阴者癫。"《素问·脉解篇第四十九》曰："所谓甚则狂癫疾者，阳尽在上而阴气从下，下虚上实，故狂癫疾也。"即把狂的成因主要归结为火热、重阳。而本条论述为亡阳，从中可窥探两者理论体系的不同。

本方证属太阳阳明太阴合病。

113. 形作伤寒，其脉不弦紧而弱，弱者必渴，被火必谵语。弱者发热脉浮，解之当汗出愈。

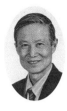

胡希恕注：病亦发热恶寒而无汗，形同伤寒，但按其脉不弦紧而弱，弱者为津液内虚，故其人必渴。津虚更不可以火劫逼汗，若被火，则胃中燥，必谵语。弱者发热脉浮，只宜轻药解之，当使其微汗则愈。

胡希恕按：仲景虽未出方，但已明示治法，读者试参阅桂枝二越婢一汤条，便知注家所见之误。

冯世纶解读：这里的"注家所见之误"，胡希恕先生主要是指后世有的注家认为"弱者必渴""弱者发热"是"温病表证与伤寒的鉴别"，他们对经方的伤寒和温病的概念皆不清，对第27条亦就难于理解。

114. 太阳病，以火熏之，不得汗，其人必躁，到经不解，必清血，名为火邪。

胡希恕注：火熏亦古人的一种劫汗法，与如今的火炕、温覆使汗出类同。

太阳病，以火熏之，若不得汗，则邪热不得出，因火反盛，故其人必躁。太阳病期间而不解者，传里势必便血，此因火攻所致，故名之为火邪。

115. 脉浮热甚，而反灸之，此为实，实以虚治，因火而动，必咽燥吐血。

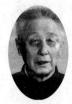

胡希恕注： 脉浮热甚，宜适证选用石膏配伍的发汗剂解之，而医反灸之，不知此本表热实证，而实证以治虚寒的方法灸之，邪无从出，反因火而动，上炎伤肺，势必咽燥吐血。

116. 微数之脉，慎不可灸，因火为邪，则为烦逆。追虚逐实，血散脉中，火气虽微，内攻有力，焦骨伤筋，血难复也。

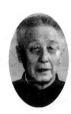

胡希恕注： 微数为虚热的脉应，虚热者更不宜灸，因火亦为热邪，热以济热，则必使人烦逆。本来津血虚，以火灼津液益使其虚，故谓为追虚；本来邪热实，以火助热更增其实，故谓为逐实。其结果必使血散脉中而后已。要知灸火的气势虽微，但乘虚内攻确实有力，终必至热亢津竭，而使其焦骨伤筋，血难复也。

116（续）. 脉浮，宜以汗解，用火灸之，邪无从出，因火而盛，病从腰以下必重而痹，名火逆也。欲自解者，必当先烦，烦乃有汗而解。何以知之？脉浮，故知汗出解。

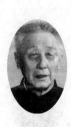

胡希恕注： 脉浮为病在表，宜汗以解之，若用火灸之，则邪无从出，反因火而益盛，故表不得解。病从腰以下必重而痹者，即由于不得汗出，则邪郁集于体表的水分乃重着于腰以下而为痹，此虽同湿痹，但因火所致，故名火逆。欲自解者，即指灸后的重痹言；必当先烦，烦乃有汗而解者，此亦阳气重于表，欲汗解而必发瞑眩，此烦即瞑眩的轻者。何以知之？因脉仍浮，故知其必汗出解也。

117. 烧针令其汗，针处被寒，核起而赤者，必发奔豚。气从少腹上冲心者，灸其核上各一壮，与桂枝加桂汤，更加桂二两也。

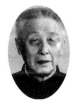

胡希恕注： 本当汗出而解的太阳病，而以烧针令其汗，乃非法的治疗，若不慎针处被寒（即感染），因致红肿如核者，更必导致奔豚的发作，而为气从少腹上冲心的证候，宜灸其核上各一壮，以治针处肿赤，另与桂枝加桂汤，治奔豚并亦解外。

胡希恕按： 奔豚即气上冲剧烈者，乃一种发作的神经证。《金匮要略》谓："奔豚病，皆从惊恐得之。"此之所谓惊恐，不是指来自可惊可恐的外界的刺激，而是指发惊发恐的自身神经证。若瘀血、痰饮诸病均可致惊恐的发作，尤其是非法的治疗，更易使之发惊恐，例如"少阳中风，两耳无所闻、目赤、胸中满而烦者，不可吐下，吐下则悸而惊"，又如"太阳伤寒者，加温针必惊也"，奔豚病，即常在此惊恐神经证的基础上而发生的。本条的烧针令其汗，亦正犯太阳伤寒加温针的逆治，再加针处感染，更给神经以猛烈的刺激，未有不使其惊发者。另由于烧针劫汗太过，更易导致急剧的气上冲，所以必发奔豚也。

【桂枝加桂汤方】

桂枝（去皮）五两，芍药三两，生姜（切）三两，甘草（炙）二两，大枣（擘）十二枚。

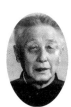

上五味，以水七升，煮取三升，去滓，温服一升。本云桂枝汤，今加桂满五两，所以加桂者，以能泄奔豚气也。

胡希恕方解： 于桂枝汤中加重其用量，故治桂枝汤证而气上冲剧甚者。

冯世纶推荐处方

桂枝 15 克，白芍 10 克，炙甘草 6 克，生姜 15 克，大枣 4 枚。

上五味，先以冷水 600 毫升浸泡 1 小时，煎开锅后 15 ～ 20 分钟，取汤 150 毫升温服。续水再煎一次温服。

118. 火逆下之，因烧针烦躁者，桂枝甘草龙骨牡蛎汤主之。

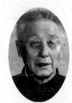

胡希恕注： 如前所述的火逆（第 116 条）证，病仍在表，即不自愈，亦宜汗解，下之已误，烧针再误，故病不解，而更烦躁不安者，桂枝甘草龙骨牡蛎汤主之。

胡希恕按： 此烦躁亦惊狂之渐，故用桂枝、甘草以解外，加龙骨、牡蛎以治烦惊。

【桂枝甘草龙骨牡蛎汤方】

桂枝（去皮）一两，甘草（炙）二两，牡蛎（熬）二两，龙骨二两。

上四味，以水五升，煮取二升半，去滓，温服八合，日三服。

胡希恕方解： 此于桂枝甘草汤中加龙骨、牡蛎，故治桂枝甘草汤证且胸腹动悸而烦躁不安者。

> 冯世纶推荐处方

桂枝 6 克，炙甘草 10 克，生龙骨 15 克，生牡蛎 15 克。

上四味，先以冷水 600 毫升浸泡 1 小时，煎开锅后 15 ～ 20 分钟，取汤 150 毫升温服。续水再煎一次温服。

冯世纶解读： 本方证属太阳阳明合病。

119. 太阳伤寒者，加温针必惊也。

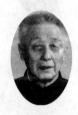

胡希恕注： 温针即烧针，为以火劫汗最剧烈者。伤寒表实，加

温针迫使大汗出，势必亡阳而使惊也（可与第112条互参）。

120. 太阳病，当恶寒发热，今自汗出，反不恶寒发热，关上脉细数者，以医吐之过也。一二日吐之者，腹中饥、口不能食；三四日吐之者，不喜糜粥、欲食冷食、朝食暮吐，以医吐之所致也，此为小逆。

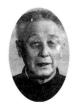

胡希恕注：太阳病在表，当恶寒发热，今自汗出，反不恶寒发热，若病自解，则脉应和，今关上脉细数，为胃虚有热之象，此由于医之误吐，使邪热内陷，故表证罢而胃不和也。若近一二日吐之者，胃气尚难自复，故腹中饥而口不欲食；若前三四日吐之者，胃气可稍差，但热不除，故不喜糜粥，而欲食冷食，因热壅于里，即冷食亦不能久留，终不免朝食则暮吐。此虽形似胃反，而实是医之误吐所致，不过此乃误吐的轻证，故谓此为小逆。

121. 太阳病，吐之，但太阳病当恶寒，今反不恶寒，不欲近衣，此为吐之内烦也。

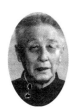

胡希恕注：太阳病，宜汗不宜吐，而医误吐之，太阳病本当恶寒，今吐后反不恶寒者，以外邪内陷表证已罢也；不欲近衣者，则为热在里也，此因误吐，病已转属阳明病的内烦了。

胡希恕按：吐则胃中虚，表邪乘虚而入里转属阳明病。上条证较轻，而本条则较重，但均宜调胃承气汤，不可不知。

122. 病人脉数，数为热，当消谷引食，而反吐者，此以发汗，令阳气微，膈气虚，脉乃数也。数为客热，不能消谷，以胃中虚冷，故吐也。

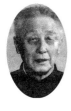

胡希恕注：诊病人脉数，数为热，热则当消谷引食，今不能食而反吐者，此发汗太过，因致阳气微于外，膈气虚于内，邪气乃乘虚而入，脉乃数，数为外入的客热，热不在胃，故不能消谷，以胃

中虚有冷饮，故吐也。

胡希恕按：发汗太过，精气亡于外，膈气虚于内，亦可使病传少阳，本条即暗示呕而发热的柴胡证。

123. 太阳病，过经十余日，心下温温欲吐，而胸中痛，大便反溏，腹微满，郁郁微烦，先此时自极吐下者，与调胃承气汤；若不尔者，不可与；但欲呕、胸中痛、微溏者，此非柴胡汤证，以呕故知极吐下也。调胃承气汤。

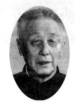

胡希恕注：温温，同愠愠，即心中烦恼状。太阳病十余日，表证已罢，其人心下温温欲吐，而胸中痛，有似传入少阳柴胡证，但柴胡证大便不应溏，今大便反溏，而且柴胡证胸胁满而腹不满，若谓大便溏、腹微满则已转属太阴病，但太阴病则不应有郁郁微烦的里热证候，如此错综复杂的病，必是其人先于此时用过极吐下的药物所致无疑。果如此，则可与调胃承气汤，若不尔者，不可与之。但此心下温温欲吐而胸中痛、大便微溏，为极吐下后，胃气不和的结果，而非柴胡证，所以知其极吐下者，以呕的情况，故知之也。

胡希恕按：无论误治与否，吐后胃不和，呕不欲食为常，与调胃承气汤以和胃气，亦是常规。胸中痛为吐后食道被伤，若非极吐，则不至此。

124. 太阳病六七日，表证仍在，脉微而沉，反不结胸，其人发狂者，以热在下焦，少腹当硬满，小便自利者，下血乃愈。所以然者，以太阳随经，瘀热在里故也。抵当汤主之。

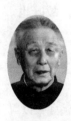

胡希恕注：太阳病六七日，常为病自表传里的时期，表证仍在，即指头痛、发热等症还在的意思。里有所结则脉微而沉，结胸常见此脉，但反不结胸，其人发狂者，当是热合血瘀结于下焦，如是则少腹当硬满，若更审得小便自利者，则为瘀血无疑，下血即愈，抵当汤主之。

胡希恕按：素有瘀血潜伏于体内的人，往往由于外感续使邪热瘀血结合而发病。"所以然者"以下十五字，可能是后人注文，无何深意，可置之。本条所述与桃核承气汤证亦相似，但前只有少腹急结，而此则少腹硬满；前者有血自下，而此则非攻不下也。可见瘀血的为期较近，证较轻而易于攻下者，宜桃核承气汤；若瘀血已陈久，牢固难攻的重证，则宜抵当汤。

【抵当汤方】

水蛭（熬）、虻虫（去翅足，熬）各三十个，桃仁（去皮尖）二十个，大黄（酒洗）三两。

上四味，以水五升，煮取三升，去滓，温服一升，不下更服。

胡希恕方解：水蛭、虻虫均为有力的祛瘀药，合以桃仁、大黄，故治较陈固的瘀血证而大便不通者。

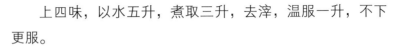

冯世纶推荐处方

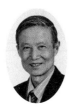

水蛭 10 克，虻虫 10 克，桃仁 10 克，大黄 10 克。

上四味，先以冷水 600 毫升浸泡 1 小时，煎开锅后 15 ～ 20 分钟，取汤 200 毫升，温服 100 毫升，大便通下则停服余药，大便不通，继服余药。

冯世纶解读：本方证属阳明夹瘀证。

125. 太阳病，身黄，脉沉结，少腹硬，小便不利者，为无血也，小便自利，其人如狂者，血证谛也，抵当汤主之。

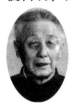

胡希恕注：太阳病，身黄，即有太阳病的外观，而同时有发黄疸之谓，但脉不浮而沉结，则病不在表而在里。少腹硬，即少腹硬满的简词，若少腹硬满而小便不利者，为湿热在里的黄疸病，则与

瘀血无关；若少腹硬满而小便自利，并其人如狂者，则为瘀血证甚明，故以抵当汤主之。

胡希恕按： 依本条所述，则黄疸亦有瘀血所致者，脉时一止而复来者，谓为结，此脉确多由于瘀血的关系，一般以大柴胡汤证合桂枝茯苓丸证或桃核承气汤证为多，须注意。

126.伤寒有热，少腹满，应小便不利，今反利者，为有血也，当下之，不可余药，宜抵当丸。

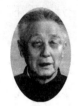

胡希恕注： 形似伤寒，无汗而有热，若因蓄水所致则少腹满，应小便不利，而今小便反利者，则非有蓄水，而有蓄血之为病也，故当下其血，宜用抵当丸。不可余药者，谓宜连滓服。

胡希恕按： 里有停水和瘀血，均可使表里不除，二者均有少腹满为候，须以小便不利或自利辨之。本条所述亦陈久性的瘀血证，以无如狂的急剧证，因用丸而不用汤。

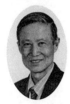

冯世纶解读： 对"不可余药"，胡希恕先生解说有二，即一为不可用其他祛瘀药；二为连滓服。后者见于三个笔记。胡希恕先生后期做连滓服解，可能是与以丸剂服有关。在方解中已说明："此虽谓丸，但亦水煎，唯量小。"即服不足四分之一的汤剂。

【抵当丸方】

水蛭（熬）二十个，虻虫（熬，去翅足）二十个，桃仁（去皮尖）二十五个，大黄三两。

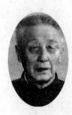

上四味，捣分四丸，以水一升，煮一丸，取七合服之，晬时，当下血，若不下者，更服。

胡希恕方解： 此虽谓丸，但亦水煎，唯量少，故治抵当汤的轻证或不宜猛攻者。

冯世纶推荐处方

水蛭 3 克，虻虫 3 克，桃仁 6 克，大黄 6 克。

上四味，先以冷水 300 毫升浸泡 1 小时，煎开锅后 15 分钟，取 100 毫升温服，大便通下，或见黑便，止后服。若大便不通者，则重新煎一剂服。

127. 太阳病，小便利者，以饮水多，必心下悸；小便少者，必苦里急也。

胡希恕注：太阳病的停水证，亦有不同，如小便频利，而水不停于下，但以嗜饮无度，停蓄胃中，则必心下悸，若小便少者，则又必水停膀胱，而苦里急也。

胡希恕按：水停于里，常使外有郁热，因以太阳病冠之。小便利和小便不利均是里有留饮的证候反应。胃有留饮则心下悸；膀胱蓄水则少腹里急，为留饮所在部位的证候。

辨太阳病脉证并治中小结

太阳中篇至此结束，首先出示太阳病无汗，即伤寒这一类型的发汗剂，有葛根汤、麻黄汤、大青龙汤、小青龙汤等，它们均是以麻黄为主药的配方，而宜于太阳病无汗的表实证，但各有其固定的适应证，若用得其反，不但无益，而且有害，故必须细心对照地加以体会，要使心中有数才好。随后又详就桂枝汤和麻黄汤分述其不同应用。桂枝主表虚，麻黄主表实，究竟其虚实的本质是什么？亦必须通过它们的证和治，才能得到答案。中间大段是泛论汗、吐、下，用之不当，均足使亡血、亡津液，其结果可致为病变化多端，并相应地提出救治之方，若干姜附子汤、桂枝加芍药生姜各一两人参三两新加汤、麻黄杏仁甘草石膏汤、桂枝甘草汤、茯苓桂枝甘草大枣汤、厚朴生姜半夏甘草人参汤、茯苓桂枝白术甘草汤、芍药甘草附子汤、茯苓四逆汤、调胃承气汤、五苓散、茯苓甘草汤、栀子豉汤、真武汤等均属之。以上诸方，虽是为救误而出，但中医讲求辨证施治，我们要通过条文，透视其适应证，凡有是证，即可用之，不必限于或汗或下的误治后也。

另又论述小柴胡汤及其加减方证，此本属于少阳病，为了阐明正邪交争这一病理关系，借病传少阳的过程来讲，显得分外生动，易于理解。桃核承气汤，本应列于阳明病篇，但瘀血证的发作，常出于太阳病期间，应急制变，因亦提出在前。以火劫汗，为太阳病所最忌，无论中风和伤寒均当禁用。被火变证亦多，并亦出示救治用方数则，如桂枝去芍药加蜀漆牡蛎龙骨救逆汤、桂枝加桂汤、桂枝甘草龙骨牡蛎汤等，不过此和诸方一样，亦不要视作被火救误的专方。最后又出治瘀血证的抵当汤丸，宜与桃核承气汤条前后互参，以探索其不同的应用证候。里有瘀血或停水均可致表热不除，二者均有少腹硬满，常以小便的利否辨之，对于治疗颇为重要。至于发汗禁忌诸条，均极重要，更须一一记熟。

冯世纶解读：本次修订至此始悟：发汗禁忌为何在太阳中篇提出？细读胡希恕先生小结可知，本篇集中讲有关伤寒的发汗剂，即葛根汤、麻黄汤、大青龙汤等，这些都属大发汗的方剂，伤寒重证、必适证用之则可愈病，但辨证不谨慎，发汗太过则造成伤害，故论中许多条文大发汗、强发汗、误汗的用方多指麻黄汤类方，如第20条的"发汗，遂漏不止"，胡希恕先生谓由于服麻黄汤所致。这里我们得到启示：用麻黄汤发汗解表，相比用桂枝汤更要严格谨慎辨明其适应证。

第三章　辨太阳病脉证并治下

（起 128 条迄 178 条）

128. 问曰：病有结胸、有脏结，其状何如？答曰：按之痛，寸脉浮、关脉沉，名曰结胸也。

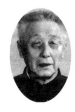

胡希恕注： 结胸者，为邪结于心下，甚则上及胸胁而下至少腹，按之则痛。病在里故关以下沉，而寸脉独浮者，以阳气隔于上，故寸脉应之浮也。

129. 何谓脏结？答曰：如结胸状，饮食如故，时时下利，寸脉浮，关脉小细沉紧，名曰脏结。舌上白胎滑者，难治。

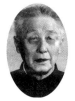

胡希恕注： 脏结者，为邪结于脏，亦如结胸状，按之则痛。邪不在胃，故饮食如故；但里虚有寒，故时时下利。脉亦似结胸，寸脉浮，关以下沉，由于虚且寒，故复兼细紧。舌上虽白苔但不燥而滑，为少热多寒多湿之象。为难治者，谓脏结为难治之证，不是专就舌苔论也。

130. 脏结无阳证，不往来寒热，其人反静，舌上胎滑者，不可攻也。

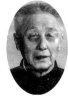

胡希恕注： 脏结为纯阴证，故外无阳证。不往来寒热者，言外但寒无热也。阳证多烦，因属纯阴证，故其人反静。舌上苔滑者，即指上条舌上白苔滑者，慎勿误为白苔有热而妄攻下也。

131. 病发于阳，而反下之，热入因作结胸；病发于阴，而反下之，因作痞也。所以成结胸者，以下之太早故也。

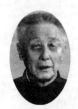

胡希恕注：病发于太阳，本宜汗之，而医反下之，则表邪乘虚而入里，结于心下因作结胸；病发于太阴，本宜温之，而医反下之，伤及脏气因作痞。阴证理无下法，故不以迟早论。

若太阳转属阳明，本可议下，其所以成结胸者，只因表证未罢，而下之太早故也。

胡希恕按：以上 4 条，都是为结胸和脏结的异同发论，故此所谓痞，不是指泻心汤证的心下痞，乃是痞块的痞，即指脏结言者。试看泻心汤诸证，无一有误下阴证所致者，而后第 167 条复有"病胁下素有痞，连在脐傍，痛引少腹入阴筋者，此名脏结，死"的议论，可见痞即指胁下肿痞言，肝脾肿大或肿瘤等均属之，而且太阴病的提纲亦有"若下之，必胸下结硬"的论断，明明也是指的脏结，故注解如上。而《医宗金鉴》谓发于阳者指太阳中风，发于阴者指太阳伤寒，但书中所出结胸证，多有误下伤寒而致者，而心下痞证亦多有误下中风而致者，著者再无知，也不会如此自相矛盾，故此说明不可信。

131（续）. 结胸者，项亦强，如柔痉状，下之则和，宜大陷胸丸。

胡希恕注：结胸证，亦有延胸以上迫者，因使项背强急，如柔痉状，但此项背强是由于邪结心下，下其邪则结胸治，而项背强亦自和，下之宜大陷胸丸。

胡希恕按：柔痉为病名，即身体强几几然、发热汗出、不恶寒者，则为柔痉。本条所述，以病势缓而痛不剧，因以丸药缓下，而不用汤药急攻。

【大陷胸丸方】

大黄半斤，葶苈子（熬）半升，芒硝半升，杏仁（去皮尖，熬黑）半升。

上四味，捣筛二味，内杏仁、芒硝，合研如脂，和散。取如弹丸一枚，别捣甘遂末一钱匕、白蜜二合、水二升，煮取一升，温顿服之，一宿乃下。如不下，更服，取下为效。禁如药法。

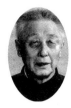

胡希恕方解：此较大陷胸汤多葶苈子、杏仁，逐水更为有力，但大黄、芒硝由于用丸，服量颇小，且合蜜煎，则攻实除热较缓弱，故此治结胸证，热实较轻、水结较甚，而不宜猛攻者。

冯世纶推荐处方

大黄 6 克，葶苈子 10 克，杏仁 10 克，芒硝 10 克，甘遂末 3 克，蜂蜜 30 毫升。

上六味，以水 200 毫升，煎取 100 毫升，温顿服，大小便利下，止后服。如不利下，更服。

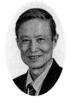

冯世纶解读：分析方药组成和其适应证，大陷胸丸方证当属阳明病证。

132. 结胸证，其脉浮大者，不可下，下之则死。

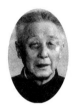

胡希恕注：结胸证，其脉浮大者，为邪轻结浅之应，乃小陷胸汤证，故不可以大陷胸汤下之，下之利不止则死。

胡希恕按：脉浮大，解为表邪还在，下之虚其里，邪复内聚，正虚邪实，难于救治，故死，亦通。

133. 结胸证悉具，烦躁者亦死。

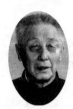

胡希恕注： 结胸证悉具者，即指心下至少腹无处不硬满且痛的意思。结胸为大证，法当速治，若待结胸证悉具，以至正不胜邪、其人烦躁不宁者，不下则死，下之亦必死。

胡希恕按： 结胸为大证，大陷胸汤为峻药，不当用而用之，固可杀人，但当用而不用，亦足以误人性命。

134. 太阳病，脉浮而动数，浮则为风，数则为热，动则为痛，数则为虚，头痛、发热、微盗汗出而反恶寒者，表未解也。医反下之，动数变迟，膈内拒痛，胃中空虚，客气动膈，短气躁烦，心中懊憹，阳气内陷，心下因硬，则为结胸，大陷胸汤主之。若不结胸，但头汗出，余处无汗，剂颈而还，小便不利，身必发黄。

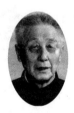

胡希恕注： 太阳病脉浮而动数，则已非静象，可知为病欲传，浮则为风，谓脉浮为中风；数则为热，谓数脉为有热；动则为痛，谓动脉主痛；数则为虚，谓数脉亦主虚。今头痛、发热、微盗汗出，已有转属阳明之势，而反恶寒者，则表还未解也，医不知先解表而反下之，因使表邪内陷乃变动数之脉为迟。正邪相搏于胸胁，故膈内拒痛；胃中因下而空虚，邪气因入而动膈，呼吸受阻则短气；热邪上犯则躁烦、心中懊憹；阳气内陷者，即在表的津液亦随邪热同时内陷之谓两相结合，则为结胸证了，宜以大陷胸汤主之。若下后不为结胸，其人但头汗出，余处无汗，剂颈而还，则热不得越于外，而小便不利，则湿不得下行，如此湿热相瘀，必发黄。

胡希恕按： 此承前之"病发于阳，而反下之，热入因作结胸"，而说明其所以然的道理。客气动膈，即指热邪，阳气内陷，即指津液，两相结合，乃成结胸。恐人不明并又提出黄疸，因二者均是水热为患，即水与热结实者则为结胸，水与热只相瘀而不结实者则发黄疸。

【大陷胸汤方】

大黄（去皮）六两，芒硝一升，甘遂一钱匕。

上三味，以水六升，先煮大黄，取二升，去滓，内芒硝，煮一两沸，

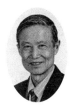

内甘遂末，温服一升，得快利，止后服。

胡希恕方解： 重用芒硝、大黄攻实下热，复用甘遂以下水结，故治水热结于胸胁而热实于里者。

冯世纶推荐处方

大黄18克，芒硝18克，甘遂末3克。

上三味，以水600毫升，先煎大黄，取200毫升，内芒硝，煮一二沸，内甘遂末，温服二分之一，得大小便快利，止后服。

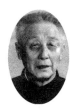

冯世纶解读： 对"膈内拒痛"，方有执谓："拒，格拒也，言邪气入膈，膈气与邪气相格拒，而为痛也。"喻昌亦云："膈中之气与外入之邪两相格斗，故为拒痛。"唐容川释之曰："胸膈间为正气往来之路，为邪所入，正气拒之，则为拒痛。"今人所见的讲义，则把"膈内拒痛"讲成是"胸膈部疼痛拒按"，多为望文生义。李心机认为"胸膈内支撑疼痛症状"，言之有理。

大陷胸汤治热实于里，其方证当属阳明病证。

135. 伤寒六七日，结胸热实，脉沉而紧，心下痛，按之石硬者，大陷胸汤主之。

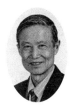

胡希恕注： 伤寒六七日，常为病传于里的时期。结胸热实者，谓表证已罢，既结胸而里亦热实也。脉沉而紧，为热实于里之应；心下痛，按之石硬者，为结胸证具，以大陷胸汤主之。

胡希恕按： 病传里为阳明病，若其人潜伏有湿和水为患，亦常发作结胸证。

136. 伤寒十余日，热结在里，复往来寒热者，与大柴胡汤。但结胸，无大热者，此为水结在胸胁也，但头微汗出者，大陷胸汤主之。

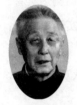

胡希恕注： 伤寒十余日，已热结于里转属阳明，而复往来寒热者，则柴胡证还未罢，此乃少阳阳明并病，故宜与大柴胡汤。但结胸而不见往来寒热者，此不但热结于里，而亦为有水结在胸胁也。气不得旁通，故只头汗出也，此宜大陷胸汤主之。

胡希恕按： 此述少阳转属阳明时，一方面热结于里，一方面水结胸胁，对于结胸证的阐述分外清楚，同时又示大柴胡汤证和结胸证的鉴别法。

上条的"结胸热实"，当亦有水结在胸胁，本条之"此为水结在胸胁也"，本为结胸无大热，但头汗出做出解释，其实"热结在里"已说明在前，注家竟谓前者为热结胸，谓本条所述为水结胸，实误也。

137. 太阳病，重发汗，而复下之，不大便五六日，舌上燥而渴，日晡所小有潮热，从心下至少腹硬满而痛不可近者，大陷胸汤主之。

胡希恕注： 既重发其汗，而复下之，津液大量亡失，因使热内结，故不大便五六日。舌上干燥而渴，为里热盛。日晡所小有潮热，则里已实。从心下至少腹硬满而痛不可近者，则结胸证悉具，以大陷胸汤主之。

胡希恕按： 本条的"日晡所小有潮热"与上条的"无大热"都是说明结胸证，与一般热结于里的阳明病有所不同。

138. 小结胸病，正在心下，按之则痛，脉浮滑者，小陷胸汤主之。

胡希恕注： 小结胸病，则所结面积不大，而正在心下，痛感亦较轻，按之乃痛，不按则不痛，所结的程度亦浅，故脉不沉紧而浮滑，以小陷胸汤主之。

胡希恕按：小结胸病虽亦由于水热互结所致，但所结既轻而里又不实，故只以解凝除热逐饮等药物配合的小陷胸汤主之。若妄施大陷胸汤猛攻，必致下利不止之祸。不过大陷胸汤证，若以小陷胸汤治之，亦足以误人于死，所谓证有重轻，方分大小者是也。

【小陷胸汤方】

黄连一两，半夏（洗）半升，栝楼实大者一枚。

上三味，以水六升，先煮栝楼，取三升，去滓，内诸药，煮取二升，去滓，分温三服。

胡希恕方解：栝楼、黄连解凝除热，半夏逐饮，故此治痰热内结、胸满，或喘闷、心下按之痛者。

冯世纶推荐处方

黄连 3 克，清半夏 15 克，全栝楼 30 克。

上三味，以水 600 毫升，先煎栝楼，取 300 毫升，去滓，内诸药，煎取 200 毫升，分三次温服。

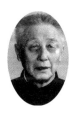

冯世纶解读：本方证应属阳明病证。

139. 太阳病，二三日，不能卧、但欲起、心下必结、脉微弱者，此本有寒分也，反下之，若利止，必作结胸；未止者，四日复下之，此作协热利也。

胡希恕注：《医宗金鉴》谓"四日复下之，之字当是利字，上文利未止，岂有复下之理乎？细玩自知，必是传写之误"，此说甚是，故从之。

太阳病，才二三日，以胃有水饮，故不能卧，但欲起，而心下亦必结。脉微弱，即胃虚停饮之应。此本有寒分也，谓其人本有寒饮，今患太阳病，因有以上的为证。医不知其心下结为寒饮，而反下之，则必使表邪内陷与水饮相结而作结胸，结胸则利必止，若未止，四日复下利者，则以胃弱易动，而为协热利了。

140. 太阳病，下之，其脉促，不结胸者，此为欲解也。脉浮者，必结胸；脉紧者，必咽痛；脉弦者，必两胁拘急；脉细数者，头痛未止；脉沉紧者，必欲呕；脉沉滑者，协热利；脉浮滑者，必下血。

胡希恕注：脉寸浮关以下沉为促。太阳病误下之，诊其脉促，若不结胸者，则邪未内陷，病仍在外，易愈，故谓为此欲解也。

胡希恕按：误下太阳病，虽可致结胸，但并不必致结胸。结胸则脉促，但促脉亦不一定是结胸，具体事实须具体分析，若片面看问题十有九多误，细玩文义，至此已足。以下以脉定证，不足为法，叔和以《脉经》眩世，或出其手，亦未可知，故置之。

141. 病在阳，应以汗解之，反以冷水潠之。若灌之，其热被劫不得去，弥更益烦，肉上粟起，意欲饮水，反不渴者，服文蛤散；若不差者，与五苓散。

胡希恕注：服文蛤散，当是文蛤汤之误，宜改之。潠之，即以水喷面。灌之，即以水浇身。肉上粟起，即皮肤起如小米大的疹状物，即俗所谓鸡皮疙瘩。

病在太阳，本当发汗解之，而医反以冷水潠之或灌之。则表热为冷水所却，而不得汗以外越，故其人更烦。皮肤由于受冷水刺激，因而粟起。烦热不除，故意欲饮水，但胃中无热，故反不渴，与服文蛤汤除烦并治肉上粟起，服药后若烦热不解而渴若不止者，与五苓散。

胡希恕按：文蛤散见于《金匮要略·消渴小便利淋病脉证并治第十三》，原文为"渴欲饮水不止者，文蛤散主之"。本条的"意欲饮水，反不渴者"自无与文蛤散的必要，尤其明谓"其热被劫不得去，弥更益烦"，显系不得汗出的烦躁证，与文蛤汤发汗解烦为是。文蛤汤见于《金匮要略·呕吐哕下利病脉证治第十七》，原文为"吐后，渴欲得水而贪饮者，文蛤汤主之"。岂有吐后，渴欲得水而贪饮者复用文蛤汤发汗的道理，其为文蛤散之误甚明。可见《伤寒论》的文蛤汤误为文蛤散，《金匮要略》的文蛤散误为文蛤汤也。想是传抄之误，宜改之。

【文蛤汤方】

文蛤五两，麻黄三两，甘草三两，生姜三两，石膏五两，杏仁五十枚，大枣十二枚。

上七味，以水六升，煮取二升，温服一升，汗出即愈。

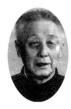

胡希恕方解：此与大青龙汤只文蛤与桂枝之差，故主治亦略似。不过文蛤汤无桂枝，麻黄的用量也少，故发汗的力量较弱，以有文蛤，故解烦渴的作用较强，余则大同小异。

冯世纶推荐处方

文蛤 15 克，麻黄 10 克，炙甘草 6 克，生姜 15 克，生石膏 45 克，杏仁 10 克，大枣 4 枚。

上七味，以凉水 600 毫升浸泡 1 小时，煎 15～20 分钟，取汤 150毫升，温服见微汗。

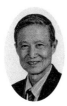

冯世纶解读：能看出文蛤散为文蛤汤之误，突显了胡希恕先生对条文的仔细研究和对六经、方证的正确认识。尤其是他把本方证与大青龙汤方证对照，则更便于理解本条文，也可知本方证应属于太阳阳明合病证。

141（续）.寒实结胸，无热证者，与三物小陷胸汤，白散亦可服。

胡希恕注： 寒实结胸者，为寒痰盘踞于胸膈所致。寒实纯阴，故无热证，可与三物白散以下寒实。

胡希恕按： "与三物小陷胸汤"当是"与三物白散"之误，因小陷胸汤治热不治寒，若寒实结胸、无热证者，如何可与小陷胸汤？其中必有错简。又此与上条原为一条，玩其文义前后文不相属，故分为二条解之。

【三物白散方】

桔梗三分，巴豆（去皮心，熬黑，研如脂）一分，贝母三分。

上三味为散，内巴豆，更于臼中杵之，以白饮和服。强人半钱匕，羸者减之。病在膈上必吐，在膈下必利。不利，进热粥一杯；利过不止，进冷粥一杯。

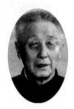

胡希恕方解： 巴豆为峻烈的温性泻下药，伍以排痰的桔梗、贝母，故治痰涎盘结于胸膈而为寒实结胸者。

冯世纶推荐处方

桔梗10克，巴豆霜3克，贝母10克。

上三味，先把桔梗、贝母研为细面，加入巴豆霜研匀，每次取3克许，温开水送服，大便泻下，止后服。不下，服热粥一杯。利不止，服冷粥一杯。

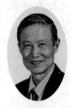

冯世纶解读： 寒实在里无热，治主用温性巴豆，故本方证当属太阴里证。

142. 太阳与少阳并病，头项强痛，或眩冒，时如结胸心下痞硬者，当刺大椎第一间、肺俞、肝俞，慎不可发汗，发汗则谵语、脉弦，五日谵语不止，当刺期门。

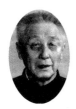

胡希恕注： 太阳病内传少阳，而太阳证还未罢者，谓为太阳与少阳并病。头项强痛，为太阳证；眩冒、如结胸的心下痞硬，均属少阳证。由于午并于少阳，少阳证时隐时现，故谓或眩冒、时如结胸心下痞硬，亦即是说，少阳柴胡证还不明显也。当刺大椎第一间、肺俞、肝俞诸穴，以胸腹中热，有少阳证，慎不可发汗，发汗则亡津液动热，胃中燥必谵语。若五六日不止，但脉弦，属少阳，当刺期门，以泻胸中热，不可下也。

胡希恕按： 少阳病不可发汗或吐下（详见少阳病篇，可互参），故不论太阳与少阳并病，或少阳与阳明并病，均宜依治少阳而用和剂解之，不可发汗或吐下也。本条首述太阳与少阳并病，至发汗则谵语、脉弦，云转为少阳与阳明并病，但以少阳柴胡证不备，因出针刺一法。但此证亦有用柴胡桂枝汤的机会，汗后发谵语，因可刺期门，然亦有用柴胡汤的机会，不可不知。

大椎穴，在第一椎上陷中，主泻胸中热气。肺俞二穴在第三椎下，肝俞二穴在第九椎下，各去脊中二寸，主泻五脏之热。期门穴在乳根二肋端，主胸中烦热。

143. 妇人中风，发热恶寒，经水适来，得之七八日，热除而脉迟身凉，胸胁下满，如结胸状，谵语者，此为热入血室也，当刺期门，随其实而取之。

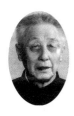

胡希恕注： 妇人患太阳中风，而发热恶寒，七八日常为病传少阳的时期，而经水于此时适来，邪热即乘血室经行之虚，而入血室，因而外热除，但脉迟身凉，胸胁下满，如结胸状、谵语者，瘀热逆迫于上，此为热入血室所致也，当刺期门，随其实而取之者，意是说虽热入血室，但实于胁下，应就实处以泻之。

144. 妇人中风，七八日续得寒热，发作有时，经水适断者，此为热入血室，其血必结，故使如疟状发作有时，小柴胡汤主之。

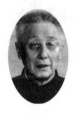

胡希恕注： 妇人中风，于七八日时，继发热恶寒，而续得往来寒热发作有时，并前来的经水也在此而中断，此为热入血室，血因热结而中断，故使寒热如疟状发作有时也，宜小柴胡汤主之。

胡希恕按： 热入血室，多有柴胡证，前条柴胡证不明，故刺期门，本条柴胡证具，故与小柴胡汤。不过实践证明，单用小柴胡汤的机会甚少，而用大柴胡汤合桂枝茯苓丸，或小柴胡汤合桂枝茯苓丸，或以上二方更加石膏的机会较多，宜注意。

145. 妇人伤寒，发热，经水适来，昼日明了，暮则谵语，如见鬼状者，此为热入血室。无犯胃气及上二焦，必自愈。

胡希恕注： 妇人伤寒发热者，谓妇人患太阳伤寒证而发热也，而经水于此时适来，昼日明了如平人，只暮则谵语，如见鬼状，此为热入血室。无犯胃气及上二焦者，乃告诫医者，不要妄施汗下，经既未断，又无余证，则邪随经去，邪尽则暮间谵语亦必止，故病必自愈。

胡希恕按： 妇人患太阳病时，而经水适来，而热入血室，在表邪热往往乘血室（即子宫）经行之虚而入血室，邪热共经水排出于体外，而病自解，此与因衄血而病自愈的道理同，本条所述即是。亦有邪热较重的病，虽热入血室，表似已解，但反见其他突出证候者，而非自愈形象，仍宜随证治之。前第 143 条即属此例。若热入血室，则血与热结，因致经水中断者，已绝无自愈之理，必须治疗，上条所述即其一例。由于只见往来寒热如疟状的轻证，而与小柴胡汤，若重证必须祛瘀。不过此证多见柴胡证，故大柴胡汤与桂枝茯苓丸或桃核承气汤的合方为最常用的良方，今附一例供参考。

日伪时期，友人徐又忱一日早来邀，谓其爱人病危。往视，其人如狂，见人见物，均呼鬼怪。诊其脉弦大数急，汗出如流，问知，原在经期患重感，嗣经忽断，因即发狂，不食不眠，今已三日。当告友人，此为热入血室，服药可愈，即拟大柴胡汤与桃核承气汤合方加生石膏，服后遂愈。

146. 伤寒六七日，发热，微恶寒，支节烦疼，微呕，心下支结，外证未去者，柴胡桂枝汤主之。

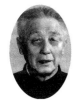

胡希恕注： 支即侧之意，心下支结者，谓心下两侧觉急结也，实即胸胁苦满的较轻者。微呕，心下支结，则柴胡证具，但发热，微恶寒，肢节烦疼，则外证还未去也。此亦太阳与少阳的并病，柴胡桂枝汤主之。

胡希恕按： 太阳与少阳并病，固不可发汗，但未尝不可太阳少阳两解之，此与少阳阳明并病，而用大柴胡汤兼治其内外的方法相同。此亦属定法，不可不知。

【柴胡桂枝汤方】

桂枝（去皮）一两半，黄芩一两半，人参一两半，甘草（炙）一两，半夏（洗）二合半，芍药一两半，大枣（擘）六枚，生姜（切）一两半，柴胡四两。

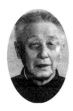

上九味，以水七升，煮取三升，去滓，温服一升。

胡希恕方解： 此取小柴胡汤、桂枝汤各半的合方，故治小柴胡汤证与桂枝汤证合并者。

冯世纶推荐处方

桂枝 10 克，黄芩 10 克，人参 10 克，炙甘草 6 克，清半夏 15 克，白芍 10 克，大枣 4 枚，生姜 15 克，柴胡 12 克。

上九味，先以冷水 800 毫升浸泡 1 小时，煎开锅后 15 ～ 20 分钟，取汤 150 毫升温服。续水再煎一次温服。

147. 伤寒五六日，已发汗，而复下之，胸胁满、（阳）微结、小便不利、渴而不呕、但头汗出、往来寒热、心烦者，此为未解也，柴胡桂枝干姜汤主之。

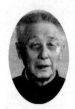

胡希恕注： 伤寒五六日，为由表传半表半里之时，已发过汗，而表未解，古人有一种"先汗后下"的陋习，汗之不解便泻下，使邪热内陷，不仅见胸胁满之半表半里症状，里亦微有所结，但非如阳明病、结胸病一样结实特甚。汗后泻下，丧失津液，加之气逆上冲，水气不降，故小便不利，里有微结而渴，胃中无停饮而不呕，气上冲而但头汗出，心烦与往来寒热均为柴胡证，"此为未解"，言既有表证未解，又有柴胡证未解。

本证有柴胡证故用小柴胡汤为底方，因胃不虚而不用人参、大枣，因不呕而不用半夏、生姜，口渴故用栝楼根、牡蛎，二药相配有润下通便作用。栝楼根即天花粉，临床祛痰宽胸用全栝楼，祛热解渴则用栝楼根。桂枝甘草汤合干姜解未尽之表邪，降上冲之逆气。本方临床应用注意两点：第一，大便微结者可用本方，大便正常服本方可致微溏；第二，本方可用于治疗无名低热，如肝炎发热，可解之。

【柴胡桂枝干姜汤方】

柴胡半斤，桂枝（去皮）三两，干姜二两，栝楼根四两，黄芩三两，牡蛎（熬）二两，甘草（炙）二两。

上七味，以水一斗二升，煮取六升，去滓，再煎取三升，温服一升，日三服，初服微烦，复服汗出便愈。

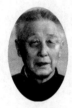

胡希恕方解： 甘草、干姜理中气以复津液，桂枝、甘草调营卫以解外邪，天花粉、牡蛎润燥治渴，柴胡、黄芩解热除烦，故治柴胡汤证渴而不呕、寒多热少或但寒不热而大便干者。

冯世纶推荐处方

柴胡 12 ～ 24 克，桂枝 10 克，干姜 6 克，栝楼根 12 克，黄芩 10 克，生牡蛎 15 克，炙甘草 6 克。

上七味，先以冷水 800 毫升浸泡 1 小时，煎开锅后 15 ～ 20 分钟，取汤 150 毫升温服。续水再煎一次温服。

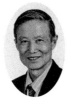

冯世纶解读：对本条的注解，胡希恕先生特着笔墨，甚至在一个笔记本中有多次修改。这里的注解，是由 1981 年至 1982 年胡希恕先生的讲课录音稿整理后，胡希恕先生又做了笔记修改，据修改后的笔记整理而来。而最突出的变化，是将"伤寒五六日，为病传少阳的时期"改为"伤寒五六日，为由表传半表半里之时"。反复思考改少阳为半表半里，是在思考邪由表传入半表半里后，呈现的是阳证还是阴证？再参看对第 148 条的注解"不过可与小柴胡汤，不如柴胡桂枝干姜汤更较贴切"，胡希恕先生已体悟到治疗半表半里证见（阳）微结，适宜柴胡桂枝干姜汤，而不适宜小柴胡汤，揭示了误汗、误下使津液大伤，不但使邪入半表半里，而且因津液虚甚而陷于半表半里阴证。

对"胸胁满、微结"，胡希恕先生曾以"不但有胸胁苦满，而且有踞结于胸胁的水微结"作解，但最终以"不仅见胸胁满之半表半里症状，里亦微有所结"为解，即微结不是水结胸胁，而是指大便硬结。而且指出："本方临床应用注意两点：第一，大便微结者可用本方，大便正常服本方可致微溏。"并明确指出：第 148 条是专以解释微结，前后互参，明了第 147 条的微结与第 148 条的阳微结是相同词义，可能胸胁满后漏掉"阳"字？但不论是否加"阳"字，微结亦即指津液伤、里虚寒的大便干硬结。据此解说，临床应用准确无误，更惊奇的是，此与厥阴病提纲是多么的近似！因此体悟到柴胡桂枝干姜汤是治疗厥阴病的最典型用方。

148. 伤寒五六日，头汗出、微恶寒、手足冷、心下满、口不欲食、大便硬、脉细者，此为阳微结，必有表，复有里也；脉沉亦在里也，汗出为阳微。假令纯阴结，不得复有外证，悉入在里，此为半在里半在外也；脉虽沉紧，不得为少阴病，所以然者，阴不得有汗，今头汗出，故知非少阴也。可与小柴胡汤，设不了了者，得屎而解。

胡希恕注：本条即为解释上条"微结"一词。根据本条文意，"脉虽沉紧"应改为"脉虽沉细"。阳微，指津液微少，阳微结者，由于津液内竭而致大便硬结的症状言，本条可分以下三段解。

头汗出、微恶寒，太阳的表证还在；心下满、口不欲食、大便硬，阳明内结已显。津虚血少，则脉细；不充于四末则手足冷，可见此之阳明内结，纯由于津液内竭所致，故谓此为阳微结，而与胃家实的阳明病不同，所以必有表（指头汗出、微恶寒言），复有里也（指心下满、口不欲食、大便硬言），虽脉沉亦在里之诊，如其为阳明病，依法当多汗，今只头汗出，故知为阳微，而非胃家实的阳明病也。

假令是纯阴证的脏结，又不得复有外证，当悉入在里，而以上证乃半在里半在外也，故肯定不是脏结。

脉虽沉紧（细），亦不得认为是少阴病，所以然者，阴证不得有头汗出，今头汗出，乃热亢之候，故知非少阴也。津液内竭的阳微结，汗下俱非所宜，只可与小柴胡汤通其津液，表里和则治矣。设服药后而大便硬仍不了了者，可与麻子仁丸，得屎而即解矣。

胡希恕按：脉虽沉紧当是脉虽沉细，以前文有脉细，而无脉紧，必是传抄之误，宜改之。心下满、口不欲食、大便硬为里实，但同时又微恶寒、手足冷、脉沉细，最易误为纯阴内结的寒实证，只头汗出一症属阳不属阴，以是则微恶寒亦可证为表未解，乃肯定为必有表复有里的阳微结。阳微结者，即阳气（津液）内竭的大便硬结证，详见阳明病篇，互参自明。脉沉细，为少阴脉。微恶寒、手足冷，亦易误为少阴病，但阴证不得有热，头汗出为热亢于上，故知非少阴。辨证要全面观察、反复细推，才可无误，本条即最好一例，宜细玩。

本条主要讲：由于汗下无法而致亡津液的变证，亦即上节所谓为"微结"

者。不过"可与小柴胡汤"，不如柴胡桂枝干姜汤更较贴切，或传写有遗误亦未可知。

冯世纶解读：本条注解是胡希恕先生修改最多的注解，这里突出了胡希恕先生三大研究亮点，一是阐明了阳微结；二是率先指出小柴胡汤是柴胡桂枝干姜汤之误；三是指出脉沉紧当是脉沉细。

值得注意的是，"不过可与小柴胡汤，不如柴胡桂枝干姜汤更较贴切"可能是胡希恕先生最后的落笔，在其20世纪50年代及60年代的笔记中未曾见到，只是在他80年代初期最后的讲课录音稿后做以上注解。反映了其反复读原文、反复体会总结，尤其对半表半里及其方证的认识在不断深入，启发了我们对半表半里方证进一步的认识。这里启示我们，《汤液经法》八纲辨证的病位只有表和里的概念，仲景在这里提出半在里半在外即是半表半里病位的概念，并渐渐区分半表半里阳证和阴证，显示八纲辨证发展为六经辨证，半表半里的产生是关键。

149. 伤寒五六日，呕而发热者，柴胡汤证具，而以他药下之，柴胡证仍在者，复与柴胡汤，此虽已下之，不为逆，必蒸蒸而振，却发热汗出而解；若心下满而硬痛者，此为结胸也，大陷胸汤主之；但满而不痛者，此为痞，柴胡不中与之，宜半夏泻心汤。

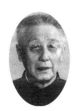

胡希恕注：伤寒五六日，已传少阳，呕而发热者，则柴胡汤证具，而医未与柴胡汤，而以他药下之，若下后柴胡证仍在者，复与柴胡汤，此虽已下之，治不为逆，则必蒸蒸而振，却发热汗出而解（解见前）；若下后邪陷于里，心下满而硬痛者，此为结胸，大陷胸汤主之；但心下满而不痛者，此因误下而成痞，柴胡不中与之，宜半夏泻心汤。

胡希恕按：小柴胡汤证，为胸胁苦满；大陷胸汤证，为心下满而硬痛；半夏泻心汤证，为心下满而不痛，此三者之主要鉴别点，对于辨证甚关重要，学者须细玩。

【半夏泻心汤方】

半夏（洗）半升，黄芩、干姜、人参、甘草（炙）各三两，黄连一两，大枣（擘）十二枚。

上七味，以水一斗，煮取六升，去滓，再煎取三升，温服一升，日三服。

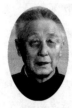

胡希恕方解： 半夏、干姜逐饮止呕，黄芩、黄连解痞除烦而治下利。饮留邪聚，均由于胃气之虚，故复补以人参，调之以甘草、大枣，故此治呕而腹鸣、心下痞硬，或下利者。

冯世纶推荐处方

清半夏 15 克，黄芩 10 克，干姜 10 克，人参 10 克，炙甘草 6 克，黄连 3 克，大枣 4 枚。

上七味，先以冷水 800 毫升浸泡 1 小时，煎开锅后 15 ～ 20 分钟，取汤 150 毫升温服。续水再煎一次温服。

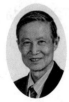

冯世纶解读： 从本条可进一步理解：小柴胡汤适用于半表半里阳证；大陷胸汤适用于里阳证；半夏泻心汤适用于半表半里阴证，也即厥阴病。

150. 太阳少阳并病，而反下之，成结胸，心下硬，下利不止，水浆不下，其人心烦。

胡希恕注： 太阳病不可下，少阳病更不可下，今太阳与少阳并病，而反下之，邪遂乘虚而入里，结于上成结胸，则心下硬，陷于下而下利不止。上实下虚，以致水浆不得下咽，其人心烦不已，势甚危矣。

胡希恕按： 此误下太阳少阳并病所致结胸的坏病，上实下虚，攻补两难，亦难治之证，故未出方。

151. 脉浮而紧，而复下之，紧反入里，则作痞，按之自濡，但气痞耳。

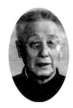

胡希恕注： 脉浮而紧，为表实，当发汗解攻其表，而复下之，紧反入里的"紧"字，可作"邪"字解，本来邪在表，今因误下，邪反乘虚而入里，因使心下痞，但按之不硬而自濡，知内无实结，但气痞耳。

152. 太阳中风，下利、呕逆，表解者，乃可攻之。其𣸣𣸣汗出、发作有时，头痛、心下痞硬满、引胁下痛、干呕、短气、汗出不恶寒者，此表解里未和也，十枣汤主之。

胡希恕注： 此述素有痰饮的人，因外感激动里饮，一方面发作太阳阳明合病，而另一方面又发作悬饮内痛，由于文辞错综，并把发汗前后证候穿插在一起，更不易理解，以前注家亦多有误，因不避词费，兹仅就原文分析如下。

既谓太阳中风，当然必有表证，而条文中只有头痛一症，但由末句"汗出不恶寒者，此表解里未和也"观之，则原证必无汗而恶寒。同时又可知𣸣𣸣汗出、发作有时是发汗后表解的症状。又前既有下利、呕逆，而后又出现干呕、短气，可知此亦发汗前后证有不同，因为前者是太阳阳明合病的证候，而后者是水饮在里的证候，以是则发汗前的为证应如下。

头痛，无汗，恶寒，下利，呕逆，心下痞硬满，引胁下痛，短气。头痛至下利、呕逆为太阳阳明合病，葛根加半夏汤证。心下痞硬满以下为悬饮，十枣汤证。表解乃可攻之者，谓先宜葛根加半夏汤以解表，表解后乃可以十枣汤以攻里。

𣸣𣸣汗出，发作有时，心下痞硬满，引胁下痛，干呕，短气，即服葛根加半夏汤后，表解、呕吐下利已，亦即条文所谓"汗出不恶寒者，此表解里未和"的症状，因以十枣汤主之。

【十枣汤方】

芫花（熬），甘遂，大戟。

上三味，等分，各别捣为散。以水一升半，先煮大枣肥者十枚，取八合，去滓，内药末。强人服一钱匕，羸人服半钱，温服之。平旦服。若下少，病不除者，明日更服，加半钱，得快下利后，糜粥自养。

胡希恕方解：三物均属下水峻药，重用大枣制其猛烈，兼以养正。此为以毒攻病的良法，心下痞硬满、引胁下痛，即其应用的主症。

胡希恕按：曾用大枣 500 克煮烂，去皮及核，芫花、甘遂、大戟各用 6 克，内枣汤再煮数沸，去药，服汤及枣泥，少少服、频服，得快利，停后服，治胸水，屡验。

冯世纶推荐处方

胡希恕先生按语可资参考。

冯世纶解读：本条文不易理解，多数注家未能说清。胡希恕先生也做过多次修改（参见《胡希恕讲伤寒杂病论》等），以上是最终的注解。

胡希恕先生在方解后的按，是对十枣汤煎服法的改进，并亲试过，临床实用，易于掌握，疗效可靠，诚可师。不仅治胸水，亦治腹水，不但治结核性胸腹膜炎积水者，亦治癌症胸腹水。

由表解里未和可知，本方治水，本方证当属阳明里实热证。

153. 太阳病，医发汗，遂发热恶寒，因复下之，心下痞，表里俱虚，阴阳气并竭，无阳则阴独。复加烧针，因胸烦、面色青黄、肤𬌗者，难治；今色微黄，手足温者，易愈。

胡希恕注：阴阳气并竭的阴阳，指荣卫言。无阳则阴独的阴阳，指邪气精气言。

本太阳病桂枝汤证，而医误以麻黄汤发其汗，遂发热恶寒，即遂更使其发热恶寒的意思，乃贬之语气。发热恶寒病仍在外，医不知用桂枝汤以解外，而复下之，因使外邪内陷，则成心下痞。既误汗以虚其表，又误下以虚其里，故谓表里俱虚。汗下亡津液、亡血液，因致阴荣阳卫之气并竭，于是则精气虚竭，而邪气独留，故谓无阳则阴独。复加烧针，则更伤其欲竭之精气，助长独留之邪气，火邪内攻因胸烦；胃气已败，则面色青黄；肌肤失精气滋养，瞤动不宁，故为难治。今幸面色微黄，胃气还未至败坏，手足还温，气血还充四末，故可易愈。

胡希恕按：只说易愈，但未出方，因火逆诸证已详于前，暗示可依证选用适方救治之。至于心下痞，证治详后。总之，本条专论汗下及烧针误治的危害，不但无方，即证亦略而不谈。

154. 心下痞，按之濡，其脉关上浮者，大黄黄连泻心汤主之。

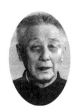

胡希恕注：心下痞，按之濡，即前第 151 条所谓但气痞耳。其脉关上浮者，为心下有热之应，故以大黄黄连泻心汤主之。

胡希恕按：心下痞，按之濡，并不是说濡软如按棉的样子，乃与结胸证的硬满比较之词，若真濡软如按棉，乃里虚之候，绝非本方可用，历来注家多有争论，都是由于以词害意。

【大黄黄连泻心汤方】

大黄二两，黄连一两。

上二味，以麻沸汤二升渍之，须臾绞去滓，分温再服。

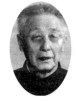

胡希恕方解：大黄、黄连为伍，下热解烦，但只渍之须臾而不煎，泻下之力甚微，故治因里热而致之气痞，不能治实结也。

大黄6克，黄连3克。

上二味，以沸水200毫升渍之，绞去滓，分二次温服。

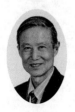

冯世纶解读：正确理解心下痞，非常重要，吉益东洞以此条为据，认为人参治心下痞硬满，大黄黄连泻心汤治心下痞，按之濡，因谓人参无补虚作用，其根源是未读懂本条。仲景书中的心下痞，多见于里虚寒太阴病，或半表半里少阳病及厥阴病，又多是人参的适应证。本条所称心下痞，是阳明里热证，其详义胡希恕先生已说明。

155.心下痞，而复恶寒汗出者，附子泻心汤主之。

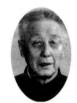

胡希恕注：若上述的心下痞，其人无热而复恶寒汗出者，则已半陷于阴虚证，故以附子泻心汤主之。

胡希恕按：邪热内陷则心下痞，正气沉衰则恶寒而汗出，以三黄祛邪除痞，加附子扶正固虚，此亦攻补兼施法，不过恶寒汗出，有似表未解的桂枝汤证，但桂枝汤证恶寒轻而汗出少，而且必发热，此则恶寒甚而汗出多，则不发热，临证必须细辨。

【附子泻心汤方】

大黄二两，黄连一两，黄芩一两，附子（炮，去皮，破八片）一枚，别煮取汁。

上四味，切三味，以麻沸汤二升渍之，须臾绞去滓，内附子汁，分温再服。

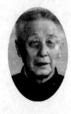

胡希恕方解：用泻心汤解痞，加附子以治阴寒，故治泻心汤证而半陷于阴证者。

冯世纶推荐处方

大黄 6 克，黄连 3 克，黄芩 6 克，炮附子 15 克。

上四味，先煎附子取汤 50 毫升。再以沸水 200 毫升渍前三味，绞去滓，内附子汁，分二次温服。

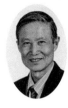

冯世纶解读： 胡希恕先生称附子泻心汤证为半陷于阴证，即未完全陷于里阴证，实即指上热下寒的阳明太阴合病证。

156. 本以下之，故心下痞，与泻心汤，痞不解，其人渴而口燥烦，小便不利者，五苓散主之。

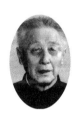

胡希恕注： 本因为误下太阳病，故心下痞，但与泻心汤而痞不解，审其人渴欲饮水而口燥烦，并小便不利者，知为水气逆于心下，故非泻心汤所能治，宜以五苓散主之。

胡希恕按： 此亦误下里有水气的太阳病，表不解则水伴冲气以上逆，故心下痞。渴而口燥烦、小便不利，为五苓散证，故用泻心汤则不治。

157. 伤寒汗出解之后，胃中不和，心下痞硬，干噫食臭，胁下有水气，腹中雷鸣，下利者，生姜泻心汤主之。

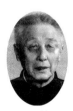

胡希恕注： 噫同嗳。食臭，即伤食酸臭味。干噫食臭，即嗳气而泛伤食酸臭味。胁下有水气，即肠中有水气。

伤寒发汗表解以后，原有胃中不和的宿疾，因又发作，胃虚则饮气上逆，故心下痞硬、干噫食臭。肠中有水气，故腹中雷鸣而又下利，宜以生姜泻心汤主之。

胡希恕按： 此述心下痞亦有不因误下而致者，素有宿疾，往往于外感时诱使其发作，尤不仅胃中不和而已也。

【生姜泻心汤方】

生姜（切）四两，甘草（炙）三两，人参三两，干姜一两，黄芩三两，半夏（洗）半升，黄连一两，大枣（擘）十二枚。

上八味，以水一斗，煮取六升，去滓，再煎取三升，温服一升，日三服。

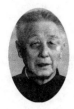

胡希恕方解： 此于半夏泻心汤中加降饮止逆的生姜，故治半夏泻心汤证而干噫食臭者。

胡希恕按： 半夏泻心汤、生姜泻心汤和甘草泻心汤的心下痞硬，虽主要由于胃气虚，为人参主治的心下痞，但亦兼有黄芩、黄连主治的心下痞，故仍名为泻心汤。

冯世纶推荐处方

生姜 15 克，炙甘草 10 克，人参 10 克，干姜 6 克，黄芩 10 克，黄连 3 克，清半夏 15 克，大枣 4 枚。

上八味，先以冷水 800 毫升浸泡 1 小时，煎开锅后 15～20 分钟，取汤 150 毫升温服。续水再煎一次温服。

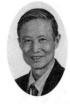

冯世纶解读： 本方治上热下寒，本方证属半表半里阴证，即属厥阴病证。

158. 伤寒、中风，医反下之，其人下利，日数十行，谷不化，腹中雷鸣，心下痞硬而满，干呕，心烦，不得安。医见心下痞，谓病不尽，复下之，其痞益甚。此非结热，但以胃中虚，客气上逆，故使硬也，甘草泻心汤主之。

胡希恕注： 不论伤寒或中风，均宜汗而不宜下，而医反下之，虚其里，邪乃内陷，因使其人下利日数十行，而谷不得化，水走肠间，则声如雷鸣；客气内饮，乘下后胃虚而上逆，故心下痞硬而满，因使其干呕、心烦、不得安。医见心下痞，谓病不尽，因复下之，则胃益虚而痞亦益甚。此非结热的痞，是因胃中虚，客气上逆而使心下硬者，则不可攻下，宜以甘草泻心汤主之。

胡希恕按：此和上方均属半夏泻心汤的加减方，故主治亦大同小异，胃肠疾患多见此三方证，适证用之均有捷效，学者试之。

【甘草泻心汤方】

甘草（炙）四两，人参三两，黄芩三两，干姜三两，半夏（洗）半升，大枣（擘）十二枚，黄连一两。

上七味，以水一斗，煮取六升，去滓，再煎取三升，温服一升，日三服。

胡希恕方解：此于半夏泻心汤中增缓急迫的甘草，故治半夏泻心汤证而急迫甚者。

冯世纶推荐处方

炙甘草 12 克，人参 10 克，黄芩 10 克，干姜 10 克，清半夏 15 克，大枣 4 枚，黄连 3 克。

上七味，先以冷水 800 毫升浸泡 1 小时，煎开锅后 15 ～ 20 分钟，取汤 150 毫升温服。续水再煎一次温服。

冯世纶解读：本方证亦属半表半里阴证，即厥阴病证。

159. 伤寒服汤药，下利不止，心下痞硬，服泻心汤已，复以他药下之，利不止，医以理中与之，利益甚。理中者，理中焦，此利在下焦，赤石脂禹余粮汤主之。复不止者，当利其小便。

胡希恕注：伤寒误以汤药下之，因致胃虚邪陷，故下利不止、心下痞硬。服泻心汤已者，当指服甘草泻心汤后，而上证即已也。

而医又与他药下之，则遂下利不止。因以理中与之，则利反益甚。盖理中者，理中焦，此利由于一再误下，而使下焦虚衰，以致不能自禁制，宜以赤石脂禹余粮汤主之。复利不止者，当利其小便，使水谷别，则愈。

【赤石脂禹余粮汤方】

赤石脂（碎）一斤，太一禹余粮（碎）一斤。

上二味，以水六升，煮取二升，去滓，分温三服。

胡希恕方解：赤石脂、禹余粮均属收敛止血、止利药，故治大肠虚失收而下利不止者。

冯世纶推荐处方

赤石脂15克，禹余粮15克。

上二味，以水 500 毫升，煎取 150 毫升，去滓温服。续水再煎一次温服。

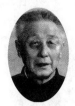

冯世纶解读：赤石脂禹余粮汤方证当属太阴病证。

160. 伤寒吐下后，发汗，虚烦、脉甚微、八九日心下痞硬、胁下痛、气上冲咽喉、眩冒、经脉动惕者，久而成痿。

胡希恕注：痿，即指肢体痿废而不为用之证。

伤寒吐下本属误治，表不解则气上冲，若其人心下素有饮更必伴饮逆诸证，此再发其汗，更属误治，徒亡津液、亡血液，病必不除。其人虚烦、脉甚微，即津血亡失的结果也。尤其是经此连续误治，中气为虚，客邪夹饮以上逆，故心下痞硬、胁下痛；血虚又复饮逆，故其人眩冒；表不解则气上冲咽喉；经脉动惕者，即发汗则动经、身为振振摇的互词。此若久不治，则必致肢体失用而成痿。

此即前第 67 条茯苓桂枝白术甘草汤证条的重出，前之脉沉紧，指未发汗前，此之脉甚微，为已发汗后。不过此对发汗后的变证又详加说明，并于最后提出久而成痿，水毒的危害以至于此，又哪得轻忽视之！

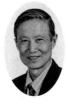

冯世纶解读：胡希恕先生非常注重对外邪内饮的解读、证治，伤寒心下有水气表不解，妄施吐下、发汗，而不知治水，可致人成痿，医者不可不慎乎。

161.伤寒发汗，若吐，若下，解后，心下痞硬，噫气不除者，旋覆代赭汤主之。

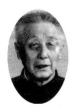

胡希恕注：伤寒经过发汗、吐、下等法治疗，病已解之后，原来即有的胃疾患又明显发作，若心下痞硬、噫气不除者，为胃虚饮聚的证候，宜以旋覆代赭汤主之。

胡希恕按：此亦与前之生姜泻心汤证同，均是素有痰，而不是汗、下、吐治疗所致者。胃病见本方证者亦很多，胃反、噎膈均有用之之机会，即十二指肠溃疡、心下痞硬、噫气频作者，于此方中加乌贼骨、乳香、没药等亦有验。大便难，属虚不宜下者，用之亦效。

【旋覆代赭汤方】

旋覆花三两，人参二两，生姜五两，代赭一两，甘草（炙）三两，半夏（洗）半升，大枣（擘）十二枚。

上七味，以水一斗，煮取六升，去滓，再煎，取三升，温服一升，日三服。

胡希恕方解：旋覆花、半夏、生姜皆是下气逐饮之品，代赭石降浊镇逆，人参、甘草、大枣健胃安中，故此治胃虚、饮气上逆，因致心下痞硬而有呕噫诸逆者。

冯世纶推荐处方

旋覆花 10 克，人参 10 克，生姜 15 克，代赭石 15 克，炙甘草 10 克，清半夏 15 克，大枣 4 枚。

上七味，先以冷水 800 毫升浸泡 1 小时，煎开锅后 15 ～ 20 分钟，取汤 150 毫升温服。续水再煎一次温服。

冯世纶解读：旋覆代赭汤方证为里虚寒的太阴病证。

162. 下后，不可更行桂枝汤，若汗出而喘，无大热者，可与麻黄杏子甘草石膏汤。

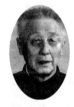

胡希恕注：下后表不解，依法当与桂枝汤，今下后汗出而喘，虽亦表未解，但以汗出多而喘剧，可知其为里热壅盛，桂枝汤为里热所忌，故谓不可更行桂枝汤。无大热，谓外无大热，正因为热大半内陷，故表反无大热也，以麻黄杏子甘草石膏汤主之（此宜与前第 63 条互参）。

163. 太阳病，外证未除，而数下之，遂协热而利，利下不止，心下痞硬，表里不解者，桂枝人参汤主之。

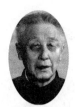

胡希恕注：太阳病外证未解，医不知用桂枝汤以解外，而竟数下之，遂使里虚邪陷，因致协热而利，利下不止。心下痞硬，为胃虚邪乘之症；表里不解者，谓表证未除，复里虚而协热利也，因以桂枝人参汤主之。

胡希恕按：此由于连续误下，遂致表里阴阳交错互见之证。

【桂枝人参汤方】

桂枝（别切）四两，甘草（炙）四两，白术三两，人参三两，干姜三两。

上五味，以水九升。先煮四味，取五升，内桂，更煮取三升，去滓，温服一升，日再，夜一服。

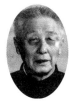

胡希恕方解： 此即桂枝甘草汤与人参汤（即理中汤）合方，故治二方证的合并者。

冯世纶推荐处方

桂枝 12 克，炙甘草 12 克，白术 10 克，人参 10 克，干姜 10 克。

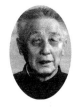

上五味，先以冷水 800 毫升浸泡 1 小时，煎开锅后 15 ～ 20 分钟，取汤 150 毫升温服。续水再煎一次温服。

冯世纶解读： 桂枝人参汤方证当属太阳太阴合病证。

164. 伤寒，大下后，复发汗，心下痞，恶寒者，表未解也，不可攻痞，当先解表，表解乃可攻痞。解表宜桂枝汤，攻痞宜大黄黄连泻心汤。

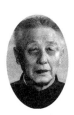

胡希恕注： 伤寒不宜下，医竟大下之，下后表不解，不宜麻黄汤再发汗，而医竟复发汗，一误再误，故心下痞。仍恶寒者，则表未解，此宜桂枝汤先解其表，表解后再以大黄黄连泻心汤以攻其痞。

165. 伤寒发热，汗出不解，心中痞硬，呕吐而下利者，大柴胡汤主之。

胡希恕注： 伤寒发热，虽发汗汗出而热不解，并其人心中痞硬，呕吐而下利者，大柴胡汤主之。

胡希恕按： 此从表直传半表半里及里而为少阳阳明并病，此心中痞硬为实结，与人参所主的心下痞硬形似而实非。由本条所述呕吐、下利的症状观之，于急性胃肠炎或痢疾等有用本方的机会矣，读者应注意。

166. 病如桂枝证，头不痛、项不强、寸脉微浮、胸中痞硬、气上冲喉咽不得息者，此为胸有寒也。当吐之，宜瓜蒂散。

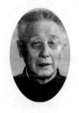

胡希恕注： 病如桂枝证，即指下述寸脉浮、气上冲咽喉而言。但头不痛、项不强，则非太阳病，当然更不同于桂枝汤证。寸脉微浮，为病有欲自上外越之机，故脉亦应之。胸中痞硬，为心下痞硬上迫于胸的意思。气上冲喉咽不得息者，即病从心下以上迫，而感有气上冲咽喉，使呼吸困难的自觉症也。此为有寒饮逆上于胸之证，故当吐之，宜瓜蒂散。

胡希恕按： 寸脉微浮，胸中痞硬，气上冲喉咽不得息，正是欲吐而不得吐出的证候反应，此时与瓜蒂散以吐之，即所谓顺势利导的治法，但我谓是顺应机体机制的原因疗法也。

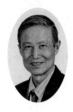

冯世纶解读： 胡希恕先生认为中医辨证施治的实质，是顺应机体机制的原因疗法，瓜蒂散证治体现了这一实质。仲景书中吐剂只此一方，而具体论治亦只数条（参第 324、355 条及《金匮要略·腹满寒疝宿食病脉证第十》的第 24 条），但于吐法中可更清楚地看到，中医辨证施治是适应机体抗病机制的一种原因疗法。若胸中痞硬、气上冲喉咽不得息者；若胸中满而烦、饥不能食者；若饮食入口则吐、心中温温欲吐而复不能吐者，皆为本方应用的要症，实际也是胃家实、邪实在上的阳明病。这些都是机体驱赶病邪于胸中而欲吐出的一种病理反应。

【瓜蒂散方】

瓜蒂（熬黄）一分，赤小豆一分。

上二味，各别捣筛，为散已，合治之。取一钱匕，以香豉一合，用热汤七合煮作稀糜，去滓，取汁和散，温顿服之。不吐者，少少加，得快吐乃止。诸亡血虚家，不可与瓜蒂散。

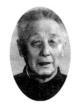

胡希恕方解：瓜蒂苦寒，吐不伤人，为催吐良药。与赤小豆协力驱水，又饮以香豉汁，更有助于涌吐也。

冯世纶推荐处方

瓜蒂 3 克，赤小豆 3 克。

上二味，研细末。取三分之一，以香豉 15 克煎汤，去滓，以汤温服送药末，得吐止后服。不吐者，少少加量，得快吐乃止。

167. 病胁下素有痞、连在脐傍、痛引少腹入阴筋者，此名脏结，死。

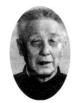

胡希恕注：胁下素有痞块的病，连于脐傍，而痛引少腹，甚则痛入前阴，此名脏结，死不治。

胡希恕按：此颇似对于肝癌的说明，由是可知则所谓脏结者，大都指脏器肿瘤的病变。古人还无治法，故书中无治方。

168. 伤寒，若吐、若下后，七八日不解，热结在里，表里俱热，时时恶风，大渴，舌上干燥而烦，欲饮水数升者，白虎加人参汤主之。

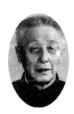

胡希恕注：伤寒病在表，若吐、若下均属误治。故七八日不解，更使邪热内陷，而热结于里。热极于里者，亦必迫于外，因使表里俱热。身热则感外寒，故时时恶风。大渴、舌上干燥而烦、欲饮水数升者，乃热盛于里、津液为虚的证候，宜以白虎加人参汤主之。（参见第 26 条）

169. 伤寒，无大热、口燥渴、心烦、背微恶寒者，白虎加人参汤主之。

胡希恕注：伤寒表邪已尽陷于里，故外无大热。口燥渴、心烦，为里热津耗的确候。胃中热，则当胃的背部因感而微恶寒，宜白虎加人参汤主之。

170. 伤寒脉浮、发热、无汗，其表不解，不可与白虎汤；渴欲饮水、无表证者，白虎加人参汤主之。

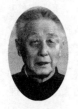

胡希恕注： 伤寒脉浮、发热、无汗，为表实，即有白虎汤证，亦须兼解表，其表不解者，则不可与白虎汤，必须确审无表证，而渴欲饮水者，乃宜白虎加人参汤主之。

胡希恕按： 由于以上二条有时时恶风和背恶寒的证候表现，深恐误为表候，故特出本条，着重叮咛，白虎汤治里不治表，必须确辨无证，而渴欲饮水者，才可与白虎加人参汤。

171. 太阳少阳并病，心下硬，颈项强而眩者，当刺大椎、肺俞、肝俞，慎勿下之。

胡希恕注： 心下硬，即心下痞硬的互词，为少阳证；颈强而眩，亦属少阳；而项强则属太阳，此太阳证未罢而少阳证已见，故谓太阳少阳并病，此当刺大椎、肺俞、肝俞各穴，以泻太阳少阳的邪热，慎不可下之。

胡希恕按： 太阳少阳并病，法当治从少阳，以柴胡适方治之，但柴胡证不明确，故用刺法，于前第 142 条已详述之，可互参。

172. 太阳与少阳合病，自下利者，与黄芩汤；若呕者，黄芩加半夏生姜汤主之。

胡希恕注： 得病之始，即有太阳病的头痛发热和少阳病的口苦、咽干，同时发作，因谓为太阳少阳合病。若此合病而自下利者，宜与黄芩汤；若复呕逆者，则宜黄芩加半夏生姜汤主之。

胡希恕按： 此虽谓太阳少阳合病，而实则不外是少阳病热利而腹痛者，本方有良效。呕逆者宜加半夏、生姜；里急后重者，宜更加大黄。

【黄芩汤方】

黄芩三两，芍药二两，甘草（炙）二两，大枣（擘）十二枚。

上四味，以水一斗，煮取三升，去滓，温服一升，日再，夜一服。

胡希恕方解：黄芩、芍药苦以除热，甘草、大枣以安中，诸药协力，故治烦热下利而腹痛者。

冯世纶推荐处方

黄芩 10 克，白芍 10 克，炙甘草 6 克，大枣 4 枚。

上四味，以水 600 毫升浸泡 1 小时，煎开锅后 15 ～ 20 分钟，取汤 150 毫升温服。续水再煎一次温服。

【黄芩加半夏生姜汤方】

黄芩三两，芍药二两，甘草（炙）二两，大枣（擘）十二枚，半夏（洗）半升，生姜（切）一两半（一方三两）。

上六味，以水一斗，煮取三升，去滓，温服一升，日再，夜一服。

胡希恕方解：此于黄芩汤中加半夏、生姜以止呕，故治黄芩汤证而呕逆者。

冯世纶推荐处方

黄芩 10 克，白芍 10 克，炙甘草 6 克，大枣 4 枚，清半夏 15 克，生姜 15 克。

上六味，以水 600 毫升浸泡 1 小时，煎开锅后 15 ～ 20 分钟，取汤 150 毫升温服。续水再煎一次温服。

冯世纶解读：探讨黄芩汤方证的六经归属：条文谓太阳与少阳合病，且见自下利者，是说不因攻下等治疗而见下利，这种下利是热入里之证，故以半表半里和里热为主，是黄芩汤的适应证，因此黄芩汤方证应归属少阳阳明合病证。

黄芩加半夏生姜汤，是黄芩汤证又见呕逆，而呕逆是胃虚饮逆，当涉太阴，进一步虚者须用人参，即小柴胡汤方义和解本义也。故黄芩加半夏生姜汤当归属少阳阳明太阴合病。

173. 伤寒，胸中有热，胃中有邪气，腹中痛，欲呕吐者，黄连汤主之。

胡希恕注：胸中有热者，谓胸中发烦也；胃中有邪气者，谓胃中有热和水气也；水和热刺激胃肠，则腹中痛；冲逆于上则欲呕吐，宜黄连汤主之。

胡希恕按：黄连汤亦半夏泻心汤的类方，其主治亦大同小异。从冠以"伤寒"观之，当亦误下所致的变证。

【黄连汤方】

黄连三两，甘草（炙）三两，干姜三两，桂枝（去皮）三两，人参二两，半夏（洗）半升，大枣（擘）十二枚。

上七味，以水一斗，煮取六升，去滓，温服，昼三夜二。疑非仲景方。

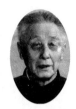

胡希恕方解：此于半夏泻心汤中去黄芩，增量黄连，加强治心烦、腹痛的作用，复加桂枝以降气冲，故此治半夏泻心汤证心烦悸、腹中痛而气上冲者。

冯世纶推荐处方

黄连10克，炙甘草10克，干姜10克，桂枝10克，人参10克，大枣 4 枚，清半夏 15 克。

　　上七味，以水 800 毫升浸泡 1 小时，煎开锅后 15 ～ 20 分钟，取汤 150 毫升温服。续水再煎一次温服。

　　冯世纶解读： 胡希恕先生方解谓"此治半夏泻心汤证心烦悸、腹中痛而气上冲者"，即本方证大致同半夏泻心汤方证，故亦属厥阴病。

　　有关桂枝的作用值得探讨。本篇以上诸条，主要是讲太阳表证及其有关证治，主讲了桂枝汤证及其加减方证，明确显示桂枝有解表作用，但在本方似变得不明确了。胡希恕先生在方解时称"此于半夏泻心汤中去黄芩，增量黄连，加强治心烦、腹痛的作用，复加桂枝以降气冲，故此治半夏泻心汤证心烦悸、腹中痛而气上冲者"，气上冲概指"欲呕吐"，只强调降气冲，未提解表作用，本方中的桂枝有解表作用吗？回答这一问题由两个方面来探讨。

　　一是降冲与解表的关系。第 15 条曰："太阳病，下之后，其气上冲者，可与桂枝汤。"胡希恕先生注解谓"其气上冲者，说明未因误下而邪内陷，病还在表"，用桂枝降气冲，就是说有气上冲就有表不解，在黄连汤中桂枝亦有解表作用。

　　二是引邪出表的作用。我们把黄连汤证判定为半表半里阴证即厥阴证，是因其与半夏泻心汤证同类，胡希恕先生谓"此治半夏泻心汤证心烦悸、腹中痛而气上冲者"，前已明确气上冲即说明表不解，加入半夏泻心汤当是治半夏泻心汤证而有表证者。与此相类者还有柴胡桂枝干姜汤方证，在第 148 条有"头汗出，微恶寒"，亦可说明有表证，但主证是半表半里阴证即厥阴证。然而有不少治厥阴证和少阳证的方剂用了桂枝却不见有表证，如乌梅丸、柴胡加龙骨牡蛎汤、八味丸、温经汤、薯蓣丸等，那么桂枝被广泛应用于治半表半里方证中，除了降气冲外，还有其他作用吗？这里细读胡希恕先生有关六经实质和治则的论述，可得到启发。胡希恕先生指出："中医的辨证施治，恰为适应人体抗病机制的一种原因疗法……中医所谓为表证者，即机体欲借发汗的转机，自体表以解除疾病而未得解除的形象；中医所谓为里证者，即机体欲借排便或涌吐的转机，自消化管道以解除疾病而当未得解除的形象；中医所谓半表半里证者，即机体欲借诸脏器的协力作用，自呼吸、大小便、出汗等方面以解除疾病而尚未得解除的形象。"可知桂枝用于半表半里证时，有更深一层含义即有引邪外出的作用。胡希恕先生论述半表半里证的治则时指出："正气不支，退于半表半里，借助其间一切脏腑组织功能共同驱病邪。""表证可汗，里证可吐、可清、可下而解，半表半里邪无出路，只能借道而祛邪外出。"即桂枝于治疗半表半里方证中，起引邪外出的作用。

174. 伤寒八九日，风湿相搏，身体疼烦、不能自转侧、不呕、不渴、脉浮虚而涩者，桂枝附子汤主之；若其人大便硬、小便自利者，去桂加白术汤主之。

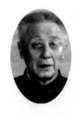

胡希恕注：平时多湿又感冒风寒，则谓为风湿相搏。伤寒八九日风湿相搏者，谓先患太阳伤寒，当八九日又续发风湿相搏证也。身体疼烦，谓身体尽疼痛，以致烦躁不宁。不能自转侧，谓动则痛益剧，以是不能自力转动。不呕，为病未传少阳；不渴，为病未传阳明；脉浮，为病在表，但虚而涩，则已陷于少阴，故宜桂枝附子汤主治之。若上证，其人小便频数，因致大便硬者，此为津液亡失于里，不可汗解，因宜去桂加白术汤主之。

胡希恕按：风湿证，虽有阴阳之殊，但始终在表，不呕、不渴并非费词，正说明其不传，以示与伤寒异也。小便自利，宜作小便频数解（下仿此）。白术、附子为伍，不但逐湿痹，亦治小便自利。此之大便硬，纯由于小便自利而亡津液所致，小便调，津液复，大便亦自畅通也。

【桂枝附子汤方】

桂枝（去皮）四两，附子（炮，去皮，破）三枚，生姜（切）三两，大枣（擘）十二枚，甘草（炙）二两。

上五味，以水六升，煮取二升，去滓，分温三服。

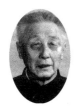

胡希恕方解：此即桂枝去芍药加附子汤，而增桂枝、附子的用量，主治虽无大异，但附子除湿痹，桂枝能解痛，今增其用量，故治桂枝去芍药加附子汤证而风湿痹痛剧者。

冯世纶推荐处方

桂枝 12 克，炮附子 30 ～ 90 克，生姜 15 克，大枣 4 枚，炙甘草 6 克。

上五味，先煎附子 1 小时，入其余四味，加水至 600 毫升，续煎 15 ～ 20 分钟，取汤 150 毫升温服。续水再煎一次温服。

【桂枝附子去桂加白术汤方】

附子（炮，去皮，破）三枚，白术四两，生姜（切）三两，甘草（炙）二两，大枣（擘）十二枚。

上五味，以水六升，煮取二升，去滓，分温三服。初一服，其人身如痹，半日许复服之，三服都尽，其人如冒状，勿怪。此以附子、术，并走皮内，逐水气未得除，故使之耳。法当加桂四两。此本一方二法，以大便硬，小便自利，去桂也；以大便不硬，小便不利，当加桂。附子三枚恐多也。虚弱家及产妇，宜减服之。

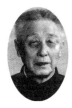

胡希恕方解：白术、附子为伍，不但逐湿痹，且治小便数。于桂枝附子汤中去桂枝而代之以白术，故治桂枝附子汤证且大便硬而小便数者。

冯世纶推荐处方

炮附子 30 ～ 90 克，白术 12 克，生姜 15 克，大枣 4 枚，炙甘草 6 克。

上五味，先煎附子 1 小时，入其余四味，加水至 600 毫升，续煎 15 ～ 20 分钟，取汤 150 毫升温服。续水再煎一次温服。

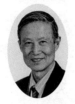

冯世纶解读： 在这里胡希恕先生提出"风湿证，虽有阴阳之殊，但始终在表"，值得注意。对桂枝附子汤方证，已明确属少阴证，以桂枝附子汤是强壮解表而治痹痛。胡希恕先生未明确指出桂枝附子去桂加白术汤方证的归类，但据方证分析，方中生姜发汗解表，配附子以解少阴之表；白术、大枣、甘草温里生津液，白术有生津液治大便硬的特能，故本方治大便硬的痹证，当归类于少阴太阴合病证。

175. 风湿相搏，骨节疼烦，掣痛不得屈伸，近之则痛剧，汗出短气，小便不利，恶风不欲去衣，或身微肿者，甘草附子汤主之。

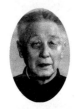

胡希恕注： 骨节疼烦，掣痛不得屈伸，近之则痛剧，较上条之身体疼烦，不能转侧者，不但痛剧，而且急迫。小便不利，为内饮外湿的成因。里有微饮，故短气。汗出恶风，邪虽在表，但无热不欲去衣，则病已属阴。或身微肿，湿着更甚也。此亦风湿在表的少阴证，故以甘草附子汤主之。

胡希恕按： 白术、附子为逐寒湿、解痹痛的要药，上之桂枝附子汤，以湿轻故不用白术，此以湿重故用白术。寒湿重者，痛亦重，寒湿轻者，痛亦轻，前后互参，不难知经方辨证用药之严。

【甘草附子汤方】

甘草（炙）二两，附子（炮，去皮，破）二枚，白术二两，桂枝（去皮）四两。

上四味，以水六升，煮取三升，去滓，温服一升，日三服。初服得微汗则解；能食、汗止复烦者，将服五合；恐一升多者，宜服六七合为始。

胡希恕方解： 此即桂枝甘草汤加附子、白术，故治桂枝甘草汤证且风湿痛剧而陷于少阴者。

冯世纶推荐处方

炙甘草 6 克，炮附子 30～60 克，白术 12 克，桂枝 12 克。

上四味，先煎附子 1 小时，入其余三味，加水至 600 毫升，续煎 15～20 分钟，取汤 150 毫升温服。续水再煎一次温服。

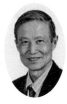

冯世纶解读： 胡希恕先生注解谓"此亦风湿在表的少阴证"，在按语中强调"此以湿重故用白术"，故以方析证，本方证当属少阴太阴合病证。

176. 伤寒脉浮滑，此以表有热里有寒，白虎汤主之。

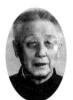

胡希恕注： 本条为文是有疑问的，表有热里有寒，当然不可用白虎汤，注家因谓是表有寒里有热，或表有热里有热之误。单就白虎汤的应用而论，以上说法均无不可，但以脉浮滑来为白虎汤定调子还是不妥当的。前之小陷胸汤证，不也是脉浮滑吗？若不指出证候又如何分辨呢？《金匮玉函经》此条云："伤寒脉浮滑，而表热里寒者，白通汤主之。"王叔和注谓："旧云白通汤；一云白虎汤，恐非。"白通汤亦属少阴的发汗方，其治表热里寒可信，但里寒则脉不应浮滑；另于阳明病篇有"脉浮而迟、表热里寒、下利清谷者，四逆汤主之"。下利清谷，虽宜四逆汤，但不能治表热，即使先救里而后治表，书中惯例亦必曰当先救里，若双解表里，或即《金匮玉函经》的白通汤条，亦未可知。本条即叔和注谓一云白虎者，而置于伤寒。

【白虎汤方】

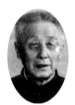

知母六两，石膏（碎）一斤，甘草（炙）二两，粳米六合。

上四味，以水一斗，煮米熟，汤成去滓，温服一升，日三服。

胡希恕方解： 石膏、知母清热解烦，甘草、粳米安中养正。此治热用寒而不为寒伤的良法，当治热甚于里、口干舌燥、烦而汗出者。

冯世纶推荐处方

知母18克，生石膏60～90克，炙甘草6克，粳米15克。

上四味，以凉水600毫升浸泡1小时，煎15～20分钟，取汤150毫升温服。续水再煎一次温服。

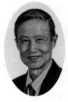

冯世纶解读： 从方药组成分析，白虎汤是治正阳阳明的典型代表方，即主治阳明里热明显，且外亦热有汗出，但未成实者。解读白虎汤方证，应参考第6条和第219条，当知本方治温病、风温。

177. 伤寒脉结代，心动悸，炙甘草汤主之。

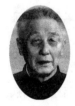

胡希恕注： 血不足以荣脉，则脉结代。血不足以养心，则心动悸。此大虚候，伤寒见之，慎不可发汗，炙甘草汤主之。

胡希恕按： 心动为脉动之源，脉结代者，心自间歇，心动悸即其应也。此证有虚有实，本条是指其虚者。

【炙甘草汤方】

甘草（炙）四两，生姜（切）三两，人参二两，生地黄一斤，桂枝（去皮）三两，阿胶二两，麦门冬（去心）半升，麻仁半升，大枣（擘）三十枚。

上九味，以清酒七升，水八升，先煮八味，取三升，去滓，内胶烊消尽，温服一升，日三服。一名复脉汤。

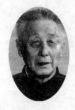

胡希恕方解： 以生地黄、麦门冬、麻仁、阿胶滋血液于内，以桂枝去芍药汤调荣卫于外，尤其增量甘草，更加人参，补益中气，以资血气之源。此治津血枯燥，而脉结代、心动悸的良法。生地黄用量独多，为本方主药，但名从炙甘草汤者，正示人以甘滋液之道也。

冯世纶推荐处方

炙甘草 12 克，生姜 15 克，人参 10 克，生地黄 50 克，桂枝 10 克，阿胶 10 克，麦门冬 15 克，麻仁 15 克，大枣 10 枚。

上九味，除阿胶外，以冷水 800 毫升浸泡 1 小时，煎 15～20 分钟，取汤 150 毫升，烊化入阿胶 5 克，加入黄酒 20 毫升，温服。续水再煎一次温服。

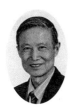

冯世纶解读：胡希恕先生对本方注解精详，有助于理解炙甘草汤方证，但六经归属未曾明示，今做初步探讨：关于本方证仅见心动悸、脉结代，参见《金匮要略》亦仅提到"虚劳诸不足、汗出而闷"。胡希恕先生明示谓"此大虚候，伤寒见之，慎不可发汗"，可知病主在里。但胡希恕先生在方解中指出，炙甘草汤是以生地黄、麦门冬、麻仁、阿胶滋血液于内，以桂枝去芍药汤调荣卫于外，明确了本方证是有外证的，已知桂枝去芍药汤治太阳病，那么里证为阳明病还是太阴病？分析药物组成可知，即人参、甘草、大枣、生姜等补中益气，治在太阴。以生地黄、阿胶、麦门冬、麻仁等养血，而生地黄量独重，重在养血生津而清里热，治属阳明，故炙甘草汤方证，当属太阳太阴阳明合病兼血虚证者。

注意本方古以酒水同煎重在温通，今反复实践观察，加酒效佳，不加酒效差。

178. 脉按之来缓，时一止复来者，名曰结；又脉来动而中止，更来小数，中有还者反动，名曰结阴也；脉来动而中止，不能自还，因而复动者，名曰代阴也。得此脉者，必难治。

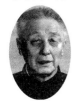

胡希恕注：脉按之来缓者，谓脉来按之则较缓弱也。时一止复来者，谓有时一止，而即复来也，此脉名曰结。脉来动而中止者，谓脉来时动，动即中止也。更来小数者，谓脉良久更来，但更来时则小且数也。中有还者反动者，谓动而中止的脉，其中亦有止即复来者，但来时复摇摇而动也，此脉名曰结阴。脉来亦动而中止，不能自还，良久复动者，此脉名曰代阴。病得结阴、代阴脉者，必难治。

胡希恕按：脉时一止而即复来，名曰结，结者，如绳中间有结，上下仍相连属不断。代为更代之意，脉来中止，良久始来，中有间断，有似另来之脉来也。故结轻而代重，皆常见脉也。至于结阴、代阴，即所谓如虾游、鱼翔等怪脉，病见此者多不治。

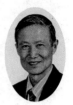

冯世纶解读：本条中的"名曰结阴也"，后世注家断句为"名曰结，阴也"；"名曰代阴也"，后世注家断句为"名曰代，阴也"。何者为妥，有待探讨。

辨太阳病脉证并治下小结

本篇重点论述有关结胸、脏结、痞证等脉证并治，不过脏结只言其难治或死，而无治疗方药，是否即指癌瘤一类病，还有待日后考证。至于结胸，有大小、寒实等证候的不同，而治方亦分大小陷胸和白散的各异。十枣汤本主治悬饮，以其证和治均有似大陷胸汤丸，故特于此提出。痞证比较复杂多变，既有误下热陷所致的大黄黄连泻心汤证，复有半陷于阴证的附子泻心汤证，亦有由于水逆所致者，如五苓散证，而更多见于胃虚邪乘所致者，如半夏泻心汤证、生姜泻心汤证、甘草泻心汤证、旋覆代赭汤证、黄连汤证等均属之。若黄芩汤虽主热利而腹痛，但亦心下痞；桂枝人参汤虽主表里不解的协热利，但亦心下痞硬，故亦可纳入痞证一类。此外，对于热入血室、风湿相搏，亦均有较详的说明。前者多属柴胡证，若血结经断，并须祛瘀。后者多属少阴，白术、附子为治痹痛的要药，桂枝附子汤、桂枝附子去桂加白术汤、甘草附子汤均属随证示范的治剂。前后还穿插有文蛤汤、大小柴胡汤、柴胡桂枝汤、柴胡桂枝干姜汤、麻黄杏子甘草石膏汤、赤石脂禹余粮汤、瓜蒂散、白虎汤、炙甘草汤等证治，大都属于救误应变的手段，无须一一重叙。

太阳病证治结要

　　基于以上的论述和通过临床的证明，则所谓太阳病者，不是什么个别的病，而是疾病中常见的一般的证。它经常以脉浮、头项强痛而恶寒等一系列的症状反映出来，因即据为辨认它的特征，由于它是表阳证，治宜发汗以解表，若吐、下、火劫之均当严禁。自汗出（指中风型）和不汗出（指伤寒型）为极易区分的两种类型，两者虽均须发汗，但前者必须用桂枝汤法，而后者必须用麻黄汤法，并随证候的出入变化，而行药味的加减化裁，以是则有桂枝汤类和麻黄汤类两大系别的发汗方剂。见于本篇者，则桂枝汤类计有桂枝汤、桂枝加葛根汤、桂枝加附子汤、桂枝去芍药汤、桂枝去芍药加附子汤、桂枝去桂加茯苓白术汤、桂枝加厚朴杏子汤、桂枝加芍药生姜各一两人参三两新加汤、桂枝甘草汤、小建中汤、桂枝加桂汤、桂枝去芍药加蜀漆牡蛎龙骨救逆汤、桂枝甘草龙骨牡蛎汤、桂枝人参汤、桂枝附子汤、甘草附子汤等十六方。则麻黄汤类，计有麻黄汤、葛根汤、葛根加半夏汤、大青龙汤、小青龙汤、麻黄杏仁甘草石膏汤、文蛤汤等七方。另有桂枝麻黄合方，计有桂枝麻黄各半汤、桂枝二麻黄一汤、桂枝二越婢一汤等三方。以上共二十六方，但其中桂枝加附子汤、桂枝去芍药加附子汤、桂枝附子汤、甘草附子汤四者均属少阴病的治剂。小建中汤和桂枝人参汤，均用于表里并病，亦非专于解表的太阳病治剂。除此六方，则有关太阳病的发汗剂，亦只二十首，即是说有关此二十方的证治，均属于太阳病，此外，大都属于救误应变之治，而不属于太阳病也。

　　麻黄汤用于发表，桂枝汤本为解肌，故前者宜于表实，而后者宜于表虚。若麻黄汤发汗后，表不解，不可再用麻黄汤，而宜易以桂枝汤。但桂枝汤发汗后，表不解，仍宜再与桂枝汤，而不得易以麻黄汤。下之后表不解，亦宜桂枝汤而不宜麻黄汤。此外，表里并病，若里实须攻者，必须先解表而后攻里。若里虚须补者，必须先救里而后治表。但太阳少阳并病，或少阳阳明并病，均当治从少阳，汗、下俱属逆治，此皆用药定法，不可不知。

　　小便不利，水停于里者，若不利小便，则表不解，若强发其汗，激动里水则病变百出；若里有水饮者，亦须于发汗药中兼逐水饮，表乃得解，治太阳病须注意于此。

素有瘀血潜伏于体内，一旦外感，往往诱发其人如狂的瘀血证，桃核承气汤、抵当汤丸皆为治此证的要方。妇人因月经关系，外感经来常有热入血室之变，均非太阳病，但常于太阳病时见之，因一并提出详加论述。

结胸、心下痞亦均与太阳病无关，由于多因太阳病误下所致，故亦详述其证治，但证不是太阳证，方亦不是治太阳证方。

柴胡诸方本属少阳病的治剂，以太阳少阳合病和并病治从少阳，故于太阳病篇论述较详，不可误为太阳病有柴胡证也。

风湿相搏，病本属表，但所出证治尽属少阴，盖太阳与少阴病位皆在表，只是阳阴属性不同，治阳即须治阴，前之桂枝加附子汤、桂枝去芍药加附子汤亦皆治属少阴，前后用意同。

总之，仲景以六经名篇，只是分论六种类型的证，而不是六经发出来的病，诸家多误于六经名称，乃以为太阳病篇都是论述太阳经所发的病，实属大错。

第二篇

辨阳明病脉证并治

（起179条迄262条）

179. 阳明之为病，胃家实是也。

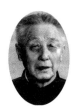

胡希恕注： 赵、成本均把下条置于篇首，今依《金匮玉函经》以本条冠篇首为是。

阳明病，即里阳证。胃家实，即病邪充实于胃内之谓，按之硬满而痛者是也，胃家实为阳明病的显著特征，故凡病胃家实者，即可确断为阳明病也。

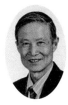

冯世纶解读： 这里要注意，胃家实是辨明阳明病的主要依据，也就提示我们胃家虚不是阳明病，也可知经方的阳明不是经络脏腑的阳明胃，经方六经辨证不是经络脏腑辨证甚明。

180. 问曰：病有太阳阳明，有正阳阳明，有少阳阳明，何谓也？答曰：太阳阳明者，脾约是也；正阳阳明者，胃家实是也；少阳阳明者，发汗、利小便已，胃中燥烦实，大便难是也。

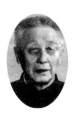

胡希恕注： 太阳阳明者，即指太阳与阳明并病，脾约，详后，太阳病证未罢，而即见大便难的脾约证是也；少阳阳明者，即指少阳与阳明并病，由于误发汗，或利小便，少阳证未解，而即见胃中燥烦实是也；正阳阳明者，已不见太阳证或少阳证，但胃家实是也。

181. 问曰：何缘得阳明病？答曰：太阳病，若发汗、若下、若利小便，此亡津液，胃中干燥，因转属阳明，不更衣，内实，大便难者，此名阳明也。

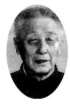

胡希恕注： 本太阳病，由于用汗、下、利小便等法治疗，津液亡失多，胃中干燥，因转属阳明。古人登厕必更衣，不更衣即不大便也。大便难通，而胃家实者，则为阳明病也。

182. 问曰：阳明病外证云何？答曰：身热，汗自出，不恶寒，反恶热也。

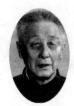

胡希恕注：病在于里者，亦必形于外，故胃家实的阳明病，亦有其外在的证候反应。热实于里势必迫于外，故身热，此热来自里，即蒸蒸发热，与太阳病翕翕发热在表者不同。

津液被里热蒸发，故汗自出。身热本应恶寒，但里热盛极的刺激剧甚，则恶寒的刺激反被抑制，故不恶寒而反恶热也。

胡希恕按：胃家实，为阳明病的腹证。身热、汗自出、不恶寒、但恶热，为阳明病的外证。热实于里者，当然胃家实，但热而不实者，只有外证也，二者均是阳明病的特征，病见其一即为阳明证也。

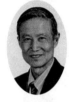

冯世纶解读：解释太阳病发热恶寒，阳明病身热不恶寒而恶热，胡希恕先生引用了巴甫洛夫学说，堪称中西医结合典范，参前。

183. 问曰：病有得之一日，不恶热而恶寒者，何也？答曰：虽得之一日，恶寒将自罢，即汗出而恶热也。

胡希恕注：太阳病则恶寒，初传阳明之一日，亦有不恶热而恶寒者，这是因为初传里而表还未罢的关系，但此恶寒为时甚暂，不久将自罢，即汗出而恶热也。

胡希恕按：本条所述，即所谓阳明直中证，直中者，即不经太阳病或少阳病的传变过程，而直接发作阳明病的意思，初病亦恶寒，唯不待汗解，而即自汗出不恶寒但恶热，呈现阳明病的外证，与太阳病的恶寒，须汗解而治者大异，温病即此之类。

冯世纶解读：条文"不恶热而恶寒者"，胡希恕先生是据《金匮玉函经》而改正的。他本为"不发热而恶寒者"，是少阴证而不是阳明证，明显错误。

184. 问曰：恶寒何故自罢？答曰：阳明居中，主土也。万物所归，无所复传。始虽恶寒，二日自止，此为阳明病也。

胡希恕注：恶寒为表证，阳明病初得何亦恶寒？并此恶寒又何故自罢？古人喻胃居中属土，土者万物所归，病从表传里，至胃而极，亦绝不从里外传，故始虽恶寒，而二日自止，此为阳明病的特性，则与表证的恶寒不同。

胡希恕按：阳明病初作，热还不实，恶寒的刺激还未受到抑制的程度，故恶寒。待热渐盛实，热刺激强烈，则恶寒遂被抑制，故不恶寒而但恶热了。条文五行的说法不可信。

185. 本太阳，初得病时，发其汗，汗先出不彻，因转属阳明也。

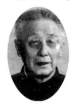

胡希恕注：初于太阳病时，虽发汗汗出，而病不解，因转属阳明病也。

胡希恕按：转属即并病的意思，太阳病转属阳明者，即太阳阳明的并病，此述太阳病直接传里，而为太阳阳明的并病，即前之所谓太阳阳明者是也。

太阳轻证，依法发汗即已，但重证虽发汗汗出而病不解。一般多愈于少阳病末期，或阳明病初期，不可不知。

185（续）. 伤寒，发热无汗、呕不能食，而反汗出濈濈然者，是转属阳明也。

胡希恕注：伤寒，发热无汗、呕不能食者，此为小柴胡汤证，暗示太阳伤寒先已传入少阳。若反汗出濈濈然者，是已转属阳明而为少阳阳明的并病。

胡希恕按： 此述太阳病，经过半表半里的少阳病而后传入阳明，为少阳阳明并病，即前之所谓少阳阳明者是也。

186. 伤寒三日，阳明脉大。

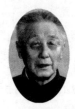

胡希恕注： 伤寒三日时，如病欲传阳明，则脉必大。

胡希恕按： 伤寒二三日，阳明证、少阳证不见者，为不传也。脉大为阳明病白虎汤证的一症，今脉大，故知欲传阳明。

187. 伤寒脉浮而缓，手足自温者，是为系在太阴。太阴者，身当发黄，若小便自利者，不能发黄，至七八日大便硬者，为阳明病也。

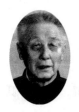

胡希恕注： 太阳伤寒脉当浮紧，今浮而缓，已兼现太阳病的脉弱。太阳病当发热，今止于手足自温，则热已内陷，当是病传于里而成太阳太阴的并病，故谓为系在太阴。太阳内陷的热合太阴在里的湿而成瘀热，则身当发黄。若小便自利，则湿从下越，便不能发黄。至七八日大便硬者，又成胃家内实之候，前之小便自利亦正是热极于里，津液流离所致，故不得以系在太阴视之，其原来即为转属阳明病。

胡希恕按： 表证未罢，并于里而发病时，若胃家素虚多湿，则即转属太阴病；若胃家素实多热，则即转属阳明病。细按"伤寒脉浮而缓、手足自温"原含二义：第一，伤寒传里并于太阴，故脉变紧为缓，发热止于手足自温，是为系在太阴。第二，伤寒传里并于阳明，热盛津消，亦可变浮而紧的脉为浮而缓，热渐内结，故身无大热，手足自温，乃手足濈然汗出之渐，是为系在阳明。由于太阴多湿，湿热相瘀不开，必致发黄。阳明多燥，燥热相助而盛，迫使津液流离，而小便自利，大便必硬。或系于阴，或系于阳，各随其人胃家虚实为转移，一串写来，格外精审，后世注为既转属太阴，又由太阴转为阳明，大背经旨。

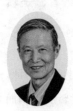

冯世纶解读： 胡希恕先生对本条注解及按语修改再三，以上是最后的修改，文后有"？再细考"字样，可知还在考虑进一步

修改。

188. 伤寒转系阳明者，其人濈然微汗出也。

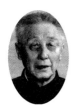

胡希恕注：伤寒本无汗，但如转属阳明病，其人必濈然微汗出也。

胡希恕按：太阳伤寒转属阳明之始，于脉当大、于证当濈然微汗出，此示人以见微知著之法。

189. 阳明中风，口苦咽干，腹满微喘，发热恶寒，脉浮而紧，若下之，则腹满小便难也。

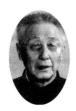

胡希恕注：阳明中风，即中风转系阳明的意思；口苦咽干为少阳证；腹满微喘为阳明证；发热恶寒、脉浮而紧为太阳证，此为自表传入半表半里又传入里的三阳并病，依法当从少阳治之，若误下之，则太阳少阳邪热悉入于里，必更使其腹满，下伤津液，而小便亦必难也。

胡希恕按：阳明病法多汗，故伤寒转属阳明病则濈然微汗出。若中风转属阳明，可知其必自汗出。今虽冠以阳明中风，但脉浮而紧，乃表实无汗之应，盖此中风，即太阳病篇所述不汗出而烦躁的大青龙汤证，故虽转属阳明亦还未得濈然微汗出，乃发以上三阳共见的热势弥漫内外的三阳并病，此时汗之固不可，而下之亦属非治，此唯有依证选用大柴胡汤加石膏，自半表半里以清除内外之热，热除则津液行，外得汗解，下得便行，诸证自当全治。

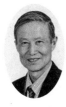

冯世纶解读：胡希恕先生以前注解本条，强调表里皆热的大青龙汤证，而后强调口苦咽干为少阳证，明确为三阳并病，并进一步明确为大柴胡汤方证。

190. 阳明病，若能食，名中风；不能食，名中寒。

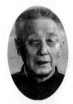

胡希恕注： 胃有热当能化谷，风属阳热邪，故阳明病若能食，为胃多热，因名之为中风；胃有水则拒纳，水性寒，故阳明病若不能食，为胃多湿，因名之为中寒。

胡希恕按： 此以能食与否，以别阳明病为中风、中寒二类。

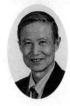

冯世纶解读： 前第 187 条以湿与热判别太阴病，以大便硬判别阳明病；此则以能食与否，以别中风（里热）、中寒（里寒）二类证，实际亦是鉴别是阳明病还是太阴病。

191. 阳明病，若中寒者，不能食，小便不利，手足濈然汗出，此欲作固瘕，必大便初硬后溏。所以然者，以胃中冷，水谷不别故也。

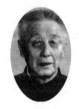

胡希恕注： 此欲作固瘕，结实坚硬，谓为固，忽聚忽散谓为瘕。欲作固瘕者，即指大便初硬后溏也。

阳明病若中寒者，不能食，已如上述，今由于小便不利，因致胃中有停饮，而为不能食的中寒证。手足濈然汗出，为大便已硬之候，但此欲作固瘕，必大便初硬后溏，其所以致此，即因为小便不利，胃肠中有寒饮，不经行小便而下，所谓水谷不别故也。

胡希恕按： 此承上节，言小便不利，亦为阳明病中寒的一因。手足濈然汗出，大便当硬，因水谷不别，故大便初头硬后必溏。

192. 阳明病，初欲食，小便反不利，大便自调，其人骨节疼，翕翕如有热状，奄然发狂，濈然汗出而解者，此水不胜谷气，与汗共并，脉紧则愈。

胡希恕注： 阳明病初现即欲食，则可知胃中热无饮，依法小便当利、大便当硬，今小便反不利，大便反自调，其人骨节疼，翕翕如有热状，乃表还未解之证。由此可见，此为水停不行表不得解的太阳病。此欲食，为胃气自振与邪相搏的形象，非真阳明中风证也。奄然发狂，即忽然发狂，亦病欲自解的瞑眩状态。因是则濈然汗出而病乃自解。此水不胜谷气与汗共并，为著者的注语，谓停水终不胜谷气，只得与汗共并而去。脉紧则愈者，指脉浮紧无汗的太阳病，亦因饮去汗出而愈。

胡希恕按：停水能使胃虚衰，而胃气振兴亦能逐停水。此治病所以必须顾虑胃气为首要。本条所述，原是停水于里的表不解证，由于机体自卫的良能作用，终致胃气一振，遂使水除于里，汗解于外，虽能食形似阳明中风证，而实非阳明中风证。阳明病以下为法，出此正戒以不得妄攻伤胃。

193. 阳明病，欲解时，从申至戌上。

194. 阳明病，不能食，攻其热必哕。所以然者，胃中虚冷故也。以其人本虚，攻其热必哕。

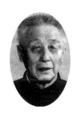

胡希恕注：阳明病，不能食为中寒，若误以苦寒药攻除其热，则必哕，所以然者，因其人胃本虚有寒饮，若再攻其热则更使其虚，故未有不哕者。

胡希恕按：此述胃虚停饮不能食的阳明中寒证，切不可妄施攻下。

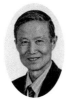

冯世纶解读：阳明病和太阴病皆为里证，但有时寒热虚实难分，故仲景书中常有条文冠之以阳明病，实是太阴病，以下诸条亦如是，提示阳明病与太阴病要仔细鉴别。

195. 阳明病，脉迟，食难用饱，饱则微烦、头眩，必小便难，此欲作谷疸。虽下之，腹满如故，所以然者，脉迟故也。

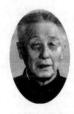

胡希恕注：脉迟主寒，阳明病脉迟，则为胃虚有寒，消化不良，故食难用饱，饱则停食不消，故微烦。胃虚则水自下上，故头眩；水上而不下，故小便难；停食停水，瘀积蕴热，则久必发黄，故谓此欲作谷疸。谷疸腹满本可议下，今虽下之，腹满如故，所以然者，因为脉迟，中虚有寒，不可下也。

胡希恕按：此述胃虚消化不良的黄疸证，由食难用饱，饱则微烦观之，亦阳明中寒之属，故不可下。

196. 阳明病，法多汗，反无汗，其身如虫行皮中状者，此以久虚故也。

胡希恕注：阳明病，依法当多汗，而今反无汗，只觉其身如虫行皮中状者，此以胃气久虚于里，而精气不充于外故也。

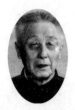

197. 阳明病，反无汗，而小便利，二三日呕而咳，手足厥者，必苦头痛；若不咳不呕，手足不厥者，头不痛。

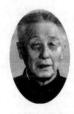

胡希恕注：阳明病，法多汗，而今小便利，则津液亡于下，故反无汗。若二三日仍呕而咳，则柴胡证还未罢。小便利既亡津液于下，上焦不通又阻津液于上，不布于四末，则手足厥。

热充于上，故必苦头痛。若二三日已不咳不呕，则柴胡证罢，上焦得通，津液得下，不但手足不厥，则头亦必不痛。

胡希恕按：此述少阳转属阳明，即前之所谓少阳阳明者。由于小便利，津液内竭，故虽并于阳明而无汗。若柴胡证未罢，上焦不通，又阻津液于上，不布于四末，故手足必厥。呕、咳、头痛为柴胡证也。

198. 阳明病，但头眩，不恶寒，故能食而咳，其人咽必痛；若不咳者，咽不痛。

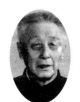

胡希恕注：头眩与目眩同，为少阳证。已转阳明，故不恶寒，言外亦无往来寒热，而但恶热也。胃中有热故能食，二阳合热，上逆于肺则咳。少阳病本咽干，热盛上亢，故咽必痛。

若不咳者，热不上亢，故咽亦不痛。

胡希恕按：此亦少阳阳明的并病，此证多见，以小柴胡汤加生石膏、桔梗治之，有捷效。

199. 阳明病，无汗、小便不利、心中懊恼者，身必发黄。

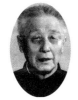

胡希恕注：阳明病，无汗，则热不得越于外；小便不利，则水不得泻于下。湿瘀热郁，故心中懊恼，身必发黄也。

胡希恕按：黄疸大多属于肝胆疾患，中医谓为湿热在里，看似无理，其实不然。因为中医所指是证，而不是病，即是说凡发黄，均属湿热在里的一种证，肝病也好，胆病也好，只要发黄就依治湿热在里的方法治之，均可治愈。前谓太阴者，身当发黄。此又谓阳明病亦发黄，其故何在呢？这也是辨证，如上所述，黄疸为湿热在里的一种证，假如湿多于热，则热随湿化，将发作呕不欲食、腹满、下利的太阴病证，这就属于太阴病的黄疸证，亦简称之为阴黄。又如热多于湿，则湿随热化，将发作心中懊恼、大便难的阳明病证，这就属于阳明病的黄疸证，亦简称为阳黄，本条所述即后者。

200. 阳明病，被火，额上微汗出，而小便不利者，必发黄。

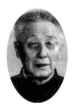

胡希恕注：阳明病本多热，其无汗，乃胃虚气郁使然，若医不详查妄用火攻，激动水气逆于上，则额上微汗出，而不行于下，则小便反不利，因致湿热瘀于里，故必发黄。

胡希恕按：此承上条，言阳明病，无汗或少汗而小便再不利者，则必发黄。不过本条所述，是由于被火而致小便不利者。

201.阳明病，脉浮而紧者，必潮热，发作有时；但浮者，必盗汗出。

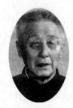

胡希恕注： 脉浮而紧，为太阳伤寒无汗的表实脉，阳明病见此脉，为伤寒将转属阳明，可知还未至濈然微汗出，即有潮热，亦必发作有时。若脉不紧而但浮者，虽表未罢，但津液已有耗损，故必盗汗出。

胡希恕按： 此就脉诊以说明太阳转属阳明的进程。病初传发潮热，但脉浮紧为表还实，虽潮热亦必发作有时，而且必无汗。若脉但浮而不实，为津耗表虚，虽表未解，未至濈然汗出，但必时有盗汗。

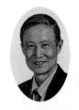

冯世纶解读： 后世注家受岐黄"阴虚盗汗"及六经是经络发病的影响，对本条乱说纷纭、不得其要。而按经方理论体系解释则很易理解，即经方的辨证是根据症状反应，盗汗常见于太阳病合并阳明病时，而脉但浮不紧，是因表虚里热盛，胡希恕先生谓"此就脉诊以说明太阳转属阳明的进程"，即是说太阳阳明合病时，脉只浮不紧是表虚里热之应，故症常见盗汗。小儿发热常见此症，反复多日发热，而睡着后盗汗出，多为太阳阳明合病。亦有呈三阳合病者，胡希恕先生亦曾讲过对本条的证治，曰："脉但浮而不紧，病仍在表，但津液有所丧失，热势更迫津外出，发为盗汗，故临床上切勿一见盗汗，辄用黄芪之类，可以考虑小柴胡加石膏汤。"即呈三阳合病证。我们通过临床观察，认为此种盗汗更多见于太阳阳明合病，如大青龙汤方证、桂枝二越婢一汤方证。小儿感冒、成人鼻炎、鼻窦炎等常见此症。

202.阳明病，口燥，但欲漱水，不欲咽者，此必衄。

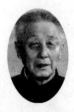

胡希恕注： 阳明病，里有热则口干燥，若胃中不和必欲饮。今口燥，但欲漱而不欲咽者，为热在血分，故必衄也。

胡希恕按：此述渴欲饮水与但欲漱水不欲咽者，为热在胃和热在血分的鉴别法。血为热逼，必致衄。

203. 阳明病，本自汗出，医更重发汗，病已差，尚微烦不了了者，此必大便硬故也。以亡津液，胃中干燥，故令大便硬。当问其小便日几行，若本小便日三四行，今日再行，故知大便不久出。今为小便数少，以津液当还入胃中，故知不久必大便也。

胡希恕注：阳明病，本自汗出，即指太阳中风转属阳明者，虽表未解，亦宜桂枝汤微汗解之，而医竟用麻黄汤重发其汗，还幸病已差，而其人尚微烦不了了者，此必大便硬不通的关系，不外于发汗过多，亡津液，胃中水分被夺而干燥，故使大便硬。当问其小便日几行，若本小便日三四行，而今日再行，即可知不久大便当自调，因为见小便次数减少，则胃中津液自然恢复，故知不久必大便也。

胡希恕按：大便硬、不通，有由于一时的津液亡失而致者，此与热结成硬者不同，即所谓十日不大便，亦无所苦者是也，待其津液复必自愈。

204. 伤寒呕多，虽有阳明证，不可攻之。

胡希恕注：伤寒呕多，则已转属少阳病，虽有阳明证，亦不外二阳并病，而不可下之以攻里。

205. 阳明病，心下硬满者，不可攻之。攻之利遂不止者，死，利止者，愈。

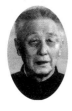

胡希恕注：心下硬满，为胃气虚，阳明病而心下硬满者，慎不可以胃家实而以承气汤攻下，若误攻之，利遂不止者，必死；如幸利止，还可治愈。

胡希恕按：心下硬满与心下痞硬同，乃胃大虚之候，为人参的主治证，试看方中以人参为主药者，大多有心下痞硬。

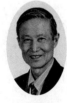

冯世纶解读：胡希恕先生明确《伤寒论》的痞硬满有虚实，并指出人参治痞硬满，是虚满，吉益东洞谓人参无补虚作用，是因未认识痞硬有虚实之分。

206. 阳明病，面合色赤，不可攻之，必发热。色黄者，小便不利也。

胡希恕注：面合色赤，为阳气怫郁在表，即有阳明证，亦须小发汗先解其外，而不可攻其里，若误攻之，则邪均陷于里，故必发热。若小便不利，则更必发黄。

胡希恕按：面色赤为阴阳表里俱有症，若阳气怫郁在表，以小发汗法解之；若黄连、栀子等苦寒解热剂，多宜于颜面潮红者；胃中有热上蒸其面亦色赤；但大实证面色赤者反少。若阴证而反色赤多属恶候，即所谓浮阳戴面者是也，本条当指阳气怫郁在表证，此所谓阳明病，自亦是太阳阳明的并病。

辨阳明病脉证并治前 28 条小结

以上共 28 条，概要地阐述有关阳明病各方面的问题，可作阳明病的总论读。其中重要者有以下几点。

一、阳明病，即里阳证，热实于里，则必有胃家实的腹证出现，但热而不实，当亦有身热、汗自出、不恶寒、反恶热的外证反应。腹证和外证，均属阳明病的特征，凡病见此特征之一者，即可确断为阳明病，便不会错误的。

二、由于太阳病不解，传里而发阳明病者，谓为太阳阳明；若由少阳病传里而发阳明病者，谓为少阳阳明。另外还有所谓正阳阳明，即专就胃家实为证而言。

三、阳明病不经太阳病或少阳病的传变，而亦有直接发作阳明病者，谓为直中证，太阳病篇所出的温病，即属直中一类。

四、阳明病，以能食和不能食，又分中风与中寒二类。

五、阳明病，为热在里，若无汗或少出汗，而小便又不利者，则热郁湿瘀，必发黄疸。

六、阳明病，胃家实，以下为法，但有些证候不可下者，不可不知。所述为例繁多，必须逐一默记，对于治疗甚关重要。

207. 阳明病，不吐，不下，心烦者，可与调胃承气汤。

胡希恕注：吐下后而心烦者，为虚烦，宜与栀子豉汤。未经过吐下而烦者，为热烦，可与调胃承气汤。

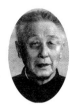

208. 阳明病，脉迟，虽汗出不恶寒者，其身必重、短气、腹满而喘。有潮热者，此外欲解，可攻里也。手足濈然汗出者，此大便已硬也，大承气汤主之；若汗多，微发热恶寒者，外未解也；其热不潮，未可与承气汤；若腹大满不通者，可与小承气汤，微和胃气，勿令至大泄下。

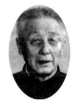

胡希恕注：潮热，即蒸蒸发热，言其热如潮，势甚汹涌的意思；身重，为湿郁于体表的证候；短气，心下有微饮则短气；腹满而喘，腹满以致上压胸膈，阻碍呼吸故喘。为便于理解，本条可分四段解如下。

迟为不及脉，常主寒主虚，今阳明病脉迟，虽汗出不恶寒，阳明病的外证已显，但其人仍必有身重、短气、腹满而喘等表里虚实交错互见的证候，当然还不可议下。

若汗出不恶寒，并有潮热者，则脉迟当是里实气血受阻的关系，乃可肯定为外欲解可攻里也。若手足亦不断汗出，更属大便成硬的确候，则宜大承气汤主之。

若汗出虽多，而只微发热，并还恶寒者，脉迟亦表虚之应，为外未解也，可与桂枝汤以先解外，自在言外。

虽发热不恶寒，但其热不潮，则里还未实也，不可与承气汤以攻之，即便腹大满（即指上之腹满而喘）而大便不通者，亦只可少与小承气汤，微和其胃气，而不可使之大泻下。

胡希恕按：水火不相容，热盛于里，势必迫使津液外越。阳明病法多汗者，即由于此。表有湿郁则身重，里有微饮则短气，此热未至极，里还不实甚明，虽腹满而喘，亦正是表里虚实交错互见征象，此时何得妄攻？

由于脉迟属不及，一般主寒主虚，但里实极者，则气血受阻而脉亦迟，所以阳明病脉迟，首宜当心其虚。虽汗出不恶寒者，即含有不可攻的否定语气。其身必重、短气、腹满而喘，是所设想的不可妄攻的证候，下之以大承气汤，此当除外甚明。历来注家大多连读下去，而把身重等亦说成大承气汤的适应证，此实错了。试观书中有关身重的条文很多，而无一可下者，尤其后之第219、221条所述与此颇相似，但均禁下，更属可证。古文词意曲折，不易理解，故不避词费细释如上，以供参考。

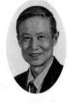

冯世纶解读：对本条注解，充分体现胡希恕先生对每一条文，皆前后对照、互相联系研究，即他所倡导的"始终理会"的研究方法，这样可以正确理解每一条文。

【大承气汤方】

大黄（酒洗）四两，厚朴（炙，去皮）半斤，枳实（炙）五枚，芒硝三合。

上四味，以水一斗，先煮二物，取五升，去滓，内大黄，更煮取二升，去滓，内芒硝，更上微火一两沸，分温再服。得下，余勿服。

胡希恕方解：大黄、芒硝攻坚下热，厚朴、枳实消胀除满，故治热实于里而胀满不通者。

冯世纶推荐处方

酒大黄12克，厚朴24克，枳实15克，芒硝20克。

上四味，以凉水 600 毫升浸泡枳实、厚朴 1 小时，煎取汤 300 毫升，内大黄，煎取 150 毫升，内芒硝 10 克，再煎微沸，温服。大便通下止后服。

【小承气汤方】

大黄（酒洗）四两，厚朴（炙，去皮）二两，枳实（大者，炙）三枚。

上三味，以水四升，煮取一升二合，去滓，分温二服。初服汤当更衣，不尔者尽饮之；若更衣者，勿服之。

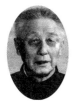

胡希恕方解： 此于大承气汤中去软坚下热的芒硝，又减行气消胀的枳实、厚朴用量，虽亦属里实的下剂，但较大承气汤则远有不及，尤其下热，更较不足，故名为小承气汤。

冯世纶推荐处方

酒大黄 12 克，厚朴 6 克，枳实 6 克。

上三味，以凉水 500 毫升浸泡 1 小时，煎 15～20 分钟，取汤 100 毫升，温服。大便通下止后服，不下续水再煎一次温服。

209. 阳明病，潮热，大便微硬者，可与大承气汤；不硬者，不可与之。若不大便六七日，恐有燥屎，欲知之法，少与小承气汤，汤入腹中转矢气者，此有燥屎也，乃可攻之；若不转矢气者，此但初头硬，后必溏，不可攻之，攻之必胀满不能食也。欲饮水者，与水则哕。其后发热者，必大便复硬而少也，以小承气汤和之，不转矢气者，慎不可攻也。

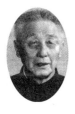

胡希恕注： 燥屎，即硬便。转矢气，即俗所谓放屁。

阳明病，发潮热，已属里实可下之候，若更知其大便微硬者，即可与大承气汤攻之；但大便不硬者，则不可与之。假设不大便已六七日，欲知其有无燥屎，可先少与小承气汤，若大便成硬，断非此药所能下，服后亦只能使之转矢气而已，以是可知大便已成硬，则可与大承气汤攻之；若屎未成硬，服小承气汤必下初硬后溏的大便，则不转矢气，当然不可再与大承气汤。如不经试服小承气汤，而误与大承气汤于此证，势必大伤中气，以致虚胀虚满而不能食。欲饮水者，亦必因胃中虚不受而哕。

试服小承气汤，既下先干后溏的大便，则里已不实，潮热当解。若其后又发潮热，此必大便复硬而少也，仍宜以小承气汤和其胃。当然服小承气汤后，只转矢气而大便不通者，则宜与大承气汤以攻之，但不转矢气，慎不可与大承气汤攻之也。

胡希恕按：阳明病发潮热，在原则上为表解里实之候，是可以议下的，但以何药下之，还必须进一步细辨方药的适应证。大承气汤为攻下峻剂，尤其不可轻试。有潮热同时大便硬者，即可与大承气汤。如前条的手足濈然汗出，即大便成硬的一候，而本条所述，是没有明确大便硬为候，因出小承气汤试之一法。但六七日不大便，为恐其大便硬，因出小承气汤试之一法。不过潮热而大便先干后溏者，为小承气汤证。小承气汤若施于大便硬的大承气汤证，只能使之转矢气，当然无效，但亦无害，而后再与大承气汤，乃最妥当不过，故于大小承气汤疑似之证，先与小承气汤，亦可视为定法，虽谓试之，实即治之，不可不知也。

210. 夫实则谵语，虚则郑声。郑声者，重语也。直视谵语，喘满者死，下利者亦死。

胡希恕注：热实于里达到一定高度时，势必波及头脑而发谵语。若精气虚竭，而必进为郑声。郑声即细音重语，与谵语之狂言难道者不同。谵语原非死候，但如津液耗衰殆尽，以致不能荣养目系而发直视。若更喘满或下利，均属虚象，故主死。

胡希恕按：阳明病，不怕热实，而怕津虚。实则下之即治，若病既实而正反虚，攻补两难，故死。

211. 发汗多，若重发汗者，亡其阳，谵语脉短者死；脉自和者不死。

胡希恕注： 病在表当发汗，但发汗以微似汗出者佳，若发汗多，病除，再以为汗出不彻而更发其汗，必使津液大量亡失，因致胃中燥发谵。脉短为血不足之应，里虽实，而血虚者不可下，故死。脉自和为精气未衰，虽燥实在里，下之可治，故不死。

胡希恕按： 里热表实不汗出而烦躁的太阳病，若不知以配伍石膏的大青龙汤法两解表里，只一味发汗，徒亡津液而病必不解。若更认为汗出不彻而复发其汗，则必致津枯热实之祸，即所谓"阳盛阴虚者，汗之则死者"是也。盖热盛者，津液为虚，虚其津液者，热因益盛，终至脉短不治，皆医者引至于死地。仲景此论，正为不知爱惜津液者言。

212. 伤寒若吐、若下后不解，不大便五六日，上至十余日，日晡所发潮热，不恶寒，独语如见鬼状；若剧者，发则不识人，循衣摸床，惕而不安，微喘直视，脉弦者生，涩者死；微者，但发热谵语者，大承气汤主之。若一服利，则止后服。

胡希恕注： 独语如见鬼状，谓无人相对而自语，如见鬼似的自作问答，即谵语之谓；循衣摸床，即摸索衣边床沿的丧失意识的动作；惕而不安，即恐惧而烦躁不安。

太阳伤寒，本当发汗，若吐、若下皆属误治，邪热深陷于里，故病不解。不大便已五六日，上至十余日，于日晡所发潮热，不恶寒，独语如见鬼状，则表证已罢，阳明里实为候已具备了。

上证之剧甚者，更必神识不清，不辨素识之人，循衣摸床，惕而不安，微喘直视，此皆病实正虚、险恶至极的征象。脉弦为气血尚充，还可急下以求生；脉涩为气血已衰，已不可再下，故死。

若上证之轻微者，而只发潮热和独语如见鬼状之谵语者，则以大承气汤主之。若一服得快下，则止后服。

胡希恕按： 以上二条，均承前条，说明阳明病热实津竭的死证，而均由于表证的误治所致，冤哉。

213. 阳明病，其人多汗，以津液外出，胃中燥，大便必硬，硬则谵语，小承气汤主之，若一服谵语止者，更莫复服。

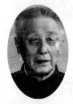

胡希恕注：阳明病，以法当多汗，今谓其人多汗者，指其人平时即多汗，今患阳明病，则较一般人更多汗的意思。以是则津液大量外出，故不待热实有潮热为候，即胃中燥，大便硬而谵语，因只以小承气汤主之。若一服谵语止，更莫复服。

胡希恕按：此以汗出多，因使大便硬发谵语，还未至热实的自结，因亦无潮热，故主以小承气汤，和其胃以止谵语。此以津液亡失为病根，屎虽硬亦不可与大承气汤，谵语止，即小承气汤亦不得再服，虑其更亡津液也。

此论下法，不得只着眼于大便硬，应细审致硬之因，多汗、热实大有分寸，其关键在于有无潮热一症。

214. 阳明病，谵语、发潮热、脉滑而疾者，小承气汤主之。因与承气汤一升，腹中转气者，更服一升；若不转气者，勿更与之。明日又不大便，脉反微涩者，里虚也，为难治，不可更与承气汤也。

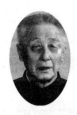

胡希恕注：阳明病，谵语、发潮热，可攻之候虽备，但脉滑而疾，为有热无实之证，故以小承气汤主之，因先试与一升，服后腹中转矢气而不利下者，则再与服一升；若服后不转矢气而即利下者，即勿更与之。假设明日又不大便，而脉微涩者，乃气血俱不足，为里虚之候，病实正虚，故为难治，慎不可更与承气汤也。

胡希恕按：滑脉虽主实热，但实热而至结硬的高度，气血受阻，脉常不滑，故小陷胸汤证脉滑，而大陷胸汤证则脉不滑。热结于里的白虎汤证脉滑，但大便硬的大承气汤证则脉不滑。疾为数之甚，数疾之脉虽主热，但亦主虚，尤其是滑、疾同时出现，脉来既滑利又数急，中无所阻甚明，谓为里热则可，若里实以至大便成硬的高度，则不当有此脉应。阳明病，谵语、发潮热，本属大承气汤可攻之证，只因脉滑而疾，可虑热实中隐伏有虚候，但为证当下，虽云小承气汤主之，实乃舍重就轻，慎而又慎，为防实去虚脱之变。全文精神，统由"因"之一字传出，经过深思熟虑，因而才与小承气汤一升，更服、勿再与之、脉反微涩，在因与承气汤时，使步步都有成算，并非冒然一试，当初诊察脉证，便即知为难治，但如未至大虚，遂与小承气汤和胃救津，亦可缓缓治愈，故谓小承气汤主之。假如先服一升后，腹中不转矢气而即利下，明日又不大便，脉反微涩，原来所虑里虚的真面目乃暴露出来，终成为不可更与承气汤的难治证。

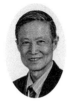

冯世纶解读：以上可能是胡希恕先生对本条的最终解读，以前他认为本条有错简，不释。而本次他认为有道理，主要着眼点是脉滑而疾。这一解说，与第 209 条、第 215 条的注解精神一贯，即大承气汤证或大承气汤疑似证可与小承气汤治之。读者宜细研之。

胡希恕先生对本条的注解，以前的笔记多谓："谵语、发潮热，为有燥屎，脉滑而疾，为有宿食，均宜大承气汤下之，书中有明文，而谓小承气汤主之，可疑，尤其因与承气汤一升以下为文，更令人不可理解，其中必有错简，不释。"胡希恕先生所指书中有明文，即：《伤寒论》第 215 条"阳明病，谵语，有潮热，反不能食者，胃中必有燥屎五六枚也，若能食者，但硬耳，宜大承气汤下之"；第 256 条"阳明少阳合病，必下利……脉滑而数者，有宿食也，当下之，宜大承气汤"；以及《金匮要略·腹满寒疝宿食病脉证第十》第 22 条"脉数而滑者，实也，此有宿食，下之愈，宜大承气汤"。

215. 阳明病，谵语，有潮热，反不能食者，胃中必有燥屎五六枚也；若能食者，但硬耳，宜大承气汤下之。

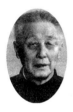

胡希恕注：谵语，有潮热，为热实于里，大便成硬为候。里热当能食，今反不能食者，为胃中必有干燥的宿食不消的关系。若其人能食，则胃中无积食，但亦必大便硬无疑。故无论能食与否，均宜大承气汤主之。

胡希恕按：谵语，有潮热，为热实于里、大便成硬之候，燥结上及于胃则不能食，尚未及于胃则能食，但潮热而大便微硬者，即大承气汤的适应证，上条以小承气汤治同证，只以脉滑而疾与实结于里大有矛盾，深恐隐伏津耗为虚，乃迫不得已的权宜手段，前后对照更易明了。

216. 阳明病，下血、谵语者，此为热入血室，但头汗出者，刺期门，随其实而泻之，濈然汗出则愈。

胡希恕注：阳明病下血，为热入血室所致，热随血以上犯，故但头汗出而谵语，宜刺期门，随热之实处而泻之，当濈然汗出而愈。

胡希恕按：古人所谓血室，正当膀胱部位，为经血集汇之处，故又名之为血海。考之近代解剖生理学，亦谓骨盆内器官的静脉大而且多，在阴道壁与阴道下端及直肠尤多，组成静脉网，此处受伤，则出血甚多，与古人所指为血室处颇相合，热邪陷入此处，最易影响邻近器官发炎出血，热随血上犯头脑，必发谵语，此和妇人热入血室证、谵语如见鬼状者同一道理，故亦刺期门。

217. 汗出、谵语者，以有燥屎在胃中，此为风也。须下者，过经乃可下之；下之若早，语言必乱，以表虚里实故也。下之愈，宜大承气汤。

胡希恕注：汗出则津液外出，胃中燥，便必结以至其人谵语者，为里已有燥屎的关系。此为风也，谓此本太阳中风而转属阳明者，以示与其人多汗而致大便硬、谵语者的不同（前第213条可互参），此证已须下之，但必须太阳证罢，乃可下之。下之若早，则使外邪全陷于里，更必热盛神昏加甚其语言错乱。表虚里实者，即是说表邪内陷，则表已虚，邪并于里，则里益实也，但下之则愈；宜大承气汤。

胡希恕按：此和第213条所述证候颇相似，而所以前与小承气汤而此与大承气汤者，主要是此为太阳中风转属阳明病，表未罢即续自汗出而谵语，可见其燥结之速。未发潮热，亦表未解的关系，故一俟表解，即须下之，以其病势进行太速故也。前者只以其人多汗，表证早不存在，以无潮热，屎虽硬而热不甚，因只宜小承气汤和之足矣。所以辨证必须入细，粗枝大叶，未有不出错者。

218.伤寒四五日，脉沉而喘满，沉为在里，而反发其汗，津液越出，大便为难，表虚里实，久则谵语。

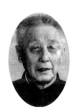

胡希恕注： 伤寒四五日，病已传里转属阳明，故脉沉而喘满。脉沉为病在里，喘满为热上迫胸膈的结果。医不详查，误以喘满为表不解的麻黄汤证，而复发其汗，因使津液越出于外，水分被夺于里，故大便难通。表因汗出而虚，里因燥结遂实，久则大便成硬，必发谵语。

胡希恕按： 喘满为麻黄汤证和承气汤证的共有症，但麻黄汤证以喘为主而脉必浮；承气汤证以满为主而脉必沉。上条为太阳中风转属阳明，由于汗出因致大便硬而谵语；本条为太阳伤寒转属阳明，由于误汗因致大便难，久必谵语，均是由于津液外出加快燥结的进展，本条未出方，读者试探讨之。

219.三阳合病，腹满、身重、难以转侧、口不仁、面垢、谵语、遗尿。发汗则谵语；下之则额上生汗、手足逆冷；若自汗出者，白虎汤主之。

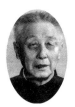

胡希恕注： 太阳、阳明、少阳同时发病者，谓为三阳合病。腹满为阳明证；身重为湿郁于表，不过里热迫津液于外亦可使湿郁于表，身重难以转侧可视为太阳阳明共有症；阳明证口燥渴，少阳病咽干，今合为不知味觉的口不仁。三阳合热，故面不泽而色垢，上犯头脑则谵语，下迫膀胱则遗尿。统观全证，为盛热遍及表里上下，因谓为三阳合病。里热者不可汗，若误发其汗则谵语当更甚；里虽热但不实，尤其有湿，故不可下之，若误下则虚其里，则额上生汗，手足逆冷；若未经汗下，而自汗出者，白虎汤主之。

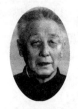

胡希恕按：此虽谓三阳合病，其实不外湿热之属，故以汗、下为戒。此所谓腹满亦只腹皮膨满，较承气汤证的硬满者不同，即按之亦必无抵抗和压痛也。

冠以三阳合病，正示表、里、半表半里无处不热，煎蒸自汗，津液欲竭，故必需白虎汤的寒凉，清肃其上下表里，热除津润，则三焦通畅，表里自和矣。

冯世纶解读：仔细对比第 6 条，可知此即风温证治。

220. 二阳并病，太阳证罢，但发潮热，手漐漐汗出，大便难而谵语者，下之则愈，宜大承气汤。

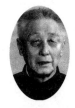

胡希恕注：太阳与阳明并病，若太阳证罢，但见其人发潮热，手漐漐汗出，大便难而谵语，更是大便成硬的确证，宜以大承气汤下之即愈。

221. 阳明病，脉浮而紧、咽燥口苦、腹满而喘、发热汗出、不恶寒、反恶热、身重。若发汗则躁、心愦愦反谵语；若加温针，必怵惕烦躁不得眠；若下之，则胃中空虚，客气动膈，心中懊侬，舌上胎者，栀子豉汤主之。

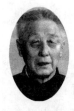

胡希恕注：心愦愦，谓心乱、昏愦；怵惕，为惊恐不安状；脉浮而紧，为太阳伤寒脉；咽燥口苦为少阳证；腹满而喘，不恶寒反恶热，为阳明证；身重为太阳阳明共有症，可见此为三阳并病，但太阳病、少阳病将欲罢，而阳明病的外证已备，但胃家还未实为候，宜以白虎汤主之，不可发汗、温针或下也。

若误发其汗，必致表虚里实，则必躁烦、心愦愦、反谵语；若误施温针，则以火助热，其人必怵惕烦躁不得眠；若误下之，里虽热而不实，下则使胃中空虚，客热邪气必乘虚而动膈，因而为心中懊侬的虚烦证；舌上有苔，亦虚热为候，宜以栀子豉汤主之。

胡希恕按： 此承上之三阳合病，而又出三阳并病，均就白虎汤证立论，发汗、温针以及下之，均属误治。前二者误治后的变证未出方，但均见于前，读者试自拟之，后者虽亦见前，但因本条注重误下，故出方。

222.若渴欲饮水，口干舌燥者，白虎加人参汤主之。

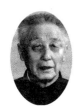

胡希恕注： 此与下条均承上条误下之后，其人渴欲饮水，口干舌燥，则以白虎加人参汤主之。

胡希恕按： 白虎汤证误下亡津液，而变为白虎加人参汤证，加人参即为补中以滋津液而止渴，此可于白虎汤和白虎加人参汤诸条对照一下，即可看出有无人参为治之异。

223.若脉浮发热、渴欲饮水、小便不利者，猪苓汤主之。

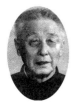

胡希恕注： 若误下后，脉浮发热、渴欲饮水而小便不利者，以误下因致蓄水不化之变，此宜猪苓汤主之。

胡希恕按： 此和上条均承前条"若下之"句，连续写来，与栀子豉汤证并例为三。细按前后语意确属一贯，《医宗金鉴》合为一节，可从。又猪苓汤证与五苓散证大致同，可互参，故不详释。不过猪苓汤为寒性利尿剂，故宜于热证，不宜于寒证，不可不知。

【猪苓汤方】

猪苓（去皮）、茯苓、泽泻、阿胶、滑石（碎）各一两。

上五味，以水四升，先煮四味，取二升，去滓，内阿胶烊消，温服七合，日三服。

胡希恕方解： 四味均属甘寒利尿药，猪苓尤善止渴，阿胶止血润燥，故此治小便不利，或淋沥，或出血而渴欲饮水者。

猪苓 10 克，茯苓 10 克，泽泻 10 克，生阿胶 10 克，滑石 10 克。

上五味，以凉水 500 毫升浸泡四味 1 小时，煎 15 ～ 20 分钟，取汤 100 毫升，阿胶烊化兑入 5 克温服。续水再煎一次，兑入阿胶 5 克温服。

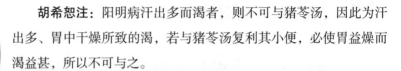

冯世纶解读：猪苓汤方证当属阳明证。

224. 阳明病，汗出多而渴者，不可与猪苓汤，以汗多胃中燥，猪苓汤复利其小便故也。

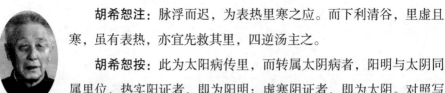

胡希恕注：阳明病汗出多而渴者，则不可与猪苓汤，因此为汗出多、胃中干燥所致的渴，若与猪苓汤复利其小便，必使胃益燥而渴益甚，所以不可与之。

胡希恕按：阳明病由于汗出多、胃中燥而渴欲饮水者为白虎加人参汤证，猪苓汤虽亦治渴，但治蓄水不化、小便不利所致的渴，与本条述证正好相反，故不可与之。

225. 脉浮而迟，表热里寒，下利清谷者，四逆汤主之。

胡希恕注：脉浮而迟，为表热里寒之应。而下利清谷，里虚且寒，虽有表热，亦宜先救其里，四逆汤主之。

胡希恕按：此为太阳病传里，而转属太阴病者，阳明与太阴同属里位，热实阳证者，即为阳明；虚寒阴证者，即为太阴。对照写来，以示鉴别，不要以为阳明病亦有四逆汤证。

226. 若胃中虚冷，不能食者，饮水则哕。

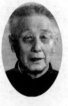

胡希恕注：若胃中虚冷，不能食者，即饮水亦必哕，因胃寒有

饮，复得水寒故哕。

胡希恕按：此亦虚寒在里的太阴病，皆属胃肠中事，与经络有何关系？

227.脉浮发热、口干、鼻燥、能食者，则衄。

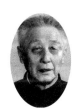

胡希恕注：脉浮主表亦主热，今发热无恶寒，则热不在表。口干、鼻燥而能食，为热在里，里虽热而未实，故脉应之浮。热已使口干、鼻燥，故久必衄。

胡希恕按：发热、口鼻干燥为白虎汤证，早治之或可不衄，迟则必衄，然亦宜白虎汤主之。

228.阳明病，下之，其外有热、手足温、不结胸、心中懊恼、饥不能食、但头汗出者，栀子豉汤主之。

胡希恕注：太阳病传里转属阳明病，太阳病未罢而下之，每致邪热内陷而成结胸。今其外有热，而手足温，热还未实于里，故不结胸。但下后胃中空虚，客气动膈，因致心中懊恼。邪热壅上，故饥不能食，而但头汗出也，宜栀子豉汤主之。

胡希恕按：心中懊恼、但头汗出，为大陷胸汤证和栀子豉汤证的 共有症状。而栀子豉汤证的胸中窒和心中结痛，与大陷胸汤证的心下硬痛，亦略相似。但结胸者，热结于里，则身无大热，而栀子豉汤证只是虚烦，而外有热；而且陷胸汤证按之心下硬且痛，而栀子豉汤证按之虚软且不痛也，不难鉴别。本条主要为示二方证的鉴别法，不结胸并非费词，须知。

229.阳明病，发潮热、大便溏、小便自可、胸胁满不去者，与小柴胡汤。

胡希恕注：阳明病虽发潮热，但大便不硬而反溏，而小便亦自调，则里热还未实甚明。胸胁满不去者，柴胡证仍未罢也，故与小柴胡汤治之。

胡希恕按：此亦少阳阳明并病之属，日本人汤本求真于其所著《皇汉医学》书中说："则本条为说明治肠窒扶斯性之下痢作用，然以余之实验，则本方不特限于此病，凡一般之急性、亚急性、慢性胃肠卡答儿，尤以小儿之疫痢、消化不良证等，最有奇效。若效力微弱时，宜加芍药；有不消化之便或黏液、黏血便时，宜加大黄；有口舌干、发热烦渴等证时，当更加石膏。盖余根据本条及下条之'呕而发热者，小柴胡汤主之'，以及黄芩汤、黄芩加半夏生姜汤、白虎汤诸条，潜心精思，综合玩索而得之者也。"以上所述颇能发挥古方之用，有参考价值。但小女患中毒性痢疾，高热 40℃，与大柴胡汤加石膏得速治。又曾以小柴胡汤加石膏，治噤口痢收奇效，并附此以供参考。

230. 阳明病，胁下硬满、不大便而呕、舌上白胎者，可与小柴胡汤，上焦得通，津液得下，胃气因和，身濈然汗出而解。

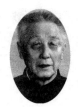

胡希恕注：阳明病，虽不大便，而舌上白苔，可知还未至燥结成硬，况胁下硬满而呕，乃柴胡汤证的确证。此亦少阳初并于阳明，故可与小柴胡汤，清上焦的热结，胸胁通畅，津液得下，胃气因和，大便自调，里和气运，身当濈然汗出而愈。

胡希恕按：以上二条，均属少阳阳明并病，少阳病不可吐、下，柴胡证在者，故仍宜与柴胡汤，此亦定法。

231. 阳明中风，脉弦浮大，而短气，腹都满，胁下及心痛，久按之气不通，鼻干，不得汗，嗜卧，一身及目悉黄，小便难，有潮热，时时哕，耳前后肿，刺之小差，外不解。病过十日，脉续浮者，与小柴胡汤。

232. 脉但浮无余证者，与麻黄汤。若不尿、腹满加哕者，不治。

胡希恕注：弦为少阳脉，浮为太阳脉，大为阳明脉。腹都满，即上下腹俱满的意思，短气而腹都满，为里有水气。胁下及心痛，指胁下和心下俱痛，为少阳证。久按之气不通，谓按其胁下和心下稍久，则觉呼吸困难的意思。鼻干，属阳明证。不得汗，即不得汗出，属太阳证。嗜卧属少阳证。一身及目悉黄、小便难，为黄疸病。有潮热，属阳明证。时时哕、耳前后肿，属少阳证。由以上的脉和证，可知

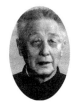

此为三阳合病而又并发黄疸证。刺之小差者，谓耳前后肿，经过针刺已稍减轻之意，但仍不得汗出而外不解。病过十日，而脉续浮者，则可与小柴胡汤；若脉但浮而无余证者，则可与麻黄汤；至于黄疸，虽以利小便的方法治之，而终不得尿，腹内水气不消，故腹满有增无减，并加哕甚者，属胃气大衰，故称不治。

胡希恕按：本条是述黄疸而现三阳合病的重证，治从少阳而用小柴胡汤，当可理解，但麻黄汤之用，实难理解，其中必有错简。实践证明，黄疸型肝炎并发腹水者，预后多不良，谓为不治，亦是经验之谈。

233. 阳明病，自汗出，若发汗，小便自利者，此为津液内竭，虽硬不可攻之，当须自欲大便，宜蜜煎导而通之。若土瓜根及大猪胆汁，皆可为导。

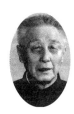

胡希恕注：阳明病，本自汗出，即便微恶寒而表未解，亦宜桂枝汤微汗解之。若复以麻黄汤发其汗，则益使津液亡失。汗出多者，小便当少，今反自利，此为津液自竭于内，而大便必干，但此与热极于里的燥结不同，大便虽硬，亦不可攻之，当须使其自欲大便，宜蜜煎导而通之。余如土瓜根和大猪胆汁，亦均可为导。

【蜜煎导方】

食蜜七合。

上一味，于铜器内，微火煎，当须凝如饴状，搅之勿令焦著，欲可丸，并手捻作挺，令头锐，大如指，长二寸许。当热时急作，冷则硬。以内谷道中，以手急抱，欲大便时乃去之。疑非仲景意，已试甚良。

又大猪胆一枚，泻汁，和少许法醋，以灌谷道内，如一食顷，当大

便出宿食恶物，甚效。

又用土瓜根，削如指状，蘸猪胆汁纳入谷道中亦可用。

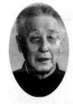

冯世纶解读：本方后未见胡希恕先生方解，土瓜根用法是其加入。

以蜜作栓剂，可润滑大肠、肛门，用于非热结、不可攻下的大便难者。

土瓜根，方未见。土瓜，《神农本草经》又称王瓜，土瓜根为葫芦科植物王瓜的根。味苦寒。《肘后备急方》记载曰："治大便不通，土瓜采根捣汁，筒吹入肛门中，取通。"亦药物灌肠法，可试用。

234. 阳明病，脉迟、汗出多、微恶寒者，表未解也，可发汗，宜桂枝汤。

胡希恕注：阳明病，法多汗，今虽汗出多，但微恶寒，为表还未解也。脉迟，亦汗多表虚之应，宜桂枝汤汗以解表。

235. 阳明病，脉浮、无汗而喘者，发汗则愈，宜麻黄汤。

胡希恕注：脉浮为太阳脉，无汗而喘为表实，此发汗则愈，宜麻黄汤。

胡希恕按：以上两条均述太阳阳明的并病而表未解者，故须先解表，依证而选用适方。

236. 阳明病，发热汗出者，此为热越，不能发黄也。但头汗出、身无汗、剂颈而还、小便不利、渴引水浆者，此为瘀热在里，身必发黄，茵陈蒿汤主之。

胡希恕注：阳明病，若发热汗出者，此为热随汗越，则不能发黄。若只头汗出，颈以下则身无汗，使热不能越于外，小便复不利，其人又渴欲饮，则湿必留于里，以是湿热相瘀，身必发黄，宜茵陈蒿汤主之。

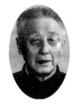

胡希恕按： 此述阳黄的证治。

【茵陈蒿汤方】

茵陈蒿六两，栀子（擘）十四枚，大黄（去皮）二两。

上三味，以水一斗二升，先煮茵陈，减六升，内二味，煮取三升，去滓，分三服。小便当利，尿如皂荚汁状，色正赤，一宿腹减，黄从小便去也。

胡希恕方解： 茵陈蒿除湿热，栀子解热烦，二药均有驱黄作用，伍以通便的大黄，故治黄疸、心烦腹满、二便不利者。

冯世纶推荐处方

茵陈蒿 18 克，栀子 10 克，大黄 6 克。

上三味，以凉水 800 毫升浸泡 1 小时，煎 15～20 分钟，取汤 150 毫升温服。续水再煎一次温服。

237. 阳明证，其人喜忘者，必有蓄血。所以然者，本有久瘀血，故令喜忘。屎虽硬，大便反易，其色必黑者，宜抵当汤下之。

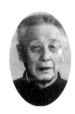

胡希恕注： 阳明病，即指大便干燥言。喜忘，即善忘，为有久瘀血的证候。热结于里，大便当硬，因有瘀血，故大便反易，而色亦必黑也，宜抵当汤下之。

胡希恕按： 由本条可知，以水蛭、虻虫所配伍的抵当汤，为治比较陈固的瘀血证矣。

238. 阳明病，下之，心中懊憹而烦，胃中有燥屎者，可攻；腹微满，初头硬，后必溏，不可攻之。若有燥屎者，宜大承气汤。

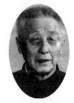

胡希恕注： 阳明病，虽已下之，遗热未除，故心中懊憹而烦。若里有燥屎，腹当硬满而拒按，则仍可攻之。若只微满而不实，大便必初头硬后溏，此乃虚烦的栀子豉汤证，则不可攻之。如确诊其有燥屎者，即宜以大承气汤攻之。

胡希恕按： 大实大满亦有燥屎为候，心中懊憹而烦，为栀子豉汤证和大承气汤证的共有症，腹微满或大实满为其主要鉴别法，此腹诊之所必知。

239. 病人不大便五六日，绕脐痛、烦躁、发作有时者，此有燥屎，故使不大便也。

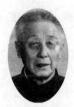

胡希恕注： 病人不大便五六日，肠中燥，大便硬，欲行则涩滞不前，故绕脐痛而烦躁。不行则痛与烦躁亦暂止，时休时作，故谓发作有时也，此为有燥屎，故使五六日不大便也。

胡希恕按： 绕脐痛、烦躁、发作有时，亦有燥屎为候，虽未出方，当宜以大承气汤攻之。

240. 病人烦热，汗出则解，又如疟状，日晡所发热者，属阳明也；脉实者，宜下之；脉浮虚者，宜发汗。下之与大承气汤；发汗宜桂枝汤。

胡希恕注： 病人烦热，汗出则解者，暗示不汗出而烦躁的大青龙汤证，经服大青龙汤后则汗出烦热即解也。但又续如疟状，于日将暮则定时发热，此已转属阳明病；如果诊其脉实，宜与大承气汤以下之；若脉不实而浮虚，则不关系阳明病，乃荣卫不调于外，则宜桂枝汤以发汗。

胡希恕按： 时发热汗出者，为桂枝汤证。但发热于日晡所，与阳明病日晡所发热者，很难区别，此时唯有辨之于脉，实则属阳明，浮虚乃在外也。不过只日晡所发热，即脉实又何至用大承气汤猛攻？殊不知将发汗，即转属阳明，病势猛剧，正在变化莫测之顷，缓恐恶证蜂起，当头痛击，此正其时。医者不但要知常规，更须知机应变，可与后之急下诸条互参自明。

241. 大下后，六七日不大便，烦不解，腹满痛者，此有燥屎也。所以然者，本有宿食故也，宜大承气汤。

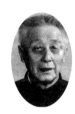

胡希恕注： 前用大承气汤大下以后，今又六七日不大便，而烦躁亦始终未解，今腹满且痛者，则有燥屎也。之所以大下后而又有燥屎者，因其人本有宿食，下而不尽的缘故，仍宜大承气汤下之。

胡希恕按： 此承前阳明病下之，心中懊憹而烦，胃中有燥屎者可攻条，而重申攻毒必尽之意。

242. 病人小便不利，大便乍难乍易，时有微热，喘冒不能卧者，有燥屎也，宜大承气汤。

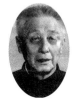

胡希恕注： 小便不利，则大便应溏，今以里热盛实，边流边结反而乍难乍易。热实于里，外只时有微热，喘冒不能卧，亦实热壅上为候，故肯定此有燥屎也，宜大承气汤攻之。

243. 食谷欲呕，属阳明也，吴茱萸汤主之。得汤反剧者，属上焦也。

胡希恕注： 属阳明，即属于胃的意思，不是转属阳明病。胃虚有寒饮，则食谷欲呕，宜以吴茱萸汤主之。若服吴茱萸汤，呕反增剧者，是把属于上焦的欲呕，而误以本方治之也。

胡希恕按： 得汤反剧者，属上焦也，暗指呕而不欲食的小柴胡汤证。本条主要为示吴茱萸汤证和小柴胡汤证的鉴别法，但与阳明病毫无关系，不应出此，或叔和编次时，见有属阳明一句，误列于此亦未可知。

【吴茱萸汤方】

吴茱萸（洗）一升，人参三两，生姜（切）六两，大枣（擘）十二枚。

上四味，以水七升，煮取二升，去滓，温服七合，日三服。

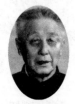

胡希恕方解：吴茱萸温中下气，佐以生姜尤能逐寒饮而止呕逆。另以人参、大枣补胃之虚，故治胃虚有寒饮，心下痞硬，烦躁吐逆，或头痛，或眩冒，或腹痛者。

冯世纶推荐处方

吴茱萸 15 克，人参 10 克，生姜 18 克，大枣 4 枚。

上四味，以凉水 700 毫升浸泡 1 小时，煎 15～20 分钟，取汤 150 毫升温服。续水再煎一次温服。

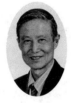

冯世纶解读：论中阳明病提纲已明确提出"阳明之为病，胃家实是也"，吴茱萸汤是治胃家虚寒，也即太阴病者，显与阳明病无关，"属阳明也"是后人加入或错简。

244. 太阳病，寸缓、关浮、尺弱、其人发热、汗出、复恶寒、不呕、但心下痞者，此以医下之也；如其不下者，病人不恶寒而渴者，此转属阳明也。小便数者，大便必硬，不更衣十日，无所苦也。渴欲饮水，少少与之，但以法救之。渴者，宜五苓散。

胡希恕注：寸缓、关浮、尺弱，疑非仲景语，其实即浮而缓弱的脉。

太阳病脉浮缓弱，为中风脉。其人发热、汗出、复恶寒，为中风证。里无饮、胃中无水，故不呕，而所以心下痞者，当不外以医误下所致，言外先宜桂枝汤以解外，外解已，再以泻心汤以攻痞。

如果不经误下，其人已不恶寒而渴者，此已转属为阳明病。既汗出，若复小便数者，则大便必硬，此由于津液内竭，与热实燥结的大便成硬者不同，即不大便十日，亦必无满痛之苦，言外不可与大承气汤攻之。至于渴欲饮水，可依少少与饮之方法救之。若与之饮而渴不止者，当是水不化气，宜与五苓散。

胡希恕按： 小便数而致大便硬，何以还用五苓散以利小便？历来注家多有争论，甚则以为条文有误，此皆只知利尿药能治小便不利，而不知其并治小便数也（书中亦常称小便自利）。基于多年的经验和研究，则小便频数，大多由于有水毒的存在，机体欲自小便加速排出的反应，但以自然良能的有限，虽使小便数，而竟达不到预期的效果，此时与以利尿的适方，使水毒得到排出，则小便数亦自止，并由于小便数所导致的大便硬和渴，亦不治而自愈。前白术附子汤条，亦以小便自利而致大便硬，乃去桂枝加白术以利尿，其治疗手段前后同，可互参。

245. 脉阳微，而汗出少者，为自和也。汗出多者，为太过。阳脉实，因发其汗，出多者，亦为太过。太过者，为阳绝于里，亡津液，大便因硬也。

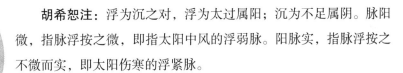

胡希恕注： 浮为沉之对，浮为太过属阳；沉为不足属阴。脉阳微，指脉浮按之微，即指太阳中风的浮弱脉。阳脉实，指脉浮按之不微而实，即太阳伤寒的浮紧脉。

太阳中风则自汗出，若汗出少者，津液无大伤损，故谓为自和；若汗出多者，必致津液大量亡失，故谓为太过。太阳伤寒当发汗，发汗宜取微似汗出者佳，若大发其汗，而使汗出多者，亦为太过。无论自汗与发汗，若汗出太过，则津液亡失，其结果必使阳绝于里，大便因而成硬也。

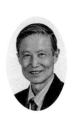

冯世纶解读： 胡希恕先生明确指出，《伤寒论》中的阳气、阳指津液，参第46条。这里要特别注意，"阳绝于里"，为津液绝于里。张仲景多次提及无阳、亡阳，与《内经》的阳气、阳热的概念是不同的，前有论述，本条"太过者，为阳绝于里，亡津液"，已明确阳绝于里为亡津液，但一些注家仍说是指"阳气极于里""阳热阻绝于里"，解释难圆其说。

246. 脉浮而芤，浮为阳，芤为阴，浮芤相搏，胃气生热，其阳则绝。

胡希恕注：浮脉主热，故谓为阳；芤脉主津血虚，故谓为阴。浮芤相搏者，即指热和津液相互影响，必致热者愈热，虚者愈虚，其结果则必致胃气生热，而津液绝于里。

胡希恕按：此论津液自虚，非因他故亡失所致，故专以脉论，津虚本可致热，热盛更使津虚，二者相搏，其结果必致胃气生热，阳绝于里，其亦必大便硬，自在言外。

247. 跌阳脉浮而涩，浮则胃气强，涩则小便数，浮涩相搏，大便则硬，其脾为约，麻子仁丸主之。

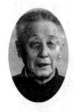

胡希恕注：跌阳脉为足阳明胃经的动脉，古人用以候胃。浮脉主热，胃有热则气盛，故谓浮则胃气强；涩主津虚，小便数则耗泻津液，故谓涩则小便数。浮涩相搏，亦必使阳绝于里，大便则硬，古人谓脾为胃运行津液，今胃中干已无津液可运，则脾的功能亦受到制约，故谓其脾为约，此宜麻子仁丸主之。

胡希恕按：以上共4条，为脾约证做较详细的阐明，虽所因各有不同，但津液绝于里而致大便硬的结果是一致的。此与大承气汤证热实燥结者，大不一样，若就大便难一症取治，最易弄错，以是连续论述，或以证分，或以脉辨，处处示人以辨之之道，并名之为脾约，出麻子仁丸的主治方，以示与大承气汤的证治显然有别。

【麻子仁丸方】

麻子仁二升，芍药半斤，枳实（炙）半斤，大黄（去皮）一斤，厚朴（炙，去皮）一尺，杏仁（去皮尖，熬，别作脂）一升。

上六味，蜜和丸，如梧桐子大，饮服十丸，日三服，渐加，以知为度。

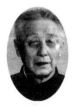

胡希恕方解：此于小承气汤中加润燥的麻子仁、芍药、杏仁等药，和蜜为丸，安中缓下，使正不伤，习惯性或老年人的便秘，以及虚人里有积滞者宜之。

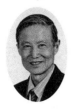

冯世纶解读：本方证当属阳明病证。必须注意：这里的"安中缓下，使正不伤，习惯性或老年人的便秘"，当属阳明病证者。大便硬、习惯性便秘属太阴病者，当禁用麻子仁丸。

248. 太阳病三日，发汗不解，蒸蒸发热者，属胃也，调胃承气汤主之。

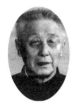

胡希恕注：太阳病三日，虽发汗而病不解，其人反蒸蒸发热者，此热发自于里，故谓属胃也，宜以调胃承气汤主之。

胡希恕按：太阳病才三日，发汗不解，马上即蒸蒸发热，传变可谓迅急。而不用大承气汤者，以无大汗出和腹满痛等症故也。

249. 伤寒吐后，腹胀满者，与调胃承气汤。

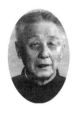

胡希恕注：吐后，胃气不和，而腹胀满者，宜与调胃承气汤。

胡希恕按：吐后，胃气不和而腹胀满，不要误为大实满，而与大承气汤以攻之。吐后，胃常不和，与调胃承气汤和其胃气，乃常法。

250. 太阳病，若吐、若下、若发汗后，微烦、小便数、大便因硬者，与小承气汤和之愈。

胡希恕注：太阳病，吐、下、发汗后，由于津液亡失，胃中干不和，故微烦，若复小便数，益使胃肠枯燥，因使大便硬难通者，宜与小承气汤和其胃气即愈。

胡希恕按：此由于太阳病误治而转属阳明病者，但里热不甚，故只微烦，虽使大便硬，不宜大承气汤猛攻。此虽有似脾约证，但脾约证，虽十日不大便无所苦，而此则只微烦，故不用麻子仁丸，而用小承气汤。辨证必如此入细，用药方能恰到好处。

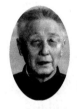

251. 得病二三日，脉弱，无太阳、柴胡证，烦躁，心下硬，至四五日，虽能食，以小承气汤少少与，微和之，令小安。至六日，与承气汤一升；若不大便六七日，小便少者，虽不受食，但初头硬后必溏，未定成硬，攻之必溏，须小便利，屎定硬，乃可攻之，宜大承气汤。

胡希恕注：无太阳、柴胡证，指无太阳表证和少阳柴胡汤证言。今既烦且躁，心下又硬，已四五日不大便，里实显然可见，但因脉弱，应虑其虚，虽能食为有热，因只宜少少与小承气汤微和其胃，稍安其烦躁，再行观察。至六日还不大便，可增与小承气汤一升；延至六七日仍不大便，虽不受食，为里当有燥屎，但若小便少者，大便亦必初头硬后溏，屎未定成硬，攻之必溏泻不止，必须待其小便利，屎定硬，乃可攻之，宜大承气汤。

胡希恕按：本条的脉弱和前之脉迟，均属不及一类脉，阳明病见之，必须精心观察，慎重用药，尤其脉弱而伴心下硬，更当虑其虚，即有一二实候，亦不可妄试攻下。以小承气汤少少与，微和之，令小安，至六日再与一升，用药何等慎重，四五日、五六日、六七日，观察何等周详。治大病难，治疑病更难，病家急躁，医者粗心，未有不败事者。四五日至六日，虽无不大便的明文，然据不大便六七日一语，则四五日至六日亦未大便自在言外，古文简练，须细玩之。

252. 伤寒六七日，目中不了了，睛不和，无表里证，大便难，身微热者，此为实也，急下之，宜大承气汤。

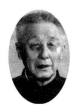

胡希恕注： 目中不了了者，谓视物不明也。睛不和者，谓眼球暗无光也。

伤寒六七日，其人突然目中不了了、睛不和，无发热恶寒的表证和大实大满的里证，虽只大便难而身微热，此热实于里，为候殊恶，虽外迫尚微，但上攻甚烈，病势猛暴，势须急下，宜大承气汤。

胡希恕按： 热实极于里，或迫于外，发于体表，而为身大热、汗出等症；或亢于上，波及头脑，而为烦躁、谵语等症，本条所述即系后者。不过伤寒表证，突然而罢，而里实诸候不待形成，竟出现目中不了了、睛不和的险恶证候，其来势猛暴，传变迅急，大有不可终日之势，哪得以只大便难，而身微热，再行观望之理？应急制变，唯有釜底抽薪，以大承气汤急下之一法。

253. 阳明病，发热、汗多者，急下之，宜大承气汤。

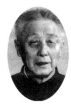

胡希恕注： 阳明病蒸蒸发热，大汗如流，为热蒸腾于里，津液欲竭于外的形象，应急下以救津，缓则无及，宜大承气汤。

胡希恕按： 壮热内迫，津液外越，故发热、汗多如流，如不急下，则津液立可枯竭，恶证蜂起，必致不救。

254. 发汗不解，腹满痛者，急下之，宜大承气汤。

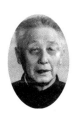

胡希恕注： 发汗不解，指太阳病发汗后而病不解，竟直传于里。腹满且痛，可见实结已甚，传变如此急暴，不可等闲视之，急下之，宜大承气汤。

胡希恕按： 以上 3 条，均属病势猛剧，传变迅急的证候，看似不重，稍有延误，恶候蜂起，祸变立至，故须急下，学者宜细玩而熟记之。

255. 腹满不减，减不足言，当下之，宜大承气汤。

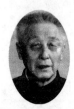

胡希恕注：此承上条的腹满痛言，虽以大承气汤急下之，但腹满不减，即有所减，亦微不足道，此还当下之，宜大承气汤。

胡希恕按：腹满不减，减不足言，虽属实满，则用厚朴三物汤即可，当无需大承气汤的峻攻，其承上条而言甚明，盖病重剧，常非一击即能收功，除恶务尽，故须再下。

256. 阳明少阳合病，必下利。其脉不负者，为顺也；负者，失也。互相克贼，名为负也。脉滑而数者，有宿食也，当下之，宜大承气汤。

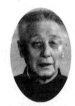

胡希恕注：本条应读为：下利，脉滑而数者，有宿食也，当下之，宜大承气汤。

胡希恕按：著者以阳明病本不下利，由于木来克土，故反下利，因以阳明少阳合病必下利冠之。此和其脉不负以下一段文字，均为附会五行家言，不足取法，故均置之不释。

又前于第214条，谓结实于里，脉不应滑疾（急），故不用大承气汤，而本条脉滑数，何以谓为有宿食而用大承气汤呢？不知此由于伤食而致下利，以其有热，故脉滑数，而并非热实燥结，若真燥结，虽有宿食，脉亦不会滑数，《金匮要略》曰："寸口脉浮而大，按之反涩，尺中亦微而涩，故知有宿食。"可证。

257. 病人无表里证，发热七八日，虽脉浮数者，可下之。假令已下，脉数不解，合热则消谷喜饥，至六七日不大便者，有瘀血，宜抵当汤。

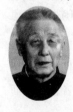

胡希恕注：病人无明显的表里证，而延续发热七八日不解，虽脉浮数者，亦可适方下之。假设已下，而脉数不解，热仍未除，其人亦当消谷善饥，下后至六七日而不大便者，有瘀血也，宜抵

当汤。

胡希恕按：重感冒，发汗后，高热不退，脉浮数、大便偏干者，多宜下之，尤以小柴胡加大黄石膏汤证和大柴胡加石膏汤证为最常见，下之即解。此证多见，读者试之。

258. 若脉数不解，而下不止，必协热便脓血也。

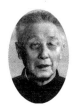

胡希恕注：如上所述，假设已下，而脉数不解，若下后而利不止者，利复有热，故必便脓血也。

胡希恕按：邪热内盛，虽依法下之，亦有转为便脓血的协热利者，此当于热利中求之。故未出方。

259. 伤寒发汗已，身目为黄，所以然者，以寒湿在里不解故也，以为不可下也。于寒湿中求之。

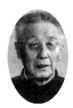

胡希恕注：伤寒发汗后，则身目发黄，所以然者，以寒湿在里，发汗则表热不解，热郁湿瘀，因而发黄。以为不可下，即诊病无实，不可下的意思。于寒湿中求之，即教人当利其小便以祛寒湿也。

胡希恕按：黄疸的发作，常以太阳伤寒证出现，急性黄疸型肝炎，尤其是这样，在未发黄前，亦常发热恶寒形似伤寒证，往往误为感冒治。无论发汗与否，必逐渐发黄。本条所谓以为不可下也，当有小便不利、大便溏等不可下症，教人不要用茵陈蒿汤和栀子大黄汤等下剂，当用茵陈五苓散以祛寒的方药治之。

260. 伤寒七八日，身黄如橘子色，小便不利，腹微满者，茵陈蒿汤主之。

胡希恕注：伤寒七八日，常为病传阳明的时期，若复小便不利，则湿热瘀于里，因使发黄，身黄如橘子色。腹微满为里实，故以茵陈蒿汤主之。

胡希恕按：此承上条，言黄疸病，亦有转属阳明而始发黄者。

261.伤寒，身黄发热，栀子檗皮汤主之。

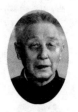

胡希恕注：伤寒，发热恶寒，今发热不恶寒，为湿病，今湿病发黄，故宜苦寒以除热，栀子檗皮汤主之。

【栀子檗皮汤方】

肥栀子（擘）十五个，甘草（炙）一两，黄檗二两。

上三味，以水四升，煮取一升半，去滓，分温再服。

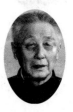

胡希恕方解：栀子、黄檗（又名黄柏）除热解烦，并均有驱黄作用，用甘草以缓急迫，故治黄疸发热、心烦而急迫者。

冯世纶推荐处方

栀子6克，炙甘草6克，黄柏6克。

上三味，以凉水500毫升浸泡1小时，煎15～20分钟，取汤150毫升温服。续水再煎一次温服。

262.伤寒，瘀热在里，身必黄，麻黄连轺赤小豆汤主之。

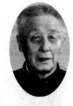

胡希恕注：伤寒里有湿则表不解，热郁湿瘀，身必发黄，麻黄连轺赤小豆汤主之。

胡希恕按：以上4条均论述黄疸的证治，以为证不同而治亦各异，辨证施治的精神于此亦可见其一斑。

【麻黄连轺赤小豆汤方】

麻黄（去节）二两，连轺（连翘根是）二两，杏仁（去皮尖）四十个，赤小豆一升，大枣（擘）十二枚，生梓白皮（切）一升，生姜（切）二两，甘草（炙）二两。

上八味，以潦水一斗，先煮麻黄再沸，去上沫，内诸药，煮取三升，去滓，分温三服，半日服尽。

胡希恕方解：麻黄、杏仁、大枣、甘草发汗解表，生梓白皮、连轺、赤小豆清热除湿，故此治表实无汗，瘀热在里而发黄者。

冯世纶推荐处方

麻黄 6 克，连翘 6 克，杏仁 6 克，赤小豆 15 克，生梓白皮 15 克，生姜 15 克，大枣 4 枚，炙甘草 6 克。

上八味，以凉水 800 毫升浸泡 1 小时，煎 15 ～ 20 分钟，取汤 150 毫升温服。续水再煎一次温服。

辨阳明病脉证并治后 56 条小结

以上诸条，主要是阐明阳明病的具体证治，概要地讲，若阳明病只见外证，而胃还不实者，则宜白虎汤；若复渴欲饮水者，津液已有耗伤，则宜白虎加人参汤；若已胃家实，宜随其为证的轻重缓急，选用三承气汤以下之。但其中亦有由于津液亡失而致大便硬不通者，古人谓之为脾约，宜以麻子仁丸以润下，或须使自欲大便，而行蜜煎导或大猪胆汁等法，导之使下。此外，抵当汤的攻瘀血，茵陈蒿汤的驱黄疸，亦均用于里实，当属阳明病的法剂一类。余者多为因证应变之治，与阳明病证治无关也。

阳明病证治结要

阳明病和前之太阳病一样，它不是什么个别的病，而是各种疾病所常见的一般的证。由于它有外证和腹证两方面的特征，这就说明了阳明病可有热而不实和亦热亦实的两种证型反应，若白虎汤证、白虎加人参汤证等即属于前者；若大小承气汤证、调胃承气汤证等即属于后者。不过前者证情单纯，而后者比较复杂，故本篇论述，亦偏重于后者。

　　热实于里者，下之即愈，故阳明病虽热实、大便硬，但并不可虑，而可虑者为津液再虚，热最耗伤津液，热极则津液未有不虚者，待至病实正虚，攻补两难措手之境，必致不救，此阳明病之所以有急下证者，即急下其热以救津液也。不过大承气汤为攻下峻药，用非其证亦足害人，所以方证之辨，至关重要。但津液亡失亦往往足使大便硬结，如无所苦，当导之，使其欲自大便。即使大便多日不通，亦只宜麻子仁丸以润下，而不可以汤药下之。

　　抵当汤本为攻瘀，茵陈蒿汤用于驱黄，为因虽殊，但均属里位的实证，当亦阳明病一类，因并及之，以此类推，则桃核承气汤证、大陷胸汤证等亦均属于阳明病，可勿待言。即如瓜蒂散为苦寒吐药，而驱在上的实邪，亦属阳明病的法剂，不可不知。

第三篇

辨少阳病脉证并治

（起 263 条迄 272 条）

263. 少阳之为病，口苦、咽干、目眩也。

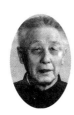

胡希恕注：少阳病，即半表半里的阳证，阳热之邪，郁集于胸腹腔间，外不得出于表，内不得入于里，热循孔道以上炎，则口苦、咽干、目眩三者，乃其必然的反应，以之为少阳病的有热特征。

胡希恕按：半表半里为胸腹二大腔间，乃诸脏器所在之地。若病邪集中于此体部，常诱使诸不同的脏器发病，为病相当复杂多变，不过若只是多热的阳证，其热必循孔道以上犯，则口苦、咽干、目眩即成为一般的证候反应，故为少阳病的概括特征。

264. 少阳中风，两耳无所闻、目赤、胸中满而烦者，不可吐下，吐下则悸而惊。

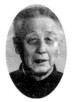

胡希恕注：少阳中风，即指太阳中风转属少阳而言者。两耳无所闻、目赤者，亦同口苦、咽干、目眩一样，亦皆热邪充斥于胸腹腔间，上犯头脑为证。胸中满而烦者，即胸胁苦满而且心烦也。此本柴胡证，故不可吐下，若误行吐下，徒虚其胃气，亡津液，其结果更不止于心烦，还使其人悸而惊。

265. 伤寒，脉弦细，头痛发热者，属少阳。少阳不可发汗，发汗则谵语。此属胃，胃和则愈，胃不和，烦而悸。

胡希恕注：太阳伤寒脉浮紧，弦细为少阳脉，伤寒脉变浮紧为弦细，虽头痛发热则已转属少阳病了。少阳病不可发汗，若误为伤寒而发其汗，亡失津液，胃中燥必谵语，故谓此属胃，此可与调胃承气汤和其胃即愈。若不使胃和，则必进而烦躁且心悸也。

胡希恕按：上条述少阳不可吐下，此又说少阳不可发汗，可见少阳病的治疗只有和之一法。

266. 本太阳病不解，转入少阳者，胁下硬满、干呕不能食、往来寒热，尚未吐、下，脉沉紧者，与小柴胡汤。

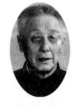

胡希恕注： 凡太阳病不解，而转入少阳病者，则一般常现胁下硬满、干呕不能食、往来寒热等证候表现，若还未经过吐、下等误治，而脉沉紧者，则宜与小柴胡汤。

胡希恕按： 前二条分就中风伤寒转属少阳病，而提出不可吐、下、发汗的禁忌，而本条又概括中风和伤寒，凡太阳病不解而转入少阳者，对此提出一般的证和治，详见太阳病篇小柴胡汤证，可参考。

267. 若已吐、下、发汗、温针，谵语，柴胡汤证罢，此为坏病，知犯何逆，以法治之。

胡希恕注： 上述的柴胡汤证，若已经吐、下、发汗、温针等误治，而发谵语，并原有的柴胡汤证已罢，此为逆治的坏病，柴胡汤已不可与之，当详审其所犯何逆，宜随证以法治之。

268. 三阳合病，脉浮大，上关上，但欲眠睡，目合则汗。

胡希恕注： 太阳病脉浮，阳明病脉大，关上以候少阳，今浮大之脉俱上于关上，为三阳俱现的脉应，故谓三阳合病。热困神昏，故但欲眠睡，津虚不守，故目合则汗。

胡希恕按：《金匮要略》曰："病人脉浮者在前，其病在表；浮者在后，其病在里。"此以脉位候病在表里的方法。简言之，即寸以候表，尺以候里，关以候半表半里，今浮大脉上于关上，虽谓为三阳合病，其实浮、大均主热主虚，而现于关上，正为少阳热盛津虚之应，故重点仍在少阳，常以小柴胡加石膏汤治肺结核之盗汗屡验，读者可试之。

269. 伤寒六七日，无大热，其人躁烦者，此为阳去入阴故也。

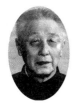

胡希恕注：无大热者，谓无太阳病的翕翕发热、阳明病的不恶寒但恶热、少阳病的往来寒热等外现的诸热证。无热而躁烦者，当不是阳证的热烦，而属阴证的虚烦，故谓此为阳去入阴故也。

270. 伤寒三日，三阳为尽，三阴当受邪。其人反能食而不呕，此为三阴不受邪也。

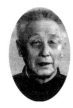

胡希恕注：伤寒一日太阳受之，二日阳明受之，三日少阳受之，四日太阴受之，五日少阴受之，六日厥阴受之，今伤寒三日，三日已尽依次当太阴受之，太阴病则腹满而吐，食不下，今其人反能食而不呕，故知三阴不受邪。

胡希恕按：此为《内经》六经递传之说，不可信。通过实践，病从表传入半表半里，或直传于里，或从半表半里再传于里，均属屡经屡见的事实。若据上说，则阳明可传少阳，太阴亦可传少阳，不但无此事实，即书中亦未有此例，今出此岂不自相矛盾？或系晋人作伪，亦未可知。

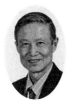

冯世纶解读：岳美中指出说："《伤寒论》所论六经与《内经》迥异，强合一起只会越讲越糊涂，于读书临证毫无益处。"一些注家认为《伤寒论》的六经来自《素问·热论篇第三十一》，本条即附会其六经递传之说，无论如何自圆其说，理亦难通。

271. 伤寒三日，少阳脉小者，欲已也。

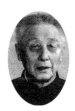

胡希恕注：阳证脉减为邪气衰，故伤寒三日，少阳脉小者，为病欲已之候。

胡希恕按：此少阳脉小，乃统三阳而言，不应是专论少阳。

272. 少阳病，欲解时，从寅至辰上。

少阳病证治结要

少阳病，即半表半里的阳证，由于半表半里位于胸腹二大腔间，为诸脏器所在之地，若病邪充集于此体部，则往往导致某一脏器或某些脏器的异常反应，故无论少阳病或厥阴病，则证候的变化相当复杂，实远非表里诸证所及，以是则不可能如表里为证那样，做出一种比较概括的提纲，即以少阳病的口苦、咽干、目眩而论，则亦未免失之空泛。因为热结于里的白虎汤证，亦有口苦、咽干、目眩为候，而少阳病若热少者，反不一定即有口苦、咽干、目眩的出现。故少阳病之辨，与其求之于正面，还不如求之于侧面，更较正确。此即是说，凡阳性病证，若诊其不属于太阳病，同时又不属于阳明病者，即可确断为少阳病。有关少阳病证治散见于各篇（都是为了说明方便），而本篇只提一小柴胡汤证，须知少阳病证并不只限于柴胡汤证，而且也不限于太阳病的转属，其自发的少阳病证反而更多，若前之栀子豉汤类、半夏泻心汤类、黄芩汤类等，亦均是少阳病的法剂也。

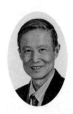

冯世纶解读：胡希恕先生认为"由于半表半里为诸脏器所在之地，若病邪充集于此体部，则往往导致某一脏器或某些脏器发病，故其为证复杂多变""而治剂亦以少阳为繁多也"。其所指是根据临床观察，不论是急性病还是慢性病，临床所见以少阳方证为多，治用方药以少阳为多，而不是仅指仲景书中出现的方证。值得说明的是，胡希恕先生所举栀子豉汤类、半夏泻心汤类亦属少阳有待商讨，我们在《解读张仲景医学经方六经类方证》中有探讨，可资参考。

由三阳病的排列顺序可知，在经方发展过程中，我们的祖先，是先认识到表证治和里证治，而后认识到半表半里证治，更说明《伤寒论》的六经不同于《内经》的六经。

第四篇

辨太阴病脉证并治

（起 273 条迄 280 条）

273. 太阴之为病，腹满而吐，食不下，自利益甚，时腹自痛。若下之，必胸下结硬。

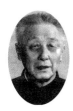

胡希恕注： 太阴病，即里阴证，它经常以腹满而吐、食不下、自利益甚、时腹自痛等一系列症状反映出来，故凡病若见此一系列症状者，即可确断是太阴病，依治太阴病的方法治之，便不会错误的。太阴病的腹满属虚满，慎勿误为阳明病的实满而下之，若误下之，则必致胸下结硬之变。

胡希恕按： 太阴病与阳明病，是在同一里位所反映出来的阴阳两种不同的证，为便于理解，再就其证候，逐一说明之。由于胃肠虚弱，因使停水多寒，故腹满而吐、食不下，里虚之极，不但停水，而且不能保持之，以是则自下利，益甚者，谓此自下利，较一般阳证的下利为更甚也。时腹自痛者，谓腹中因有寒而自痛，稍暖时则亦自止也。基于以上的说明，太阴病不也和阳明病一样，都是来自胃肠中的证候反应吗？不过一则为热为实，一则为寒为虚罢了。

274. 太阴中风，四肢烦疼，阳微阴涩而长者，为欲愈。

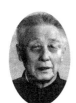

胡希恕注： 太阴中风，谓太阳中风转属太阴病者。太阳证未罢，故四肢烦疼。阳微，即脉浮微。阴涩，即脉沉涩。外邪已衰，故脉阳微；虽里虚而脉阴涩，但脉不短而长，胃气不衰，故病当自愈。

胡希恕按： 太阳病传里，以转属阳明病为常，然亦间有转属太阴病者，本条所述，即太阳转属太阴的欲愈证。

275. 太阴病，欲解时，从亥至丑上。

276. 太阴病，脉浮者，可发汗，宜桂枝汤。

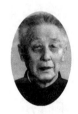

胡希恕注：太阴病，即指腹痛自下利为证言，但脉浮为病在表，此亦表里合病之属，故宜桂枝汤以发汗。

胡希恕按：下利而有表证者，宜发汗解之，前之太阳阳明合病而下利者，用葛根汤，与本条用桂枝汤取法同。不过此只言脉浮，但必兼缓弱，或有自汗出，若脉浮紧而无汗，则宜葛根汤，而不宜桂枝汤。于此还须注意者，葛根汤与桂枝汤均属发汗解热剂，宜于阳证不宜于阴证，若真虚寒甚于里的太阴病，若为并病，虽表未解，亦宜先救其里，如太阳病篇所述，下利清谷而身疼痛者为例是也。若在合病，亦应用配伍干姜、附子的白通汤，而葛根汤、桂枝汤俱不中与之，不可不知。

277. 自利不渴者，属太阴，以其脏有寒故也，当温之，宜服四逆辈。

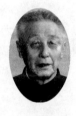

胡希恕注：凡病自下利而不渴者，均属太阴病。太阴病下利之所以不渴，以其脏虚有寒饮的关系，治宜四逆辈以治之。

胡希恕按：四逆辈，乃指四逆汤类和理中汤类而言者。此述太阴病下利的正治大法，其具体证治均详于各篇有关条文，于此只概要示之。

278. 伤寒脉浮而缓，手足自温者，系在太阴。太阴当发身黄；若小便自利者，不能发黄。至七八日，虽暴烦下利，日十余行，必自止，以脾家实，腐秽当去故也。

胡希恕注：本条前半见于阳明病篇，今只就后半解之。

至七八日，若大便不硬，而反暴烦下利日十余行，则此下利亦必自止，因胃气壮实，不容湿浊秽物存在故也，言外湿去利止，病当自愈。

胡希恕按：里证者，为机体欲借涌吐或下利的转机，自消化道以解除病邪也，但往往限于自然的良能，反致欲吐不能吐，或大便难的里实证；或虽得吐利，但以胃肠机能沉衰，不但病邪不去，而反致吐利不止的里虚证。本条所述"虽暴烦下利，日十余行，必自止，以脾家实，腐秽当去故也"，正是说明机体抗病机制的胜利，脾家实，可作胃气强解，古人误以脾为消化器官，由于不明生理故也。

279.本太阳病，医反下之，因而腹满时痛者，属太阴也，桂枝加芍药汤主之；大实痛者，桂枝加大黄汤主之。

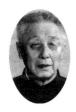

胡希恕注：太阳病宜汗不宜下，而医反下之，因使表邪陷于里，而为表里并病。太阴病有腹满时痛症，今亦腹满时痛，故谓属太阴，其实此腹满并非太阴病的虚满，而此时痛，亦非太阴病的寒痛，是阳证而不是阴证，故以桂枝汤以解外，加量芍药以治腹满痛。若更大实痛者，还须更加大黄以下之。

胡希恕按：此腹满时痛本非太阴证，而谓属太阴者，盖亦另有深意，教人辨证，宜全面细审，片面看问题，往往弄错。太阴病虽有腹满时痛，但腹满时痛者，不一定即属太阴，如前条自利不渴者，属太阴，以其脏有寒故也，言外自利而渴者，不但无寒而且有热，当然不属太阴也。不过前者言在明处，而此言在暗处也。

【桂枝加芍药汤方】

桂枝（去皮）三两，芍药六两，甘草（炙）二两，大枣（擘）十二枚，生姜（切）三两。

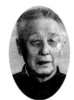

上五味，以水七升，煮取三升，去滓，温分三服。本云桂枝汤，今加芍药。

胡希恕方解：于桂枝汤中增加治腹挛痛的芍药，故治桂枝汤证而腹挛痛甚者。

冯世纶推荐处方

桂枝 10 克，白芍 18 克，炙甘草 6 克，生姜 15 克，大枣 4 枚。

上五味，以凉水 700 毫升浸泡 1 小时，煎 15～20 分钟，取汤 150 毫升温服。续水再煎一次温服。

【桂枝加大黄汤方】

桂枝（去皮）三两，大黄二两，芍药六两，生姜（切）三两，甘草（炙）二两，大枣（擘）十二枚。

上六味，以水七升，煮取三升，去滓，温服一升，日三服。

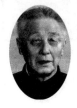

胡希恕方解：于桂枝加芍药汤中更加通便的大黄，故治桂枝加芍药汤证而大便难者。

冯世纶推荐处方

桂枝 10 克，大黄 6 克，白芍 18 克，炙甘草 6 克，生姜 15 克，大枣 4 枚。

上六味，以凉水 700 毫升浸泡 1 小时，煎 15～20 分钟，取汤 150 毫升温服。续水再煎一次温服。

280. **太阴为病，脉弱，其人续自便利，设当行大黄、芍药者，宜减之，以其人胃气弱，易动故也。**

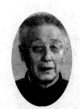

胡希恕注：太阴为病，本虚寒在里，故脉常弱。其人续自便利者，即自下利不止之意。假设当用大黄、芍药者，亦宜减之，因为胃气沉弱，不胜苦寒攻伐故也。

胡希恕按：太阴病下利，没有用芍药、大黄的机会，假设当行大黄、芍药云云，无理，恐非著者话。

冯世纶解读：对本条注解，多数注家以文顺解，胡希恕先生前期亦如是，即把本条理解为阴阳虚实交错互见的下利。但后期明显改变了注解，认为太阴病下利，没有用芍药、大黄的机会，"假设当行大黄、芍药云云，无理，恐非著者话"，最后做以上解。

太阴病证治结要

太阴病，即里阴证，它和阳明病恰好是对子。本篇只有 8 条，而且大多不是说明真的太阴病，但于第 273 条即有明确的概括提纲，于第 277 条又明确指出正治大法，对于太阴病的说明已无遗憾。至于具体证治，大部见于少阴病篇，因于此从略。本属太阴病的证治，而特出于少阴病篇，著者当另有深意，此将于少阴病篇细论之，此不多赘。

第五篇

辨少阴病脉证并治

（起 281 条迄 325 条）

281. 少阴之为病，脉微细，但欲寐也。

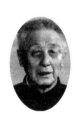

　　胡希恕注：少阴病，即表阴证，条文所论即是对照太阳病说的，意是说，脉浮头项强痛而恶寒的太阳病，若脉兼见微细，而并但欲寐者，即是少阴病。

　　胡希恕按：素即体弱或老年气血俱衰者，患外感当发表证时，则常作少阴病形。由于气血俱不足，故脉亦应之微细。虚则困倦少神，因而但欲寐也。

282. 少阴病，欲吐不吐、心烦、但欲寐、五六日自利而渴者，属少阴也。虚故引水自救，若小便色白者，少阴病形悉具。小便白者，以下焦虚有寒，不能制水，故令色白也。

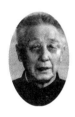

　　胡希恕注：少阴病，里有水饮，欲吐而不得吐，故心烦。但欲寐，为少阴本证。五六日时传里而并发太阴病，故自下利。少阴病津液本虚，今又下利，故渴。因为自利不渴者属太阴，今由少阴病转属则渴，故谓属少阴。小便色白，为代谢机能沉衰的反应，古人谓为下焦有寒，亦辨少阴病的一症，故谓少阴病形悉具也。

　　胡希恕按：少阴病本虚，其传里多为太阴病，本条所述即少阴太阴病的并病。

283. 病人脉阴阳俱紧，反汗出者，亡阳也。此属少阴，法当咽痛而复吐利。

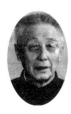

　　胡希恕注：太阳伤寒，则脉阴阳俱紧，但伤寒不汗出，今则汗出，故谓反汗出。此以邪盛正虚，精气外越，因谓亡阳也。此属少阴者，谓虽脉阴阳俱紧形似太阳伤寒，但就汗出亡阳的情况，正属系于少阴。阳脉紧为外邪盛，阴脉紧为里有寒（饮），故法当咽痛而复吐利。

胡希恕按： 法当咽痛而复吐利，为预后言，宜与后之猪肤汤条互参自明。

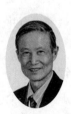

冯世纶解读： 胡希恕先生对本条注解曾多次修改，其中一次注解谓为："邪盛津虚，并于半表半里必咽痛，并于里更必吐利也。"即考虑病由表往里传变。其实，这种传变，临床还是多见的，即原是太阳伤寒表证，由于汗出多而津虚，而成少阴证，或传半表半里而为少阳或厥阴，或传里为太阴或阳明，此即本条之大意。本次的按语很重要，宜注意。

284. 少阴病，咳而下利、谵语者，被火气劫故也，小便必难，以强责少阴汗也。

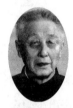

胡希恕注： 火气激动里饮，上迫于肺则咳，下注于肠则利。火邪入胃则谵语。少阴病又忌火攻，少阴病津液本虚，而以火迫使大汗，津液枯竭，小便必难。

285. 少阴病，脉细沉数，病为在里，不可发汗。

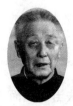

胡希恕注： 细数之脉而见于沉，为里热血虚之候，此传里转属阳明，故谓病在里，不可发汗。

胡希恕按： 少阴津液气血本虚，若内传阳明，耗津燥结均极速，故切忌发汗。

286. 少阴病，脉微，不可发汗，亡阳故也。阳已虚，尺脉弱涩者，复不可下之。

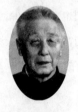

胡希恕注： 少阴病，寸脉甚微者，为津液虚于外，则不可发汗。若尺脉弱涩者，为血不足于里，故更不可下之。

胡希恕按： 由于后文的尺脉涩，可知前文的脉微，当是寸脉微，故解如上。前"少阴之为病，脉微细"与本条的脉微，大有区别，前是浮中按之微而细，而此为但微而不浮。少阴脉微，绝不可发汗，此于治疗甚关重要，不可不辨。

287. 少阴病，脉紧，至七八日，自下利，脉暴微，手足反温，脉紧反去者，为欲解也，虽烦、下利，必自愈。

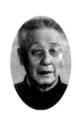

胡希恕注：少阴病脉紧，即承前之"病人脉阴阳俱紧"条，至七八日传里转属太阴则自下利，邪尽陷于里，故脉暴微。利前手足不温，而今反温者，为胃气复振，腐秽不容停留也。利前脉紧，而今脉紧反去者，邪共下利排出于外也。胃复邪去，虽烦、下利，必自愈。

胡希恕按：此承前"病人脉阴阳俱紧"条，述下利后，胃气复振的自愈证，可与太阴病篇"脾家实，腐秽当去"条互参。

288. 少阴病下利，若利自止，恶寒而蜷卧，手足温者，可治。

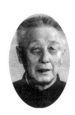

胡希恕注：蜷卧，即屈身向前而卧，恶寒之极乃屈缩其身而卧也。

少阴病下利，乃概少阴太阴合病和并病言，意是说，不论合病或并病，凡少阴病而下利者，若利自止，其人虽恶寒而蜷卧，而手足自温者，为胃气未衰，故病可治。

胡希恕按：精气泻尽则下利止，胃气自复则下利亦止，前者死而后者生，本条所述，即属后者。

289. 少阴病，恶寒而蜷，时自烦，欲去衣被者，可治。

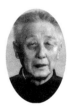

胡希恕注：少阴病虽恶寒而身蜷，但其人时自烦，而欲去其衣被者，此虽外似极寒，而里实真热，必不至并发太阴病呕吐、下利

等重证，故为可治。

胡希恕按：此虽现少阴病极寒的外观，而实际是有大热的阳证，即前太阳病篇中，所谓身大寒反不欲近衣者，寒在皮肤，热在骨髓者是也。阴寒证多虚难疗，阳热证多实易治，故谓为可治。

290. 少阴中风，脉阳微阴浮者，为欲愈。

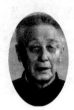

胡希恕注：脉阳微，即寸脉微，寸以候表，寸脉微为表邪已衰。脉阴浮，即尺脉浮，尺以候里，尺脉浮为里气渐充，此为邪退正复之象，故少阴中风见此脉者，为欲愈。

胡希恕按：仲景脉法有以浮沉分阴阳者，亦有以寸尺分阴阳者，本条当指寸尺言。

291. 少阴病，欲解时，从子至寅上。

292. 少阴病，吐利，手足不逆冷，反发热者，不死。脉不至者，灸少阴七壮。

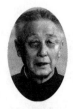

胡希恕注：少阴病，转属太阴，而呕吐、下利者，若手足不逆冷，而反发热者，为胃气不衰，故不死。假设脉不至者，可灸少阴、太溪二穴各七壮。

293. 少阴病，八九日，一身手足尽热者，以热在膀胱，必便血也。

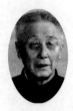

胡希恕注：少阴病八九日，传里而发阳明病，故一身手足尽热。由于其人便血，知为热入血室，故谓以热在膀胱也。

胡希恕按：阳明病下血，为热入血室的要症，但一身手足尽热，肯定不了为热在膀胱，同时有便血才能肯定之（此可与阳明病篇下血谵语互参自明）。以热在膀胱，宜读在必便血之后。

294.少阴病，但厥无汗，而强发之，必动其血，未知从何道出，或从口鼻，或从目出者，是名下厥上竭，为难治。

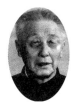

　　胡希恕注：血不充于四末则厥，故少阴病厥者，必无汗，故但厥无汗。若强发其汗，则必动其血，因致口鼻出血或目出血等，不一其道。肢厥者，血本虚，上出血更使之竭，因名之下厥上竭，此证为难治。

胡希恕按：此述少阴病而四肢厥者，不可发汗，若强发之，必致下厥上竭难治之证。

295.少阴病，恶寒身蜷而利、手足逆冷者，不治。

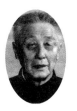

　　胡希恕注：少阴病并于太阴而下利，恶寒身蜷，虚寒已甚，手足不温而逆冷者，则胃气已衰，故不治。

296.少阴病，吐利、躁烦、四逆者，死。

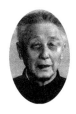

　　胡希恕注：少阴病并于太阴，则上吐下利，若其人躁烦不宁、四肢厥逆者，为胃气已败，生机欲息之象，故死。

297.少阴病，下利止而头眩、时时自冒者，死。

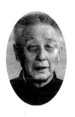

　　胡希恕注：少阴病并于太阴而下利，胃气不复，精气已尽而利止。头眩、时时昏冒者，为血虚上竭之证，必死。

胡希恕按：头眩、时时自冒，即今所谓脑贫血症。本条所述，为胃气沉衰、精气虚竭所致也。

298. 少阴病，四逆、恶寒而身蜷、脉不至、不烦而躁者，死。

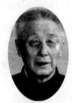

胡希恕注：少阴病四逆、恶寒而身蜷，则虚寒至甚。血虚心衰则脉不至。因无热故不烦，神欲离故躁，病属不治，必死。

胡希恕按：四逆、脉细欲绝者，与当归四逆汤尚可治。但至脉不至，不但血不足而心亦大衰，尤其不烦但躁，死在顷刻矣。

299. 少阴病，六七日，息高者，死。

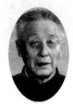

胡希恕注：少阴病，六七日，突然呼吸困难，息促声高者，气脱于上也，此大凶候，主死。

胡希恕按：以上两条，前者为血竭，后者为气脱，均为少阴并厥阴的死证。

300. 少阴病，脉微细沉，但欲卧，汗出不烦，自欲吐，至五六日自利，复烦躁不得卧寐者，死。

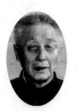

胡希恕注：脉微细，但欲卧，为少阴本有的脉和证，始得之病在表，微细之脉反见于沉，可知为寒饮在里之应。汗出不烦者，暗示除上之脉证外，原来还有发热、烦，因服过麻黄细辛附子汤微发汗，汗出热解而已不烦也。但寒饮未除，故自欲吐，则太阴病的证渐显，此时急与附子汤温中以逐饮，本可治愈，待至五六日，终因胃虚无力收摄而自下利，又复烦躁以致不得卧寐者，更是生机欲息难得暂安之象，故不免于死。

胡希恕按：少阴病本虚，若里有伏饮，势必转属太阴，与麻黄细辛附子汤，虽汗出不烦，但自欲吐，明明里饮未除已有内传太阴之渐，奈何待至五六日，终至中虚失摄自下利，而成不治死证。此正告医者，要知防微杜渐也。学者宜与后之麻黄细辛附子汤、附子汤、四逆汤等条互参，而细研之。

辨少阴病脉证并治前 20 条小结

以上可视为少阴病的总论，少阴与太阳，为同在表位的阴阳二类不同的证，历来读者误以经络名称，不承认少阴为表证，但论中屡见少阴病不可发汗的禁例，若不是病在表，提出这些禁汗条例，岂非废话！少阴病本虚，维持在表的时间甚暂，二三日后即常传里或传半表半里，而且传里多传太阴、传半表半里多传厥阴，与太阳病传里多传阳明、传半表半里多传少阳者亦正相反。少阴病在表本无死证，但其死证，均在并于太阴或厥阴时见之，最后所提死证诸条，均属其例。

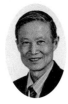

冯世纶解读： 本小结是胡希恕先生始终理会读《伤寒论》的总结，率先提出少阴属表，是解读少阴病的关键，亦是解读六经的关键。

301. 少阴病，始得之，反发热，脉沉者，麻黄细辛附子汤主之。

胡希恕注： 少阴病以不发热为常，始得之病在表，脉亦不当沉，今反发热而脉沉，沉为寒饮在里，但发热为邪在表，故以解表兼温中逐饮的麻黄细辛附子汤主之。

胡希恕按： 太阳病篇谓发热恶寒者，发于阳也，无热恶寒者，发于阴也，故少阴病以不发热为常。脉沉主里有寒饮，本不宜发汗，今以始得之而又发热，则表邪明显，因以两解表里的麻黄细辛附子汤主之。

【麻黄细辛附子汤方】

麻黄（去节）二两，细辛二两，附子（炮，去皮，破八片）一枚。

上三味，以水一斗，先煮麻黄减二升，去上沫，内诸药，煮取三升，去滓，温服一升，日三服。

胡希恕方解： 此于麻黄附子甘草汤中去甘缓的甘草，而加祛寒逐饮的细辛，故治麻黄附子甘草汤证而有寒饮者。

麻黄 6 克，细辛 6 克，炮附子 15 克。

上三味，以凉水 700 毫升浸泡 1 小时，煎 15 ～ 20 分钟，取汤 150 毫升温服。续水再煎一次温服。

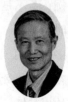

冯世纶解读： 麻黄附子甘草汤治疗单纯的少阴病，麻黄细辛附子汤治疗少阴病合并里有寒饮者，即少阴太阴合病证。

302. 少阴病，得之二三日，麻黄附子甘草汤微发汗，以二三日无里证，故微发汗也。

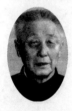

胡希恕注： 少阴病，始得之二三日时，以不传里而无里证为常，则宜麻黄附子甘草汤，微发汗以解表。

胡希恕按： 由上条脉沉而用麻黄细辛附子汤，则可知本条脉自不沉。麻黄附子甘草汤为少阴病发汗的主方，亦即伤寒无汗这类的发汗剂，若中风汗自出的少阴病，当于桂枝加附子汤类中求之，已详于太阳病篇，故不重出。少阴病二三日无里证，明明告人本是表证，以其多虚、传变较速，三日后即要传里或半表半里，但并不是说，少阴病根本即是在里的病。

【麻黄附子甘草汤方】

麻黄（去节）二两，甘草（炙）二两，附子（炮，去皮，破八片）一枚。

上三味，以水七升，先煮麻黄一两沸，去上沫，内诸药，煮取三升，去滓，温服一升，日三服。

胡希恕方解： 麻黄、甘草发汗缓急，附子温中兴衰，此少阴病无汗之发表主方。以其本虚，麻黄用量甚轻，微发汗也。

麻黄6克，炙甘草6克，炮附子15克。

上三味，以凉水700毫升浸泡1小时，煎15～20分钟，取汤150毫升温服。续水再煎一次温服。

303. 少阴病，得之二三日以上，心中烦，不得卧，黄连阿胶汤主之。

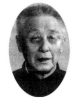

胡希恕注：少阴病得之二三日以上，而心中烦、不得安卧入睡者，病已传半表半里而为少阴少阳的并病，故作以上的虚烦证，宜黄连阿胶汤主之。

胡希恕按：本方治心中烦、不得卧，颇似栀子豉汤证，不过本方偏于治虚而咯血、吐血或下利腹痛、便脓血，而虚烦者用之有验，但栀子豉汤则否。

【黄连阿胶汤方】

黄连四两，黄芩二两，芍药二两，鸡子黄二枚，阿胶三两（一云三挺）。

上五味，以水六升，先煮三物，取二升，去滓，内胶烊尽，小冷，内鸡子黄，搅令相得，温服七合，日三服。

胡希恕方解：黄连、黄芩除热解烦，芍药、阿胶、鸡子黄养血补虚，故治上焦有热、阴血不足而心中烦悸不得眠者。

胡希恕按：久利、便脓血或血便，以及诸失血证，而心中烦不得眠者，用本方均有验。

黄连12克，黄芩6克，白芍10克，鸡子黄2枚，阿胶10克。

上五味，以水600毫升先煎前三物，取汤150毫升，阿胶烊化加入5克，内鸡子黄一枚温服。续水再煎一次温服。

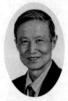

冯世纶解读：本方证主要为心中烦，不得卧，胡希恕先生从少阴病传变规律解，认为属少阴少阳并病，有一定道理。不过，我们联系了胡希恕先生其他相关注解，认为应做进一步合理的解答。胡希恕先生在讲解桂枝加芍药汤证时指出："其实此腹满并非太阴病的虚满，而此时痛，亦非太阴病的寒痛，是阳证而不是阴证。"明确了芍药有补血、解痉挛、清热作用，是治阳明里热，而不是治太阴虚寒。黄连阿胶汤中的黄连、黄芩苦寒清热，阿胶、鸡子黄亦皆甘平养血清热，全方无一如小柴胡汤中有甘温者，故黄连阿胶汤为治里热兼养血之剂。再参看胡希恕先生在按语中说，本方治"久利、便脓血或血便"，更可知，本方的适应证明显为阳明里实热证。故本条应解为：少阴病二三日传里，里热而致心烦、不得卧，即本方证属阳明病。

304. 少阴病，得之一二日，口中和，其背恶寒者，当灸之，附子汤主之。

胡希恕注：里有寒，则口中和。胃中有饮，则背恶寒。少阴病一二日，即见此候，急当温中逐饮，缓则必并于太阴而吐利也，故当灸之，并以附子汤主之。

胡希恕按：《金匮要略》曰："夫心下有留饮，其人背寒冷如掌大。"少阴病本虚，虽得之一二日，尚未传里，但口中和，背恶寒，里寒有饮为候已显，亦宜温中逐饮以救里，可止吐利于未萌，此即良工治未病的手段。至于当灸何穴，书中无明言，诸家多谓膈关（第七椎下两旁三寸陷中）及关元（腹中线任脉脐下三寸）各穴，是否，存以待证。

【附子汤方】

附子（炮，去皮，破八片）二枚，茯苓三两，人参二两，白术四两，芍药三两。

上五味，以水八升，煮取三升，去滓，温服一升，日三服。

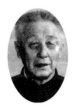

胡希恕方解：主用附子温中祛寒，佐以人参健胃补虚，茯苓、白术利小便以逐留饮，与附子为伍并解湿痹，芍药缓挛急而治腹痛，故此治里虚有寒饮、小便不利，或腹痛，或痹痛而脉沉者。

冯世纶推荐处方

炮附子 30 ～ 60 克，茯苓 12 克，人参 10 克，白术 12 克，白芍 10 克。

上五味，以凉水 800 毫升浸泡 1 小时，煎 15 ～ 20 分钟，取汤 150 毫升温服。续水再煎一次温服。

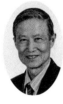

冯世纶解读：胡希恕先生在注解本条时称"尚未传里""此即良工治未病的手段"，宜细读。于方解中明确指出，本方治里虚有寒饮者，即主治在太阴。

305.少阴病，身体痛、手足寒、骨节痛、脉沉者，附子汤主之。

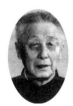

胡希恕注：中气虚则手足寒，而脉沉亦寒饮水气之应，故知身体痛、骨节痛，当属湿痹，而无关风邪，因以附子汤主之。

胡希恕按：寒湿痹痛而脉沉者，多属本方证，尤其下肢拘急，屈伸不利，而脉沉者，更多验。

306.少阴病，下利、便脓血者，桃花汤主之。

胡希恕注：少阴病并于太阴，若下利、便脓血久不止者，宜温中止利，桃花汤主之。

胡希恕按：下利、便脓血，即指今之痢疾，乃黏血便，非真脓血。若脉微弱沉细而无里急后重，滑泻不止者，可与本方治之。若脉滑数而里急后重者，多阳热实证，温涩大非所宜，不可轻试本方，须注意。

【桃花汤方】

赤石脂一斤（一半全用，一半筛末），干姜一两，粳米一升。

上三味，以水七升，煮米令熟，去滓，温服七合，内赤石脂末方寸匕，日三服。若一服愈，余勿服。

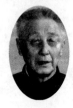

胡希恕方解： 赤石脂为一收敛止血、止泻药，用为本方主药。干姜温中，粳米养正，且治腹痛，故此治虚寒下利、腹痛而便脓血不止者。

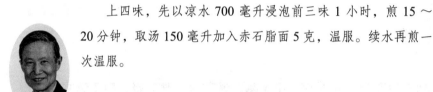

冯世纶推荐处方

赤石脂 25 克，干姜 6 克，粳米 15 克，赤石脂面 10 克。

上四味，先以凉水 700 毫升浸泡前三味 1 小时，煎 15 ～ 20 分钟，取汤 150 毫升加入赤石脂面 5 克，温服。续水再煎一次温服。

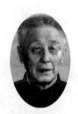

冯世纶解读： 本方证属太阴病证。

307. 少阴病，二三日至四五日，腹痛、小便不利、下利不止、便脓血者，桃花汤主之。

胡希恕注： 少阴病，二三日至四五日，常为传里而发太阴病的时期。今以下利不止，故小便不利；大肠黏膜糜烂，故腹痛而便脓血，以桃花汤主之。

胡希恕按： 以上二条，均指脉微细、但欲寐的少阴病，而并于太阴，为便脓血、下利不止的症状，即所谓阴证的下利，故以温中固脱的本方治之。

308. 少阴病，下利、便脓血者，可刺。

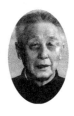

胡希恕注： 如上述少阴病下利、便脓血者，除以桃花汤主之外，亦可用针刺辅助治之。但刺何穴、如何刺，书中无明文。

309. 少阴病，吐利、手足逆冷、烦躁欲死者，吴茱萸汤主之。

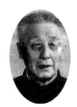

　　胡希恕注： 少阴病传里，转属太阴而上吐下利，若手足逆冷、烦躁欲死者，为里寒饮逆迫之证，吴茱萸汤主之。
　　胡希恕按： 吴茱萸汤为温中逐饮治呕的要药，凡胃虚寒伴有水饮冲逆而呕吐者，或头痛，或胃痛，或眩冒，用之无不验，读者试之。
　　烦者热，为阳；躁者乱，为阴。阴寒重证，阳复则生，阴进则死。故烦而不躁者吉，躁而不烦者凶。烦躁者，虽非不躁，但以烦为主；躁烦者，虽非不烦，但以躁为主，前第 296 条曰："少阴病、吐利、躁烦、四逆者，死。"与本条所述颇相似，只以烦躁有别于躁烦，故犹可以吴茱萸汤主之。仲景用字极有分寸，不可混用视之。

【吴茱萸汤方】

吴茱萸一升，人参二两，生姜（切）六两，大枣（擘）十二枚。
上四味，以水七升，煮取二升，去滓，温服七合，日三服。

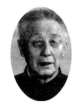

　　胡希恕方解： 吴茱萸温中下气，伍以大量生姜更能降饮止呕，复以人参、大枣补胃之虚，故治胃虚寒饮逆迫、呕恶、烦躁，或胃痛，或头痛，或眩晕，或下利者。

冯世纶推荐处方

吴茱萸 15 克，人参 10 克，生姜 18 克，大枣 4 枚。
上四味，以凉水 700 毫升浸泡 1 小时，煎 15～20 分钟，取汤 150

毫升温服。续水再煎一次温服。

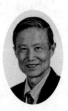

冯世纶解读：对本条文，胡希恕先生谓少阴病传里，转属太阴。方解谓治胃虚寒饮，故本方证属太阴病证。

310. 少阴病，下利、咽痛、胸满、心烦，猪肤汤主之。

胡希恕注：少阴病，咽痛、胸满、心烦者，为热自半表半里上炎的征象，以是此下利亦属热利而非寒利，故以猪肤汤主之。

胡希恕按：此亦少阴转属少阳证者。少阳热甚，故胸满、心烦，上炎则咽痛，下迫则下利也。少阴病本虚，内寒者多，故常传太阴或厥阴。但若内热亦间有传阳明或少阳者，前第 283 条少阴病汗出而脉复紧，即热邪内盛之证，"法当咽痛而复吐利"者，乃预其后传少阳言也。本条所述当即其具体证治，宜互参。

【猪肤汤方】

猪肤一斤。

上一味，以水一斗，煮取五升，去滓，加白蜜一升，白粉五合，熬香，和令相得，温分六服。

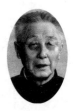

胡希恕方解：猪肤润燥解热，合白蜜以治咽痛，用白粉以止下利也。

冯世纶推荐处方

鲜猪皮 50 克。

上一味，以水 1000 毫升，煎取 500 毫升，去猪皮，加入蜂蜜 100 毫升，白面 100 克，熬成粥状，分多次抿服。

冯世纶解读：本方证当属少阳病证。

311. 少阴病二三日，咽痛者，可与甘草汤；不差，与桔梗汤。

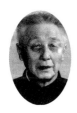

胡希恕注：少阴病二三日，咽痛别无余证者，可与甘草汤。若服后咽痛不愈者，可再与桔梗汤。

胡希恕按：此当是论述扁桃体发炎的证治。红肿轻者，则与甘草汤即治。红肿重者，则痛重，须加桔梗治之。但据经验，单用此二方的机会不多，反以小柴胡汤加石膏、桔梗的机会多，应注意。

【甘草汤方】

甘草二两。

上一味，以水三升，煮取一升半，去滓，温服七合，日二服。

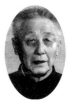

胡希恕方解：甘草缓急止痛，凡痛而急迫者，均主之，不止于治咽痛也。

冯世纶推荐处方

生甘草 15 克。

上一味，以水 300 毫升，煎取 150 毫升，温服。续水再煎一次温服。

【桔梗汤方】

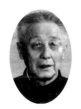

桔梗一两，甘草二两。

上二味，以水三升，煮取一升，去滓，温分再服。

胡希恕方解：桔梗排痰、排脓，并亦止痛，合于甘草汤，故治甘草汤证且排痰困难，或有肿脓而痛较剧者。

冯世纶推荐处方

桔梗 6 克，生甘草 10 克。

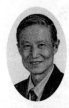

上二味，以水 300 毫升，煎取 100 毫升，温服。续水再煎一次温服。

冯世纶解读：从方和证分析，以上二方证当皆属少阳病证。

312. 少阴病，咽中伤、生疮、不能语言、声不出者，苦酒汤主之。

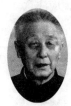

胡希恕注：咽中伤、生疮，即咽中有肿脓的意思，疮肿痛剧，张口困难，故使不能言语、声不出，宜苦酒汤主之。

胡希恕按：此当是论述扁桃体周围脓肿的证治。

【苦酒汤方】

半夏（洗，破如枣核）十四枚，鸡子（去黄，内上苦酒，着鸡子壳中）一枚。

上二味，内半夏著苦酒中，以鸡子壳置刀环中，安火上，令三沸，去滓，少少含咽之，不差，更作三剂。

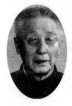

胡希恕方解：《神农本草经》谓："半夏辛平，主喉咽肿痛。"用为本方主药。复以苦酒之酸，以敛疮伤；鸡子之润，以利音声，少少含咽之，使溃患处，实治咽中伤、生疮之妙制也。

冯世纶推荐处方

半夏 10 克，米醋 30 毫升，鸡蛋清 2 枚。

上三味，搅匀，放入饭勺，加热至开锅即离火，放入瓷碗中放凉，少少含咽之。

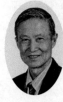

冯世纶解读：此前以半夏温中化饮，因把本方证归类于太阴，今考鸡蛋清"主除热火疮，痫痉"，及苦酒"酸敛清热"，即本方清上温下，恰适应半表半里少阳证，故本方证当归属于少阳病证。

313. 少阴病，咽中痛，半夏散及汤主之。

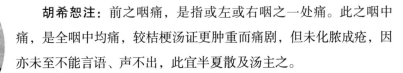

胡希恕注：前之咽痛，是指或左或右咽之一处痛。此之咽中痛，是全咽中均痛，较桔梗汤证更肿重而痛剧，但未化脓成疮，因亦未至不能言语、声不出，此宜半夏散及汤主之。

胡希恕按：此即上条所说的为病，始得之表证还在，故以半夏逐痰涎，并治咽喉肿痛，合桂枝、甘草以解外邪。以上三条除甘草汤、桔梗汤条外，又可说是少阴少阳的并病。

【半夏散及汤方】

半夏（洗）、桂枝（去皮）、甘草（炙）。

上三味，等分，各别捣筛已，合治之，白饮和服方寸匕，日三服。若不能散服者，以水一升，煎七沸，内散两方寸匕，更煮三沸，下火令小冷，少少咽之。

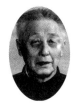

胡希恕方解：《神农本草经》谓："桂枝，主结气、喉痹。"与半夏合用，利咽喉而治肿痛，更以甘草缓急止痛，少少咽之，亦使溃患处也。

冯世纶推荐处方

半夏 10 克，桂枝 10 克，炙甘草 10 克。

上三味，以水 800 毫升，煎取 150 毫升，置凉，少少咽之。

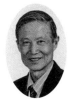

冯世纶解读：胡希恕先生认为，咽痛多属少阳，或由太阳传少阳，或由少阴转属少阳，皆是由表传半表半里，已如上述。胡希恕先生强调，咽痛，病主在少阳，治据证用甘草汤、桔梗汤、苦酒汤。胡希恕先生又强调，临床治咽痛多须合以小柴胡加石膏汤。咽中痛比咽痛重剧，治用半夏散及汤，并明确为少阴少阳并病，怎样认识其六经归属及其治疗机理？这须从证和方药两方面探讨。首先看本方证，咽中痛，比咽痛重剧，是外邪盛，由表很快传半表半里及里，而呈少阴少阳太阴合病。再看本方药，半夏散及汤由桂枝甘草汤加半夏而成，理当属表里合病，里用半夏治属太阴，桂枝甘草汤原治太阳病，亦治少阴表证，今与半夏合为方，理属少阴太阴合病，但方中用量三药等分，说明加重甘草用量，重在治咽中痛，亦即重在治少阳，故本方证当属少阴少阳太阴合病证。

314. 少阴病，下利，白通汤主之。

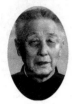

胡希恕注：既有少阴病的外证，同时又有自下利的里证，当是少阴与太阴的合病，故以白通汤主之。

胡希恕按：表里合病的下利，现太阳证者，宜葛根汤，现少阴证者，宜白通汤，其理同，宜互参。

【白通汤方】

葱白四茎，干姜一两，附子（生，去皮，破八片）一枚。

上三味，以水三升，煮取一升，去滓，分温再服。

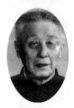

胡希恕方解：葱白发汗解表，干姜、附子温中止利，故治少阴与太阴合病，而自下利者。

冯世纶推荐处方

葱白60克，干姜6克，炮附子15克。

上三味，以凉水500毫升浸泡1小时，煎取100毫升，温服。续水再煎一次温服。

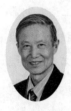

冯世纶解读：本方证属少阴太阴合病。

315. 少阴病，下利，脉微者，与白通汤，利不止、厥逆无脉、干呕烦者，白通加猪胆汁汤主之。服汤脉暴出者死，微续者生。

胡希恕注： 白通加猪胆汁汤主之，当是通脉四逆加猪胆汁汤主之，可能传抄有误，宜改之。

上文少阴病下利虽宜白通汤主之，但少阴病脉微者，不可发汗，今下利而脉微，故不可与白通汤，若误与之，则不但利不止，而且必致厥逆无脉、干呕烦等虚脱的恶候，此时应以通脉四逆加猪胆汁汤主之。服药后，若脉暴出者，乃烛欲熄焰反高的凶兆，故主死。若脉微续而出者，为生气的渐复，故主生。

胡希恕按： 历来注家多谓不是白通汤药有所误，认为阴寒之极，初服热药反而拒格，以是则利不止，厥逆无脉，干呕而烦，宜以热因寒用之法，乃以白通加猪胆汁汤主之。我早年也信其说，但经长时间的体验研究，乃知其非，今就管见略述于下。

首先讨论一下白通汤究竟属于哪一类的方和主治什么样的证：葱白为一辛温发汗药，乃众所周知的常识，伍以干姜、附子等热药，当更能致汗，它与麻黄附子甘草汤、麻黄细辛附子汤等配伍的大意同，虽所主证候有所出入，但均属少阴病的发汗方剂，这是可以肯定的。诸家为了附会原文，或谓葱白通阳，或谓其能升下陷的阳气，而避言其发汗作用，因而说白通汤温中逐寒的作用比四逆汤、通脉四逆汤等更为有力，这可说是闭着眼睛说瞎话。温中逐寒、振兴沉衰，须赖干姜、附子的大力，通脉四逆汤之所以能治四逆汤证而阴寒更剧者，即由于增量干姜、附子的结果。白通汤的干姜、附子用量还不及四逆汤，更不用说通脉四逆汤了。何况主用发汗的葱白，虚寒极于里的阴证，依法势在必禁。试看下利清谷、四肢逆冷、脉微欲绝等条阴寒重证，均用无葱白的四逆汤和通脉四逆汤，而无一用有葱白的白通汤即其明证。葱白通阳，无可非议，不过通阳是通津液以致汗，用现在的话说，即发汗也，名之为白通汤，其取意在此。上条的少阴病下利，白通汤主之，乃下利而同时有少阴病的外证，即所谓表里合病之属，用白通汤温中使微汗，则表里当均治，此与太阳阳明合病而下利者，用葛根汤以发汗，是同样的治疗手段，只是阴阳有别，用药不同罢了。

白通汤的方证既明，再看本条与白通汤后的变化，是不是药有所误？少阴病下利，似与上条的为证同，但明明提出"脉微者"三字，岂可看作无关紧要的浮词，前第 286 条谓："少阴病，脉微，不可发汗，亡阳故也。"白通汤本是发汗剂，上条少阴病下利，白通汤主之，当然是脉不微者，今少阴病下利而脉微，故不可与白通汤，若强与之，则不但利不止，而且由于误汗，更使其亡津液、亡血液，因致厥逆无脉、干呕烦的虚脱证候。诸家只看到干姜、附子的温中，而忽视了葱白的发汗，又把前后二条误为同证，因而说不是药有所误，是因证极阴寒，初服热药，而反拒格云云，此实出于臆测。

基于以上的说明，则与白通汤利不止、厥逆无脉、干呕烦者，明明是误与白通汤治成的坏病，最后更有脉暴出者死，脉微续者生的结语，可见这是何等严重的虚脱恶候。猪胆汁苦寒，虽有治呕烦和亢奋作用，但加于白通汤的发汗剂，而施于此证，势必益其虚脱而速其死亡。厥逆脉绝，只有通脉四逆汤一法，加猪胆汁，亦只能加于通脉四逆汤中，始较合理，故谓白通加猪胆汁汤，当是通脉四逆加猪胆汁汤之误，宜改之。为便于参考，仍将白通加猪胆汁汤方照录附后。

【通脉四逆加猪胆汁汤方】

甘草（炙）二两，干姜三两（强人可四两），附子（生，去皮，破八片）大者一枚，猪胆汁半合。

上四味，以水三升，煮取一升二合，去滓，内猪胆汁，分温再服，其脉即来。无猪胆，以羊胆代之。

胡希恕方解：猪胆汁为一苦味亢奋药，而有强心作用，加于通脉四逆汤，故治通脉四逆汤证而心衰益甚者。

冯世纶推荐处方

炙甘草 6 克，干姜 10 克，炮附子 30～90 克，猪胆汁 10 毫升。

上四味，以凉水 500 毫升浸泡前三味 1 小时，煎取 100 毫升，加入猪胆汁，温服。

为便于学者研究，仍附白通加猪胆汁汤方如下。

【白通加猪胆汁汤方】

葱白四茎，干姜一两，附子（生，去皮，破八片）一枚，人尿五合，猪胆汁一合。

上五味，以水三升，煮取一升，去滓，内胆汁、人尿，和令相得，分温再服。若无胆，亦可用。

316. 少阴病，二三日不已，至四五日，腹痛、小便不利、四肢沉重疼痛、自下利者，此为有水气。其人或咳，或小便利，或下利，或呕者，真武汤主之。

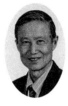

胡希恕注： 或下利，当是或不下利，始与上文自下利者为文相应，必是传抄有误，宜改之。

少阴病二三日未已者，暗示二三日虽服麻黄附子甘草汤，而少阴病表证还未已也。至四五日，乃转属太阴，因又腹痛而自下利。

由于小便不利、四肢沉重疼痛者，为有水气的证候，以是可知前与麻黄附子甘草汤主之所以病不已和今之腹痛、自下利，均不外是里有水饮的关系。其人或咳，或小便自利，或不下利，或呕者，亦皆属水气为患，均宜真武汤主之。

胡希恕按： 心下有水气，只发汗则表不解，必须兼治其水，若太阳病的小青龙汤证和少阴病的麻黄细辛附子汤证均属其例。本条所述，即麻黄细辛附子汤证而误与麻黄附子甘草汤，因转变为真武汤证也。

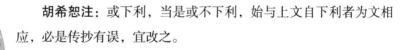

冯世纶解读： 对外邪里饮的证治，胡希恕先生有独特见解，宜参见茯苓桂枝白术甘草汤、小青龙汤、五苓散、桂枝去桂加茯苓白术汤等方证联系解读。

【真武汤方】

茯苓三两，芍药三两，白术二两，生姜（切）三两，附子（炮，去皮，破八片）一枚。

上五味，以水八升，煮取三升，去滓，温服七合，日三服。

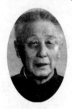

胡希恕方解： 本方是附子汤去人参而加生姜，故治里虚寒水饮的太阴证，见眴动、头晕且呈现振振欲擗地者。

冯世纶推荐处方

茯苓 12 克，白芍 10 克，白术 10 克，生姜 15 克，炮附子 15～30 克。

上五味，以凉水 800 毫升浸泡 1 小时，煎取 150 毫升温服。续水再煎一次温服。

冯世纶解读： 胡希恕先生特别指出本条是外邪里饮证治，方中生姜伍附子解少阴之表，故真武汤方证属于少阴太阴合病证。

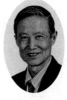

317. 少阴病，下利清谷，里寒外热，手足厥逆，脉微欲绝，身反不恶寒，其人面色赤，或腹痛，或干呕，或咽痛，或利止脉不出者，通脉四逆汤主之。

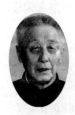

胡希恕注： 此少阴太阴的并病，下利清谷，手足厥逆，证属里寒，身反不恶寒，其人面色赤，证属外热。脉微欲绝，为极虚欲脱之应。可知里寒为真寒，外热为虚热，即所谓无根之虚火上泛者是也。或以下均为或有或无的客症，不问其有无，均宜通脉四逆汤主之。

【通脉四逆汤方】

甘草（炙）二两，附子（生用，去皮，破八片）大者一枚，干姜三两（强人可四两）。

上三味，以水三升，煮取一升二合，去滓，分温再服，其脉即出者愈。面色赤者，加葱九茎；腹中痛者，去葱，加芍药二两；呕者，加生姜二两；咽痛者，去芍药，加桔梗一两；利止脉不出者，去桔梗，加人参二两。病皆与方相应者，乃服之。

胡希恕方解：此于四逆汤增其干姜、附子用量，故治四逆汤证而阴寒剧甚，而脉微欲绝，或无脉者。

胡希恕按：阴寒剧甚，机能沉衰，因致脉微欲绝，或无脉者，急迫虚脱之为候也，非此不足以救治之。故本方之用，亦以脉微欲绝或无脉为要症。凡阴寒重证，见此脉候者，用之无不验。方后加减法，后人所附，不可信，故去之。

冯世纶推荐处方

炙甘草6克，干姜12克，炮附子30～90克。

上三味，以凉水500毫升浸泡1小时，煎取100毫升，温服。

冯世纶解读：胡希恕先生笔记，对本条的注解，有的无按语，有的有按语，此按语对理解通脉四逆汤有重大启示，故收录进来。

要说明的是，胡希恕先生所提"方后加减法，后人所附，不可信，故去之"是指方后煎服法"面色赤者"以下文字，胡希恕先生笔记中已删除，不过我们考虑到，本段文字中，药物的加减不合仲景经方法制，应当批判，但最后10字，确属经方至理。这里告诉我们，方后所附，不是一个人、一个朝代所为，《伤寒论》为历代经方家一代一代论广而成，故本著仍予保留，以作参考。尤其最后10字，是经方家实际体悟，有重要理论价值和考证价值，更值得注意的是，有人谓"方证对应或称方证相对是日本人先提出来的"，又有人提出是"唐代的孙思邈先提出来的"……参看方后附，当有利于对这一问题做出解读。

318. 少阴病，四逆，其人或咳，或悸，或小便不利，或腹中痛，或泄利下重者，四逆散主之。

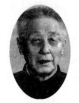

胡希恕注： 邪热郁结于胸胁心下，血气受阻，因致脉微细、四肢厥冷，形似少阴四逆证，因以少阴病四逆冠之。其实此乃热厥之属，为少阳证。其人或咳以下诸症，亦同小柴胡汤证，涉及其他脏器的为病，均宜四逆散主之。

胡希恕按： 通过实践证明，则本方证的四逆很少见。只若形似大柴胡汤证，胸胁烦满、心下痞结、不呕而不宜攻下者，大多属于本方证。并由本条腹中痛或泻利下重的说明，则本方有治热利的机会，宜注意。

【四逆散方】

甘草（炙）、枳实（破，水渍，炙干）、柴胡、芍药。上四味，各十分，捣筛，白饮和服，方寸匕，日三服。

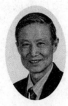

胡希恕方解： 本方由芍药甘草汤和枳实芍药散的合方而加柴胡所组成，故治芍药甘草汤与枳实芍药散的合并证而有柴胡证，即少阳证者。今各药取三钱（10克）作煎剂亦验。

冯世纶推荐处方

炙甘草 6 克，枳实 10 克，柴胡 12 克，白芍 10 克。

上四味，以凉水 500 毫升浸泡 1 小时，煎取 100 毫升温服。续水再煎一次温服。

冯世纶解读： 本方的适应证，由胡希恕先生按语可知是"只若形似大柴胡汤证，胸胁烦满、心下痞结、不呕而不宜攻下者"，故本方证属少阳病证。

319. 少阴病，下利六七日，咳而呕渴、心烦不得眠者，猪苓汤主之。

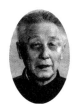

胡希恕注：小便不利，里有停饮，故下利而呕，复以有热故渴。饮和热上迫呼吸器则咳，波及头脑则心烦不得眠，宜猪苓汤主之。

胡希恕按：此亦非少阴病，以其有似水气在里的真武汤证，因冠以少阴病下利，并列于此，以示鉴别，读者可对照互参。

320. 少阴病，得之二三日，口燥咽干者，急下之，宜大承气汤。

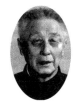

胡希恕注：少阴病，津液本虚，若传里为阳明病，则燥结异常迅急。二三日不过乍传之时期，而即口燥咽干，已大有津液欲竭之势，故须急下救其津液，缓必无及，宜大承气汤。

321. 少阴病，自利清水，色纯青，心下必痛，口干燥者，可下之，宜大承气汤。

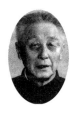

胡希恕注：自利清水，色纯青者，谓所下均是色纯青的秽浊臭水。热结于胃，故心下必痛，此即《温疫论》所谓热结旁流者是也。虽形似少阴病（指脉微细，但欲寐而言）而实系热毒暴发于里的疫证，病势猛恶，边下利清水，边结实心下，热亢津亡，灾祸立至，口干燥者，已见其端，故须急下之，宜大承气汤。

胡希恕按：昔年一夜，我正在睡中，突然身如倒悬，昏冒不知所以，始以为梦，嗣以腹痛欲便，方知是病，遂下利黑水样便二三行，恶臭难闻。以后便沉昏不起，家人惶恐，乃请西医注射药针，次日头脑稍清，但口燥咽干、腹痛不已，因自拟服大承气汤加甘草，得快下遂安。因所患与上证颇相似，故附此以供参考。此本属阳明，与少阴无关，以其燥结迅速，势当急下，与少阴转属阳明者相似，故并出于此，亦以少阴病冠之。

322. 少阴病，六七日，腹胀、不大便者，急下之，宜大承气汤。

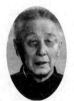

胡希恕注：已六七日腹胀、不大便，本属里实可下之证，况有少阴的外观，更应虑其津虚，急宜大承气汤下之。

胡希恕按：津愈虚则促进热实，热实则益使津液耗损，以是虚者益虚，实者益实，精虚病实，势难任药了。故少阴转属阳明者，略见其端，即宜急下。以上三条，除第二条根本即属阳明病外，前后二条，均属少阴转属阳明的急下例。

323. 少阴病，脉沉者，急温之，宜四逆汤。

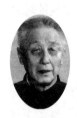

胡希恕注：脉沉主寒主饮，少阴病见此脉，急宜四逆汤温其里，缓则转属太阴，则吐、利、厥逆等重证随之而至矣。

胡希恕按：少阴病始得之，反发热脉沉者，可与麻黄细辛附子汤，解外亦兼温中，今无热而脉沉，则宜四逆汤急温其里，前后对照互参，才能看到古人辨证之精和用药之严。

324. 少阴病，饮食入口则吐，心中温温欲吐、复不能吐，始得之，手足寒，脉弦迟者，此胸中实，不可下也，当吐之；若膈上有寒饮，干呕者，不可吐也，当温之，宜四逆汤。

胡希恕注：温温同愠愠，可作恶心愦闷状解。膈上有寒饮，即指胃中有寒饮。

病实于胸中，气血受阻，故手足寒，脉弦迟，而现少阴病的外观。上实则拒纳，故饮食入口则吐，即不欲饮食，其人亦有心中温温欲吐、复不能吐的情状，此为胸中实，宜顺其势，以瓜蒂散吐之，不可误为食已即吐的大黄甘草汤证而下之。

若上证，其人只干呕而无物，亦无心中温温欲吐、复不能吐的情况者，此为里有寒饮，则不可误为胸中实而吐之，宜四逆汤以温之。

胡希恕按：最后四逆汤温之一段，亦少阴与太阴的并病，不过本条主要是就呕之一症，为示瓜蒂散证、大黄甘草汤证和四逆汤证的鉴别法，即大黄甘草汤治食已即吐，虽有似瓜蒂散证，饮食入口则吐，但大黄甘草汤证，并没有心中温温欲吐、复不能吐的情况。至于四逆汤虽亦治呕，但不是饮食入口则吐，亦不是食已即吐，而只是干呕，以是亦不难分辨。

325. 少阴病，下利，脉微涩，呕而汗出，必数更衣，反少者，当温其上，灸之。

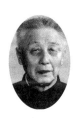

胡希恕注：少阴病，津血本虚，今转属太阴，下利且呕而复汗出，则津液大量亡失，故脉微涩。中虚气陷，故必使其数更衣，但津液内竭，虽数更衣，而利下反少。当温其上者，暗示宜四逆辈温在上的胃，不可以桃花汤固涩在下的肠也。灸之者，谓并宜灸之，辅助温其胃。

胡希恕按：津液虚有因热而致者，除其热则治，亦有因胃气沉衰而致者，必振兴胃气始治。后世医家一见津液虚，即以温药为戒，是但知其一，不知其二也。对本条亦谓阴虚（指津液、血液）不可用干姜、附子等温药，而把当温其上灸之，说是宜灸顶上百会穴，又何其可笑。试看厥阴病篇中大汗、若大下利而厥冷者和霍乱病篇中吐、利、汗出发热恶寒、四肢拘急、手足厥冷者等条，较本条所述，则津液虚为尤甚，但无一不用四逆汤者，此之宜四逆汤又复何疑？至于灸之，虽未明指何穴，我则谓宜取足三里穴。

少阴病证治结要

少阴病和太阳病是在同一表位上，所反映出来的阴阳两种不同的证。由于阴证多虚，维持在表的时间甚暂，一般二三日后即传里或半表半里，而为表与里，或表与半表半里的并病，若麻黄细辛附子汤、麻黄附子甘草汤、白通汤等均属少阴病的发汗剂，即见于太阳病篇的桂枝加附子汤、桂枝去芍药加附子汤等亦均属少阴病的解表剂。不过前者宜于汗出者，而此则宜于无汗者，不可不知。

　　胃为水谷之海，气血之源，人之病死，大多由于胃气的衰败，即是在太阴病这一阶段，所以前于太阳病篇即有"伤寒，医下之，续得下利清谷不止，身疼痛者，急当救里"的说明。少阴病列出多条死证，亦以关系太阴病者为多。太阴病篇曾说自利不渴者属太阴，以其脏有寒故也，宜服四逆辈，而本篇所以出诸方，如附子汤、桃花汤、吴茱萸汤、真武汤、通脉四逆汤、四逆汤等，亦均属四逆辈，其有关于太阴病的证治甚明。何以有关太阴病的证治和死证不出于太阴病篇而反出于此呢？其故有二：第一，少阴病传里以传太阴为常，所列证治和死证，均有关于少阴转属为太阴病者；第二，少阴病在表本不死，但以其传变迅速，二三日后即常转属太阴，便有死亡的可能，正是为了警告医家，一见少阴病，即不得轻忽视之，要抓紧时机解外，最好使之不传太阴，既传太阴更当急救其里。

　　少阴病亦间有传里阳明者，以津虚血少的少阴病，若传阳明，则燥结分外迅急，津液立有枯竭之患，故略见其端，即宜急下，不可因循常规，须注意之。

　　少阴传入半表半里，以传厥阴为常，而间有传少阳者。但在本篇只有转属厥阴死证二条（第298、299条），以厥阴病篇列于最后，故未涉及其具体证治。若猪肤汤、黄连阿胶汤、甘草汤、桔梗汤等条，皆有关转属少阳病证治。至于苦酒汤、半夏散及汤、四逆散、猪苓汤等条，均属于类似证治，则与少阴病无关。

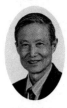

　　冯世纶解读：胡希恕先生通过始终理会《伤寒论》全书，悟得六经来自八纲，率先提出少阴属表，与后世注家有明显不同，是真正阐明了少阴实质，亦是解读六经的关键，故对本篇要细心体会。

第六篇

辨厥阴病脉证并治

（起 326 条迄 381 条）

326.厥阴之为病，消渴，气上撞心，心中疼热，饥而不欲食，食则吐蛔，下之利不止。

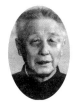

胡希恕注：厥阴病，即半表半里的阴证，津液虚则引水自救，故消渴；上虚则寒自下乘，故使气上撞心；热为寒隔，故心中疼热；上热下寒，故饥而不欲食；蛔迫于下寒，因上于膈，故食则吐蛔。半表半里不可下，而阴证更不可下，若误下之，则利不止。

胡希恕按：半表半里为诸脏器所在之地，证情复杂多变，若阳热证，还有口苦、咽干、目眩的共性，但亦不免失之空泛，须合柴胡汤证观之，乃可看清少阳病的概要特征。至于阴证，更难做出明确提纲，以上所述，亦只是对照少阳病的各症说的，即如少阳病，因热则口苦、咽干，而厥阴病，因虚故引水自救；少阳病，实结胁下，则胸胁苦满，而厥阴病，以膈气而虚，则寒自下乘，故气上撞心；少阳病，只是热烦，而厥阴病，则心中疼热；少阳病，由于热郁，故嘿嘿不欲饮食，而厥阴病，上热下寒迫蛔上膈，故食则吐蛔。这种对照说法，虽然说明了厥阴病的一些证候表现，但厥阴病的变化，并不限于此。

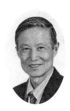

冯世纶解读：后世对厥阴病争议最多，而厥阴病的提纲更是争论的焦点。胡希恕先生对此也沥尽心血，明确指出，厥阴病为半表半里阴虚寒证，其特点是上热下寒。我们受胡希恕先生的启发，通过临床实践，有了初步体悟，认识到柴胡桂枝干姜汤证是厥阴病之一，同时通过应用本方及乌梅丸等体会到，表阴证可从汗从表解，里阴证可从吐、下解，邪有直接出处，半表半里阴证则无直接出路，故最易寒郁化热，因多呈上热下寒之证，消渴也不是实热的消渴，又从"饥而不欲食，食则吐蛔"及下条的"厥阴病，渴欲饮水者，少少与之愈"认识到，厥阴病的消渴不是真正的消渴，只是上热下寒的形似消渴，以及虚则引水自救之虚渴。而厥阴病概念的主要特点应该是：除有类似于少阳病半表半里证候外，尚有"寒多，微有热，或但寒不热"和上热下寒两大特点。

另外，理解厥阴病和少阳病，还要联系经方的形成史看，即经方的方证起源于神农时代，即以八纲为基础理论，而最先认识病位的是表证，继则为里证，认识表证及里证亦是漫长的历史过程，后来逐渐才认识到半表半里病位，因此至汉代《伤寒论》（确切说是论广《汤液》）成书时，对半表半里的认识难免不充沛，对少阳病及厥阴病认识欠清晰。胡希恕先生提出用排除法，正是遵循了经方发展史，正是说明了六经来自八纲的发展史。

327. 厥阴中风，脉微浮为欲愈，不浮为未愈。

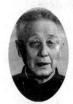

胡希恕注： 脉虽微而见浮，则病有从阴转阳之象，故为欲愈。若但微而不浮，则为阴寒虚候，故为未愈。中风如此，伤寒亦可类推。

328. 厥阴病，欲解时，从丑至卯上。

329. 厥阴病，渴欲饮水者，少少与之愈。

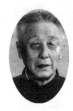

胡希恕注： 厥阴病，若其人渴欲饮水者，则可少少与之佳。

胡希恕按： 厥阴之渴与少阴同，均属虚故引水自救使然，多饮停蓄，当有厥利之变，故虽渴欲饮，亦宜少少与之佳。

辨厥阴病脉证并治前 4 条小结

篇中只上四条以"厥阴病"三字为题首，自此以下便无一冠之以厥阴病者，前后显然不是论述同一主题，《金匮玉函经》别为一篇，题曰"辨厥利呕哕病形证治第十"，审其内容，亦确是主述四病证和治，想必叔和当日，以为三阴三阳篇后，出此杂病一篇，似属不类，而厥阴病又只寥寥四条，且无具体证治，可能即是厥阴续文，乃合为一篇。不过叔和亦未尝无疑，故于《金匮玉函经》仍按原书命题，留得后人研讨。惜诸家不查，竟把四病的证治均看作是厥阴病，而与上述提纲交相附会，因把厥阴病说得极其怪异，令人无法理解，此又非叔和所逆料也。其实仲景此篇另有深意，约言之，可有以下三端。

第一，胃者生之本，胃气存则生，胃气亡则死，故治病必须重视胃气，因特取此与胃有关的四种常见病，示人以生死缓急之辨和其具体的证和治，为三阳三阴篇做一总结。

第二，并亦正告医家，表里阴阳，赅括万病，伤寒杂病，辨治无殊，试看桂枝汤、柴胡汤、栀子豉汤、白虎汤、承气汤、瓜蒂散、四逆汤、吴茱萸汤等，均见于三阳三阴篇中的治剂，适证用之，亦治杂病也。

第三，仲景论出《汤液》，六经名称、提纲，以及一些照例条文，大都《汤液》原文，虽有疑问，亦均如实照录，以存其真，以供后人研究。厥阴病的四条，亦皆是也。于论厥诸条中，亦间有补充厥阴之文，尤其乌梅丸、当归四逆汤等条，虽论治厥，但证属厥阴，更不无暗为厥阴证治略示其范，其所以不列于厥阴病篇者，以与提纲文不相属也。

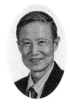

冯世纶解读：胡希恕先生以上注解，正说明仲景书是由《汤液》论广而来，与诸多考证相符，六经由八纲发展而来，这样分析认识厥阴就有了大方向。不过值得注意的是，其一，胡希恕先生认为当归四逆汤属厥阴病，有待进一步探讨；其二，有关六经名及提纲，据杨绍伊考证显示，六经名《汤液》已有，而六经提纲则为张仲景弟子加入，更有待考证（参见《解读伊尹汤液经》）。

330. 诸四逆厥者，不可下之，虚家亦然。

胡希恕注：四肢逆厥，多属虚寒，故不可妄用下药。虚家当然亦不可下。

胡希恕按：从本条以下至篇末，《金匮玉函经》别为一篇题曰"辨厥利呕哕病形证治第十"，细按条文亦确是泛就以上各病，而论其各种不同证治，《金匮玉函经》的提法可能是对的，不过其中亦有关厥阴病证者，故仍合为一篇而注解之。

331.伤寒先厥后发热而利者，必自止，见厥复利。

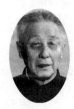

胡希恕注： 伤寒先厥后发热而利者，后发热则利必自止，若热去复厥，则亦必复利。

胡希恕按： 厥利发热往复，与少阳病寒热往来，同是正邪分争的形象，只以阴阳为证不同，故为候亦异。

332.伤寒，始发热六日，厥反九日而利。凡厥利者，当不能食，今反能食者，恐为除中。食以索饼，不发热者，知胃气尚在，必愈，恐暴热来，出而复去也。后日脉之，其热续在者，期之旦日夜半愈。所以然者，本发热六日，厥反九日，复发热三日，并前六日，亦为九日，与厥相应，故期之旦日夜半愈。后三日脉之，而脉数，其热不罢者，此为热气有余，必发痈脓也。

胡希恕注： 除中，谓除去中气，即胃气衰竭的意思。索饼，即素饼。

伤寒先发热六日，厥反九日而且下利。凡厥利者，为属胃虚寒，胃虚有寒，一般当不能食，今其人反能食，恐为除中恶候，因试以素饼，若食后不暴发热者，知胃气尚在，还能任食，则排除除中，其病必愈。唯恐暴热来，出而复去，则为除中，必死也。后三日脉之，其热续在者，可期之明日夜半愈。所以然者，本先发热六日，而厥反九日，今复发热三日，合前六日，亦为九日，与厥相应，故可期之于明日夜半愈。若后三日诊其脉仍数，而热延续不已者，此为热气有余，虽不至于再作厥利，但必伤损血脉，而必发痈脓。

胡希恕按： 此承上条，详申厥热往复，为正邪分争之机，而归重于胃也。此虽论厥，但属厥阴。厥反九日而利，言外此后又复发热而利止也。"凡厥利者"以下，至"恐暴热来，出而复去也"一段，是一倒插笔。食以索饼当在厥利时期。后三日脉之，是指复发热而利止后三日脉之，不是指食索饼后三日脉之。其热续在者亦是说复发热续在，而不是说食索饼发热续在也。古文简奥，读者须细玩。

333. 伤寒脉迟六七日，而反与黄芩汤彻其热，脉迟为寒，今与黄芩汤，复除其热，腹中应冷，当不能食，今反能食，此名除中，必死。

胡希恕注：伤寒脉迟六七日，而有厥利发热往复证，医不详查，而反与黄芩汤以除其热，不知脉迟为寒，今与黄芩汤再除其热，则腹中应冷，当不能食，今反能食，此名除中，必死。

胡希恕按：先发热六日，厥利九日，能食者又恐除中，今脉迟反与黄芩汤以除其热，而能食者，故必除中。

六七日后，应有"下利"二字，未言者，以黄芩汤已详于前，此因略之，读者互参自明。

334. 伤寒先厥后发热，下利必自止，而反汗出，咽中痛者，其喉为痹。发热无汗，而利必自止，若不止，必便脓血。便脓血者，其喉不痹。

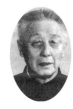

胡希恕注：伤寒先厥后发热，下利必自止。厥回利止，若发热已，则为欲愈。今反汗出，咽中痛者，为热有余，上攻咽喉而为痹也。

若发热无汗，则利亦必自止，今利反不止者，亦为有余，热随利以下迫，故必便脓血，热迫于下而不攻于上，故其喉不痹。

胡希恕按：热进寒退，则厥利自止，若热与厥应，乃属顺候，厥利止，而热亦当解，此为欲愈，热不解则为太过，亦非欲愈。

335. 伤寒一二日至四五日，厥者，必发热。前热者后必厥，厥深者热亦深，厥微者热亦微。厥应下之，而反发汗者，必口伤烂赤。

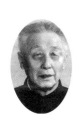

胡希恕注：伤寒一二日至四五日骤然而厥者，先此厥时定必发

热，盖前有盛热津液耗伤者，后乃必厥，故后之厥深者，前之热亦必深，后之厥微者，前之热亦必微。此为热厥，本宜下其热，粗工墨守伤寒治法，而反发其汗，伤津助热，则必致口伤烂赤。

胡希恕按：厥有寒热不同，本条所述即因热所致的厥，故下热则厥即治，不过此所谓下之，若前之四逆散证和后之白虎汤证均属之，不是说宜大承气汤以攻下，此与前之诸四逆厥者不可下的说法，并不矛盾。

336.伤寒病，厥五日，热亦五日，设六日当复厥，不厥者自愈。厥终不过五日，以热五日，故知自愈。

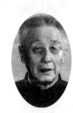

胡希恕注：伤寒病，若先厥五日，后发热亦五日，设厥热往复，则六日当复厥，若不厥者为自愈，以厥终不过五日，而热亦五日，厥热相应，故知自愈。

胡希恕按：此论厥热往复，与前之厥利发热往复同，不过前则证较重，而此则证较轻。

337.凡厥者，阴阳气不相顺接，便为厥。厥者，手足逆冷者是也。

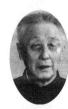

胡希恕注：此所谓阴阳气，当指静脉与动脉而言，手足为阴阳交会之处，若血液不充于此处，则阴阳不能于此处相顺接，于是便为厥。厥者，即手足自指端向上逆冷者是也。

胡希恕按：此论厥之成因，即其形象。厥之为病，原因虽多，但凡厥者，均为血不充于四末，则一也。

338. 伤寒脉微而厥，至七八日肤冷，其人躁，无暂安时者，此为脏厥，非蛔厥也。蛔厥者，其人当吐蛔。今病者静，而复时烦者，此为脏寒，蛔上入其膈，故烦，须臾复止。得食而呕，又烦者，蛔闻食臭出，其人当自吐蛔。蛔厥者，乌梅丸主之。又主久利。

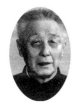

胡希恕注： 气血少故脉微而厥。至七八日更见一身肤冷者，则荣卫绝于外也。其人躁，无暂安时者，则生气欲尽之证也，此为脏气衰竭的脏厥，非蛔厥也。蛔厥者，其人当自吐蛔，今病者静，而后时烦者，此为脏有寒，蛔被寒迫上入其膈故烦，蛔得暖则安，故须臾则烦复止。里有寒故得食而呕，此时又烦者，以蛔闻食臭出，此其人所以当自吐蛔也。若此蛔厥者，乌梅丸主之。

胡希恕按： 脏厥者，即脏气衰竭而致之厥，多死。蛔厥只是脏中有寒，脏气还未至衰竭，故可治。不过此所谓脏，当指胃脏，胃气不振，精气不生，不充于四末，则厥作矣。又治久利，当是方后语，《金匮玉函经》无此四字是也。

【乌梅丸方】

乌梅三百枚，细辛六两，干姜十两，黄连十六两，当归四两，附子（炮，去皮）六两，蜀椒（出汗）四两，桂枝（去皮）六两，人参六两，黄檗六两。

上十味，异捣筛，合治之，以苦酒渍乌梅一宿，去核，蒸之五斗米下，饭熟捣成泥，和药令相得。内臼中，与蜜杵二千下，丸如梧桐子大。先食饮服十丸，日三服，稍加至二十丸。禁生冷、滑物、臭食等。

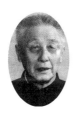

胡希恕方解： 既用黄连、黄檗解烦除热，复用干姜、附子、细辛、蜀椒温中祛寒，另以桂枝降其气冲，人参、当归补其气血。妙在主用乌梅，渍之以苦酒，大酸大敛，既止渴，又固脱，故此治蛔厥上虚热、下沉寒，而心下痞硬，气上冲胸，心中烦热，渴欲饮水，或呕逆，或下利者。

乌梅15克，细辛6克，干姜10克，黄连6克，当归10克，炮附子15～30克，川椒10克，桂枝10克，人参10克，黄柏3克。

上十味，以凉水800毫升浸泡1小时，煎取100毫升温服。续水再煎一次温服。

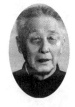

冯世纶解读：应当明确，乌梅丸方证属厥阴病证。

339. 伤寒热少微厥，指头寒、嘿嘿不欲食、烦躁，数日小便利、色白者，此热除也。欲得食，其病为愈。若厥而呕，胸胁烦满者，其后必便血。

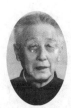

胡希恕注：热少故厥亦微，而只指头寒，嘿嘿不欲食，烦躁，为热在半表半里属少阳柴胡证；若数日后小便利而色白者，为热已除；欲得食，则里已和，故其病为愈。若厥而且呕，胸胁烦满者，不但柴胡证未罢，并里热深而见厥，若不速治，其后必便血。

胡希恕按：此述热厥，前半为小柴胡汤证，后半为大柴胡汤证，以详见前及《金匮要略·妇人产后病脉证治第二十一》，可互参。

340. 病者手足厥冷，言我不结胸，小腹满，按之痛者，此冷结在膀胱关元也。

胡希恕注：言我不结胸，即自觉胸胁宽快毫无烦满之苦。关元，在脐下三寸。病者手足厥冷，其人言我不结胸，当非因热所致。今小腹满而按之痛，可知为冷结在膀胱关元，故此为寒厥而非热厥也。

胡希恕按：结上多热，结下多寒，此亦诊寒热的一法，须知。

341. 伤寒发热四日，厥反三日，复热四日，厥少热多者，其病当愈；四日至七日，热不除者，必便脓血。

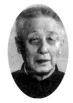

胡希恕注： 伤寒发热四日，厥反三日，复发热四日，此厥少热多，为阳进阴退之象，故其病当愈；但从四日延至七日，而热还不除者，此为热气有余，则必便脓血。

342. 伤寒厥四日，热反三日，复厥五日，其病为进。寒多热少，阳气退，故为进也。

胡希恕注： 伤寒厥四日，而热反三日，复厥又增为五日，此寒逐见其多，而热逐见其少，为阳气退，故病为进也。

胡希恕按： 厥热往复为正邪分争，而归重于胃，前已言之，其所以然的道理，尚有加一说明的必要：胃气为水谷之海，气血之源，胃气沉衰，则气血虚，不充于四末，故手足厥，胃气复振，则气血充，故厥回而发热。前之除中必死者，胃气已败故也；上之必便脓血者，胃气过亢故也。

343. 伤寒六七日，脉微，手足厥冷，烦躁，灸厥阴，厥不还者，死。

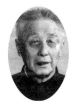

胡希恕注： 脉微，手足厥冷，烦躁者，即指第338条的脏厥言。此为脏气衰竭重证，宜灸厥阴，若厥仍不还者，死。

胡希恕按： 仲景未言应灸何穴，或谓宜灸太冲穴，为厥阴脉之所主，穴在足大趾下后二寸陷中，灸三壮，是否，存疑待考。

344. 伤寒发热，下利厥逆，躁不得卧者，死。

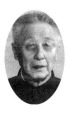

胡希恕注： 伤寒发热，为外邪盛，下利厥逆，为精不守而胃气复衰也。邪气独留，故躁不得卧，必死。

胡希恕按：此和下条，均述邪留精却，而胃气沉衰的死证。

345. 伤寒发热，下利至甚，厥不止者，死。

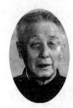

胡希恕注：伤寒发热，则外邪未去。下利至甚，则精气为虚，若更厥逆不止，则胃气又复沉衰，精虚无汗，邪气独留，故死。

胡希恕按：以上二条均属太阳与太阴合病或并病之类，精气欲竭，胃气复衰，而邪气独留，与阴阳交的死证颇相似。

346. 伤寒六七日不利，便发热而利，其人汗出不止者，死，有阴无阳故也。

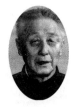

胡希恕注：伤寒六七日前原本不利，今忽然发热而利，若其人汗不止者，必死，此以精气暴脱，而邪气独盛故也。

胡希恕按：阴指邪气，阳指精气，精脱邪留，故谓有阴无阳也。

347. 伤寒五六日，不结胸，腹濡，脉虚复厥者，不可下，此亡血，下之死。

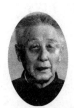

胡希恕注：伤寒五六日，既不结胸，而又腹濡，则可知里无实。脉虚复厥，更是津虚血少，即有大便难，亦不可下，因此为亡血，若下之必虚脱而死。

胡希恕按：伤寒五六日，以传少阳为常，然亦间有传厥阴者，本条所述，属厥阴的虚厥也。

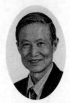

冯世纶解读：胡希恕先生认为本条证属厥阴，其治疗方药为当归四逆汤，他多次论述认为当归四逆汤证属厥阴病证，有待探讨。

348. 发热而厥，七日下利者，为难治。

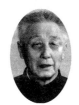

胡希恕注：发热而厥，已属邪盛精虚，七日传里又复下利，胃气渐趋不振，故为难治。

胡希恕按：阴指邪气，阳指精气，精脱邪留，故谓有阴无阳。以上四条均论厥逆死证，后三条即《内经》所谓"阴阳交者"是也。仲景所论，尤有发挥，为易于理解，今节录《素问·评热病论篇第三十三》原文略释如下。

"今邪气交争于骨肉，而得汗者，是邪却而精胜也。精胜则当能食而不复热。复热者，邪气也，汗者，精气也。今汗出而辄复热者，是邪胜也。不能食者，精无俾也。病而留者，其寿可立而倾也。"大意是说，今病在表，则邪气与精气交争于骨肉间，而得汗出者，是精胜邪也。精气化生于胃，若果精气胜，胃必不虚，则当能食。发热者邪气也，若果邪却，则不当复热，今汗出而复发热，为邪在而精越，是邪胜也。尤其不能食，则精气的来源断绝，精竭而病独留，故其寿可立而倾也。阴指邪气，阳指精气，本来邪气交争时，精在内而邪在外，结果则邪留于内，而精越于外，阴阳形势，恰好倒置，交易其位，故谓为阴阳交也。

细审以上所述，阴阳交之所以为死证，不只是汗出而复热，而更为重要的是胃虚不能食，因为汗出复发热，不过是精气虚，不足以驱邪，但不至于死，必不能食者，精气来源断绝，终至精竭邪留，乃致死耳。故若伤寒发热，虽不汗出，但胃气先衰，精气下脱，其亦必死也。仲景即依此发挥以上诸条死证，读者宜细玩。

349. 伤寒脉促，手足厥逆，可灸之。

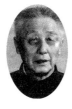

胡希恕注：伤寒脉促，为表未解。手足厥逆，为里虚血不足，故虽表不解，亦不宜发汗，可灸之，先回其厥，亦即先救里，而后救表的定法。

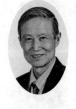

冯世纶解读：促脉主表不解，参见前第 21 条。

350. 伤寒脉滑而厥者，里有热，白虎汤主之。

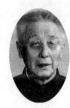

胡希恕注：脉滑为里有热，伤寒脉滑而厥者，由于里热所致，故以白虎汤主之。

胡希恕按：热甚于里，则精气耗损，即《内经》所谓"壮火食气"者是也，故亦可致厥，即前述的热深厥深之厥。

351. 手足厥寒，脉细欲绝者，当归四逆汤主之。

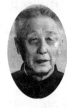

胡希恕注：手足厥寒，脉细欲绝者，为血虚于内，荣卫不利于外也，故以当归四逆汤主之。

胡希恕按：此即第 347 条所谓血虚之厥，而出其治也。

【当归四逆汤方】

当归三两，桂枝（去皮）三两，芍药三两，细辛三两，甘草（炙）二两，通草二两，大枣（擘）二十五枚（一法十二枚）。

上七味，以水八升，煮取三升，去滓，温服一升，日三服。

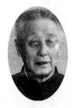

胡希恕方解：此即桂枝汤以细辛易生姜，而加当归、通草，通草有通利血脉的作用，与当归合用，补血行滞也，故此治内则血虚、外则荣卫不利，而脉细欲绝、手足厥寒者。

冯世纶推荐处方

当归 10 克，桂枝 10 克，白芍 10 克，细辛 10 克，炙甘草 6 克，通草 5 克，大枣 4 枚。

上七味，以凉水 800 毫升浸泡 1 小时，煎取 100 毫升温服。续水再煎一次温服。

冯世纶解读：由胡希恕先生方解可知，本方治外邪里饮证，故本方证当属太阳太阴合病证。

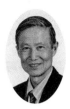

352. 若其人内有久寒者，宜当归四逆加吴茱萸生姜汤。

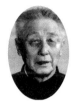

胡希恕注：久寒者，当指积冷、疝瘕等证。此承上条言，若其人内有久寒，而手足厥冷、脉细欲绝者，则宜与当归四逆加吴茱萸生姜汤。

【当归四逆加吴茱萸生姜汤方】

当归三两，芍药三两，甘草（炙）二两，通草二两，桂枝（去皮）三两，细辛三两，生姜（切）半斤，吴茱萸二升，大枣（擘）二十五枚。

上九味，以水六升、清酒六升和，煮取五升，去滓，温分五服。

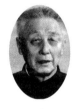

胡希恕方解：此于当归四逆汤中加温中止呕的吴茱萸、生姜，故治当归四逆汤证，且内有久寒而呕逆者。

冯世纶推荐处方

当归 10 克，桂枝 10 克，白芍 10 克，细辛 10 克，生姜 24 克，吴茱萸 30 克，炙甘草 6 克，通草 5 克，大枣 4 枚。

上九味，以凉水 800 毫升浸泡 1 小时，煎取 150 毫升，加入黄酒 20 毫升，温服。续水再煎一次温服。

冯世纶解读：吴茱萸主治太阴，故本方证属太阳太阴合病证。

353. 大汗出，热不去，内拘急，四肢疼，又下利、厥逆而恶寒者，四逆汤主之。

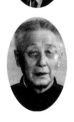

胡希恕注：大汗出，津液亡于外。热不去，邪反留于内。腹内

拘急，津虚并复有寒。四肢酸痛，外邪亦兼血郁。中气沉衰，因又下利，阳去入阴，故厥逆而恶寒，宜四逆汤主之。

胡希恕按：大汗出而又下利，厥逆恶寒，中气沉衰，大有虚脱征象，虽有表候，亦急宜救里，若误与桂枝汤以攻表，则祸变立至。

354. 大汗，若大下利而厥冷者，四逆汤主之。

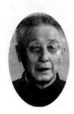

胡希恕注：大汗则津液亡于外，大下利则津液亡于内，以致津虚血少，故四肢厥冷，以四逆汤主之。

胡希恕按：津液亡失以致四肢厥冷，病已由阳入阴，虚脱即在顷刻，此时唯四逆汤温中救里一策，胃气一振，汗收利止，津液生，厥冷解矣。

355. 病人手足厥冷，脉乍紧者，邪结在胸中，心下满而烦，饥不能食者，病在胸中，当须吐之，宜瓜蒂散。

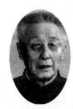

胡希恕注：邪结于胸中，气血受阻，故手足厥冷。而脉乍紧，胃中有停滞，故心下满。饥不能食、欲吐不能吐，故烦满。此病在胸中，当须吐之，宜瓜蒂散。

胡希恕按：厥之为证，原因很多，非阴证所独有，本条所述，为邪结胸中而致厥逆的证治。

356. 伤寒厥而心下悸，宜先治水，当服茯苓甘草汤，却治其厥，不尔，水渍入胃，必作利也。

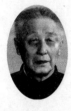

胡希恕注：《金匮要略》曰："水停心下，甚者则悸。"故伤寒厥而心下悸者，此厥为胃中停饮所致，当先治水，宜服茯苓甘草汤，使水饮去而厥自已。虽说治水，反而能治其厥，若不知厥由水作，一味治厥，不但厥不能治，而水充斥胃中，更必作利。

胡希恕按：此述水饮所致之厥，虽说先治水，实亦治厥，由水渍入胃一语观之，当有小便不利一症甚明，水不得下泻，故上渍入胃也。

357.伤寒六七日，大下后，寸脉沉而迟，手足厥逆，下部脉不至，咽喉不利，唾脓血，泄利不止者，为难治，麻黄升麻汤主之。

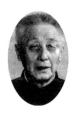

胡希恕注：寸脉沉迟下部脉不至，即促而沉迟的脉，为表未解而里虚且寒之应；咽喉不利吐脓血者，为邪热不得外解，而反壅逆于上也；手足厥逆，泻利不止者，津血不足，胃气亦虚也；此乃正虚邪实，表里俱困，已属误下的坏病，救表救里，补虚攻邪，颇难措手，故谓难治，亦只有随证用药，以麻黄升麻汤主之。

【麻黄升麻汤方】

麻黄（去节）二两半，升麻一两一分，当归一两一分，知母十八铢，黄芩十八铢，葳蕤（一作菖蒲）十八铢，芍药六铢，天门冬（去心）六铢，桂枝（去皮）六铢，茯苓六铢，甘草（炙）六铢，石膏（碎，绵裹）六铢，白术六铢，干姜六铢。

上十四味，以水一斗，先煮麻黄一两沸，去上沫，内诸药，煮取三升，去滓，分温三服，相去如炊三斗米顷，令尽，汗出愈。

冯世纶推荐处方

麻黄10克，升麻10克，当归10克，知母10克，黄芩10克，葳蕤（又名玉竹）10克，白芍10克，天门冬10克，桂枝10克，茯苓12克，炙甘草6克，生石膏45克，白术10克，干姜10克。

上十四味，以凉水1000毫升浸泡1小时，煎取150毫升温服。续水再煎一次温服。

冯世纶解读：胡希恕先生对本条的注解，原认为此为误下所致的坏病，审脉与证，均不宜麻黄剂以发汗，其中必有错简，不释，亦未做方解。但有的笔记做了注解，如上述，供读者参考。

我们试做了方解和方证探讨：从本条的症状看属寒热交错，病位在半表半里，病性属于阴证。从方药组成看，本方有越婢加术汤和大青龙汤之意，但用干姜不用生姜，又去大枣，又伍以知母、黄芩、天门冬、玉竹等清里上热，故治表里同病而发汗作用并不大。升麻"味甘辛，主解百毒，辟温疾、瘴邪"，为治咽喉痛的要药。方中即用麻黄、升麻、桂枝发汗以解表，又用干姜、白术、茯苓、甘草温中利水以止泻；既以黄芩、知母、石膏除热去烦，又以白芍、当归、玉竹、天门冬益血滋津，故本方所治咽喉不利、唾脓血、泻利等症，当属表里不解，邪郁半表半里，而呈寒热虚实交错者。临床用于鼻窦炎、支气管扩张、咽喉不利、咯脓血而下寒明显者，用之有效。因此它不同于麻黄汤发汗，而与柴胡桂枝干姜汤、乌梅丸相类，似属治疗厥阴病的方剂，确否，亦仅供参考，有待探讨。

辨厥阴病脉证并治论厥小结

以上共 28 条，反复论述厥逆为病的进退、生死变化和与其有关的具体证治。其中阴、阳、寒、热、虚、实均有，每条均无厥阴病冠首字样，各篇唯此独异，其为泛论类证甚明。注家固执循经发病的冗谬之见，强行附会，反把厥阴病说得莫名其妙。厥之为状，即手足逆冷，致厥的原因虽多，但其所以为厥，均由于阴阳气（动静脉）不相顺接于手足。以是脏气虚衰，尤其胃气虚衰，因致血液不充于四末则厥，若亡津液、亡血液，或大汗出，或大下利，或由于热耗，或由于病阻，均足以致厥。中医讲求辨证，厥以阳明病证出现者，则属阳明之厥；厥以太阴病证出现者，则属太阴之厥；厥以少阳病证出现者，则属少阳之厥；厥以厥阴病证出现者，则属厥阴之厥。故厥无定性，因证而异，不要以为厥阴病必厥或厥均属厥阴病也。

若厥热往复，当然属厥阴病的证候，此与少阳病的往来寒热都是正邪分争的象征，乌梅丸和当归四逆汤条，亦均属有关厥阴病的证治，他如死证诸条，如第 343 条、第 347 条等亦均属厥阴病证，不可不知。

358.伤寒四五日，腹中痛，若转气下趋少腹者，此欲自利也。

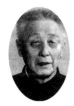

胡希恕注：伤寒四五日，若腹中痛，而觉有气转动下趋于小腹者，此为欲自下利的先兆。

胡希恕按：此暗示少阴病，因少阴病二三日后，以并发太阴病为常，腹中痛、转气下趋少腹，即其预兆。

359.伤寒本自寒下，医复吐下之，寒格，更逆吐下，若食入口即吐，干姜黄芩黄连人参汤主之。

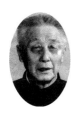

胡希恕注：伤寒本自寒下者，谓其人下焦本自有寒，而今又患伤寒也。伤寒在表不可吐下，其人本自寒下，尤其不可吐下，医者无知而复吐下之。寒格，指上热下寒为证言，即是说其人下本有寒，今患伤寒，上又有热，若更逆之以吐、下，则下愈寒，而上愈热，因致食入口即吐，宜以干姜黄芩黄连人参汤主之。

胡希恕按：自第 358 条以后均论下利证治，本条亦应有下利一症。通过实践证明，则本方治胸中烦热、吐逆不受食而下利者，确有验，故本自寒下句，应有下寒且利的意思。又本方治呕以热亢不食为主，与橘皮或半夏组成的方剂以治水饮为主者不同。

【干姜黄芩黄连人参汤方】

干姜、黄芩、黄连、人参各三两。

上四味，以水六升，煮取二升，去滓，分温再服。

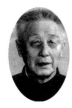

胡希恕方解：干姜温中而主呕逆，人参健胃而主心下痞硬，黄连、黄芩解热除烦，并治下利，故此治胸中有热、胃虚有寒而胸中烦闷、心下痞硬、呕逆或下利者。

干姜 10 克，黄连 6 克，黄芩 10 克，人参 10 克。

上四味，以凉水 600 毫升浸泡 1 小时，煎取 100 毫升温服。续水再煎一次温服。

冯世纶解读：这里要特别注意，用六经提纲辨认本条方和证，本方证当符合厥阴病。

360. 下利有微热而渴、脉弱者，今自愈。

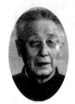

胡希恕注：下利不渴者，为里有寒，今下利而渴，则为里有热甚明。但身只有微热，而脉又弱，是邪已衰，而热渐退为候，故断言曰：今之下利必自愈。

胡希恕按：此述热利欲自愈的脉和证。

361. 下利脉数，有微热汗出，今自愈；设复紧，为未解。

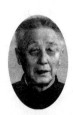

胡希恕注：下利脉数为有热，但只微热而有汗出，则热共汗而外越，故知此利当自愈；假设脉数而复紧者，为热犹实，可肯定为未欲解。

胡希恕按：由脉复紧为未解观之，则前之脉数当亦必复缓弱，此承上条说明热利欲愈或否的脉证。

362. 下利、手足厥冷、无脉者，灸之不温，若脉不还，反微喘者，死。

胡希恕注：下利、手足厥冷以至无脉，为阴寒极虚欲脱之候，宜急灸之。若仍手足不温，而脉不还，反微喘者，此为生机欲息，气脱于上也，故死。

胡希恕按：此述阴寒下利的死证。

362（续）.少阴负趺阳者，为顺也。

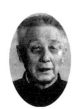

胡希恕注：少阴脉以候肾，趺阳脉以候胃，少阴脉较趺阳脉弱者，为少阴负于趺阳。下利为顺候，因胃属土，而肾属水，利之为病，大都胃土虚不能制肾水的缘故，今少阴负于趺阳，则胃土有权，而肾水归源，故为顺候。

胡希恕按：此附会五行家言，不足取。

363.下利，寸脉反浮数，尺中自涩者，必清脓血。

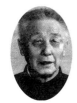

胡希恕注：下利为病在里，脉当沉，今脉反浮数，乃热邪亢盛之象。涩主亡血，尺中自涩，为血亡失于下。下利见此脉，故知必便脓血。

胡希恕按：此述热利便脓血的脉应。

364.下利清谷，不可攻表，汗出必胀满。

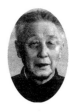

胡希恕注：下利清谷，为里虚寒，即有表证，亦宜先救其里，而不可攻表，若误攻其表，汗出则益虚其里，必胀满不能食。

365.下利，脉沉弦者，下重也；脉大者，为未止；脉微弱数者，为欲自止，虽发热不死。

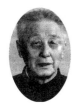

胡希恕注：下利，脉沉弦为里急后重之应；脉大，为邪热盛，故为未止；脉微弱为邪已衰，虽脉还数而热未已，则已可断言为欲自止，即暂发热，不久当已，必不至于死也。

胡希恕按：此述里急后重的热利，即今所谓痢疾，而示其欲自止或否的脉应。由脉微弱数则不死观之，脉大实数则必死无疑。

366. 下利，脉沉而迟，其人面少赤，身有微热，下利清谷者，必郁冒汗出而解，病人必微厥，所以然者，其面戴阳，下虚故也。

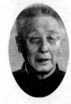

胡希恕注： 下利脉沉而迟，为阴寒在里，但其人面少赤，身有微热，已有阴去阳复形象，故虽下利清谷，则必郁冒汗出而解，病人亦必微厥，所以然者，以其人面戴阳，而下虚，其欲自解，则必作战汗等瞑眩反应。

胡希恕按： 此论阴寒下利，阴退阳复必自愈。由于身微热其面戴阳，知必自解，但其下虚，欲自解者，必发瞑眩，郁冒汗出而微厥，即瞑眩状也。

367. 下利，脉数而渴者，今自愈；设不差，必清脓血，以有热故也。

胡希恕注： 脉数而渴为里有热，往往热随下利排出而解，故谓今自愈。设不愈，则必便脓血，以热久不去，伤及阴血故也。

胡希恕按： 前半为有热下利的轻证，后半为先利不愈，续便脓血的重证，此均常见的病（即先腹泻，不愈则为痢疾）。平时不慎饮食，里有积热者，往往因得自利而解。但积热甚者，必进而便脓血，即先腹泻不已，后为痢疾者是也。

368. 下利后，脉绝，手足厥冷，晬时脉还，手足温者生，脉不还者死。

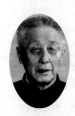

胡希恕注： 下利后，即下利已止之后。下利虽止，而脉忽绝，手足厥冷，若周时脉还，手足复温者，此为病去，精力困乏形象，糜粥自养，当可恢复，故生。若晬时脉犹不还，乃心脏衰竭生气已尽也，故死。

胡希恕按： 此述阴寒下利，胃气已败，心力衰竭的死证。

369. 伤寒下利，日十余行，脉反实者，死。

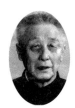

胡希恕注： 伤寒下利，即病太阳伤寒而复下利之谓，可知其人发热。下利日十余行，其人当虚，而脉应微弱，今脉反实，为邪盛之应，人虚邪盛，发热不已，主死。

胡希恕按： 下利频数，发热脉实，多难治，疫痢见此脉证更多凶，宜注意。

370. 下利清谷，里寒外热，汗出而厥者，通脉四逆汤主之。

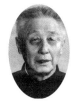

胡希恕注： 下利清谷而厥为里寒，汗出属外热，因谓为里寒外热，其实此汗出不是因热而致，乃虚寒极于里，而精气外脱的恶候，故以通脉四逆汤主之。

胡希恕按： 下利清谷而厥，并无脉微欲绝或脉不至，用四逆汤已足当之，而所以主通脉四逆汤者，只在汗出一症。下利清谷以至于厥，胃气虚衰，血脉已不畅于四末，再如脱汗，脉当立绝，通脉之用，此正时。

371. 热利下重者，白头翁汤主之。

胡希恕注： 热利下重者，即指里急后重滞下的痢疾言，宜白头翁汤主之。

胡希恕按： 热利里急后重者，虽宜本方主之，但实践证明，滞下甚者，宜加大黄有速效。

【白头翁汤方】

白头翁二两，黄檗三两，黄连三两，秦皮三两。

上四味，以水七升，煮取二升，去滓，温服一升，不愈更服一升。

胡希恕方解： 四物均属苦寒解热止利药，尤其白头翁逐血止痛，更有作用于便脓血，故此治热利下重、烦热、腹痛而便脓血者。

冯世纶推荐处方

白头翁 10 克，黄柏 10 克，黄连 10 克，秦皮 10 克。

上四味，以凉水 600 毫升浸泡 1 小时，煎取 100 毫升温服。续水再煎一次温服。

冯世纶解读：白头翁汤方证，当属阳明病证。

372. **下利、腹胀满、身体疼痛者，先温其里，乃攻其表，温里宜四逆汤，攻表宜桂枝汤。**

胡希恕注：下利虚其里而腹反胀满，其为虚满而非实满甚明。身体疼痛，为太阳表证还在，此为太阳太阴的表里并病，法当先温其里，而后攻其表，温里宜四逆汤，攻表宜桂枝汤。

胡希恕按：表里并病，里实热宜攻下者，宜先解表而后攻里。里虚寒须温补者，宜先救里而后攻表，此为定法，前于太阳病篇已屡言之，宜互参。

373. **下利，欲饮水者，以有热故也，白头翁汤主之。**

胡希恕注：下利，渴欲饮水者，为里有热，宜以白头翁汤主之。

胡希恕按：前太阴病篇谓"自利不渴者，属太阴，以其脏有寒故也，当温之，宜服四逆辈"，可见渴与不渴为辨热利寒利的要症。

374. **下利，谵语者，有燥屎也，宜小承气汤。**

胡希恕注：下利而谵语，为里实而有燥屎之候，宜以小承气汤下之。

375. 下利后，更烦，按之心下濡者，为虚烦也，宜栀子豉汤。

胡希恕注：下利时本烦，下利愈，一时烦亦解，但以后复烦，按之心下虚软无物，故肯定其为虚烦，宜栀子豉汤解热以止烦。

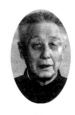

辨厥阴病脉证并治论下利小结

以上共 18 条，统论下利，亦与前之论厥同，其中阴、阳、寒、热、虚、实俱有，即便阴寒下利，亦只能是厥阴转属太阴者，除干姜黄芩黄连人参汤条外，其余皆与厥阴病无关。

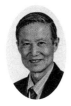

冯世纶解读：胡希恕先生在这里强调曰："除干姜黄芩黄连人参汤条外，其余皆与厥阴病无关。"是说干姜黄芩黄连人参汤证属厥阴病，其他条所述不属厥阴病。下利多见于阳明和太阴，以上条文所属病证，以六经提纲量之自明。

376. 呕家有痈脓者，不可治呕，脓尽自愈。

胡希恕注：凡呕吐者，若所吐有脓，乃内有痈脓的病变，依法当排脓，慎不可治呕，脓排尽则呕自愈。

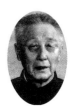

377. 呕而脉弱、小便复利、身有微热见厥者，难治，四逆汤主之。

胡希恕注：胃虚有饮，故呕而脉弱。上虚不能制下，故小便复利。身有微热，见厥者，阴寒甚于里，虚阳怫郁于外也，故知难治，亦只宜四逆汤主之。

胡希恕按：本条所述，乍看不似什么有关生死的大证，其关键就在"身有微热见厥"六字上面，虚寒在里的阴证，以至于厥，反有微热怫郁在外，多属残阳欲脱之候，以是可证呕而小便复利，亦不可视为痰饮水气一般的证候，大有上越下泻的虚脱形势，此时唯有以四逆汤温中救里一策，振起一分胃气，便有一分生机，舍此更无别法。

378. 干呕、吐涎沫、头痛者，吴茱萸汤主之。

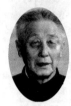

胡希恕注：干呕只吐涎沫，可知胃虚有饮。而头痛者，亦水气上攻头脑为证，以吴茱萸汤主之。

胡希恕按：头痛、头晕、眩冒多有水饮所致者，若呕吐，或干呕，或恶心，本方均有奇效，此类病证常有，读者试之。

379. 呕而发热者，小柴胡汤主之。

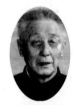

胡希恕注：呕与发热同时并见者，属少阳小柴胡汤证，故宜小柴胡汤主之。

胡希恕按：以上论呕共四条，仅第 377 条或与厥阴病有关，但亦为转属太阴者。

380. 伤寒，大吐、大下之，极虚、复极汗者，其人外气怫郁，复与之水，以发其汗，因得哕，所以然者，胃中寒冷故也。

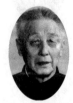

胡希恕注：伤寒，经过大吐、大下的误治，里已极虚，而复极汗出者，乃以其人外气怫郁，医不知为虚阳外浮，而复与之水以发其汗，并因而得哕，所以然者，胃中本虚，又与之水而更寒冷致也。

胡希恕按：哕即呃，为胃气极虚证，与后世方书呕、吐、哕作一类者不同。

381. 伤寒，哕而腹满，视其前后，知何部不利，利之即愈。

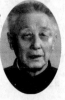

胡希恕注：哕虽多虚，然亦有食、水停蓄之实者，若哕而腹满，当审其前后二便，知何部不利，利之则腹满与哕即愈。

胡希恕按：以上共二条论哕，哕固多虚，然亦有实证，不可不知。

厥阴病证治结要

半表半里和表、里一样，均有阴和阳两种不同的为证反应，前之少阳病，即这一病位上的阳证反应，而厥阴病，即这一病位上的阴证反应。如于少阳病篇所述，由于半表半里为诸脏器所在的关系，无论厥阴或少阳的为证均较复杂多变，要求如表、里诸证一样，做出一般概括的提纲，确不容易。若篇首厥阴之为病一条说明，亦只对照少阳病的一些证候，而比较分析其寒热、虚实，依之以辨厥阴病还是很不够的，即以第 338 条和第 351 条所述，其为厥阴病的证治，均很明显，但除前条有吐蛔的一症外，余者又有什么共同之处呢？

如上所述，则厥阴之辨，岂不大难？其实不然，半表半里证，固较复杂多变，但表、里为证单纯易知，如发热恶寒、脉浮、头项强痛的太阳病和无热恶寒、脉微细、但欲寐的少阴病，此病在表易知也；胃家实的阳明病和腹满而吐、食不下、自利益甚、时腹自痛的太阴病，此病在里亦易知也。凡病既不属表，又不属里，当然即属半表半里，故临床诊病，只若除外表里，其为阳证者，即属少阳病；其为阴证者，即属厥阴病。《伤寒论》六经的排列次序，虽不得确知著书人的用意何在，但三阳篇和三阴篇，均把半表半里置于最末，我们认为这多少有意示人以辨六经之道。

至于有关厥、利、呕、哕诸条的论述，其中阴、阳、寒、热、虚、实均有，非专论厥阴病者甚明。惜后世注家，大都固执循经发病的偏见，因和少阴病一样，把全篇所有证治，均归主于该经病，牵强附会，自圆其说，因而表里不分，阴阳不辨。《伤寒论》传世已千数百年，但于三阴病证的真实面貌，犹远无知者，谓为注家的臆说，有以致之，亦不为过。

厥阴病为在半表半里，法宜和以解之，但和剂须配伍温性亢奋药和温性有强壮作用的血分药，如乌梅丸、当归四逆汤等属之。

厥阴病的提纲由于不够赅括，不足为辨该病的特征，有如前述，但它确属厥阴病的一种证。依其证候的分析，对于厥阴为病，还可有所理解（如解说）。若把厥、利、呕、哕诸病的论述都当作是厥阴病的说明，那便无法理解了。假设读者心中对于仲景辨证施治的方法、方式有明确概念，知厥阴病即半表半里

经方医学：六经八纲读懂《伤寒论》（第二版）

的阴证，那就不会鱼鲁不分，也不会认为阴证亦有实热、半表半里亦可吐下。故谓读仲景书者，首宜弄清其辨证施治的方法体制，详见概论，兹不重赘。

冯世纶解读：胡希恕先生对厥阴病的概念及证候特点已论述清晰，对厥阴病的治则有所明确，强调法宜和以解之，但和剂须配伍温性亢奋药和温性有强壮作用的血分药，这一治则是正确的，但所举当归四逆汤值得深入探讨。

胡希恕先生指出，厥阴病与少阳病同属半表半里证，这是以八纲析六经的大原则，是临床辨证的大方向，是非常重要的，不过通过仲景全书和临床体验，半表半里证，不论是少阳病还是厥阴病，都有上热下寒这一共同特点，分析厥阴病提纲及治疗方证更可明确。首先看厥阴病提纲曰："厥阴之为病，消渴，气上撞心，心中疼热，饥而不欲食，食则吐蛔，下之利不止。""消渴，心中疼热"为上热；"饥而不欲食，食则吐蛔，下之利不止"是下寒。再看厥阴病方证乌梅丸方证之证明显为上热下寒，乌梅丸的方药组成为上热下寒，其黄连、黄柏清上热；附子、干姜、川椒、人参、细辛、当归等温下寒，这是判断厥阴病方证的主要方法。就是在这一原则特点的指导下，在临床应用柴胡桂枝干姜汤证、半夏泻心汤证、甘草泻心汤证等方证的过程中，我们逐渐悟到它们属厥阴病证，从而亦进一步明确厥阴病的特点。胡希恕先生指出，治厥阴病配温性有强壮作用的血分药，对治下寒是适宜的，乌梅丸中有当归亦说明这点，不过从仲景全书看温性强壮血分药更多用于里虚寒的太阴病，加于乌梅丸中的当归，称温下寒、强壮补血，当治厥阴下寒，而谓温太阴里寒当亦无误。此联系小柴胡汤更易明了，黄芩、柴胡清上热，人参、甘草、大枣、生姜、半夏皆温中治下寒、里寒，治属太阴，而把小柴胡汤认作和解剂，主治少阳，而不称少阳太阴合病，可知主在清上热，温下寒，谓为和解少阳，大家已习以为常。这样分析，当归四逆汤下寒明显而上热不明显，而应归属太阳太阴合病为是，是否妥当有待进一步探讨。

辨霍乱病脉证并治

（起 382 条迄 391 条）

382. 问曰：病有霍乱者何？答曰：呕吐而利，此名霍乱。

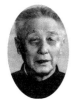

胡希恕注：此设问答以说明霍乱为病，大意是说：呕吐、下利同时发作的病，即名之为霍乱。霍乱为一种烈性传染病，上吐下泻为其主要症状，故首先提出，以示其为病特征。

冯世纶解读：古人把凡见又吐又泻者，称之霍乱，当然亦包括了现今传染性霍乱，但亦有不是传染性霍乱者。

383. 问曰：病发热、头痛、身疼、恶寒、吐利者，此属何病？答曰：此名霍乱。霍乱自吐下，又利止，复更发热也。

胡希恕注：病发热、头痛、身疼、恶寒，虽形似太阳伤寒，但同时吐下者，乃是霍乱。霍乱则自吐下，又吐利止，复更发热者，则里和表未和，言外即可作伤寒处理也。

胡希恕按：由本条看，则霍乱的发作，当不外表里合病之属，以里多现太阴病的重证，故此病亦多先宜救里。霍乱重证，则发热而吐利，轻证则吐利而不发热，若但不利而吐者，则尤轻也。

384. 伤寒，其脉微涩者，本是霍乱，今是伤寒，却四五日，至阴经上，转入阴必利。本呕下利者，不可治也；欲似大便，而反矢气，仍不利者，此属阳明也，便必硬，十三日愈，所以然者，经尽故也。

胡希恕注：霍乱吐利剧甚，伤人最烈，今伤寒，而见微涩之脉，即由于前之吐利而致气血、津液虚衰的结果。这是吐利已止，而表邪未解的阶段，故谓本是霍乱，今是伤寒。

却于四五日时，又复转入太阴而下利，本由于霍乱吐下利，精气已虚衰，胃气还未恢复，再转入太阴而下利，便不可救治了。

假如四五日时，其人似欲大便，而反矢气，仍不下利者，此已转属阳明，大便必硬，十三日当愈，所以然者，以经尽故也。

胡希恕按： 霍乱吐利止，可有二因：一者体液虚竭，无可吐利而止，若脉微涩而复下利，为虚脱死证。二者胃气渐复，病去而止，此常发为一时的津虚燥结证，但终归由于胃气复兴，津液渐复而愈。四五日为此病的生死关头，十三日为病愈恢复期。

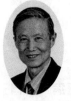

冯世纶解读： 关于经尽、十三日愈，是约略之词，不是经脉相传的概念。章太炎先生认为：《伤寒论》六经不同于《内经》之十二经脉之含义。并认为柯氏《伤寒论翼》谓"经为径界"，然仲景本未直接用经字，太阳等六篇，并不加经字。六经传变是《伤寒论》中病证传变的一种形式……王叔和强引《内经》一日传一经之说，谬误也，因仲景并无是言，且以阳明病篇有云："阳明居中，土也，无所复传。"可见阳明无再传三阴之理。更观太阳病篇中，有云二三日，有云八九日者，甚至有云过经十余日不解者，何尝日传一经耶？并赞柯氏"曾谓仲景六经各有提纲，非定以次相传"，其语甚确。至于病情传变之期限，章太炎先生则认为："欲作再经者，此以六七日为一经，犹女子月事以一月为经，乃自其期候言，非自其形质言矣。"

384（续）. 下利后，当便硬，硬则能食者愈。今反不能食，到后经中，颇能食，复过一经能食，过之一日当愈；不愈者，不属阳明也。

胡希恕注： 霍乱吐利止，由于津液大量亡失，大便当硬，大便硬若能食，则胃气已复，津液还，大便自调，而外邪亦当自已，故病当愈。

若大便硬，而反不能食，则胃气还未复，过六七日其人颇能食，似胃为已复之象，但由于前之不能食，而忽然颇能食，深恐除中之变，尚难确断为欲愈。若至十二日其人仍能食，是真胃气复，故肯定当于十三日愈。

若大便硬，又能食，至十三日还不愈者，此已无关乎胃气，为不属于阳明，当于别经求治为是。

胡希恕按：此承上条，更就属阳明的欲愈证，必须能食者，方属顺候。但便硬之初不能食，到后经颇能食，延至复过一经仍能食，亦为顺候，均当于十三日愈。若当愈而不愈，能食利止，则里已和，当随证于他经求治，而不属于阳明病了。

385. 恶寒脉微而复利，利止，亡血也，四逆加人参汤主之。

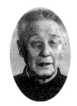

胡希恕注：恶寒脉微而复利者，谓霍乱吐利止后，则恶寒脉微，不久而又复下利也。利止，即指先病霍乱的吐利止。亡血，谓霍乱吐利期中，体液耗泻过甚，吐利虽止，胃气未复，津血大虚也。以是则恶寒脉微，今又复利，宜以四逆加人参汤主之。

胡希恕按：本条是述霍乱吐利之后，而恶寒脉微不去，复又下利，即前所谓本是霍乱，今是伤寒者是也。不过前云本呕吐、下利者，不可治也，而此又谓四逆加人参汤主之，前后颇似矛盾。盖前云为脉微涩，而此只脉微而不涩，虽云亡血，但手足不厥，亦不下利清谷，当未至虚竭死候。此正补充前文，霍乱吐利后，复转太阴下利者，虽多不可治，但亦有四逆加人参汤证，不可不知。

【四逆加人参汤方】

甘草（炙）二两，附子（生，去皮，破八片）一枚，干姜一两半，人参一两。

上四味，以水三升，煮取一升二合，去滓，分温再服。

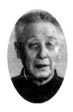

胡希恕方解：此于四逆汤中加补中益气的人参，故治四逆汤证且心下痞硬而津血虚者。

冯世纶推荐处方

炙甘草 6 克，炮附子 15 ～ 30 克，干姜 6 克，人参 10 克。

上四味，以凉水 500 毫升浸泡 1 小时，煎取 100 毫升温服。续水再煎一次温服。

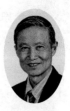

冯世纶解读： 四逆加人参汤方证，当属太阴病证。

386. 霍乱，头痛、发热、身疼痛、热多欲饮水者，五苓散主之；寒多不用水者，理中丸主之。

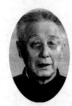

胡希恕注： 呕吐、下利的霍乱病，亦形似伤寒而有头痛、发热、身疼痛等表证，若热多而渴欲饮水者，乃外邪里水为患，宜五苓散两解其表里；若寒多而不渴者，此为脏寒，虽有表证，亦急当救里，宜以理中丸主之。

胡希恕按： 吐利而渴者，只是水气在里为患，故以五苓散两解表里；吐利不渴者，属太阴，以其脏虚寒，当先救里，故以理中丸温中以补虚，此霍乱的正证正治，但用丸不如用汤有捷效。

【理中丸方】

人参、干姜、甘草（炙）、白术各三两。

上四味，捣筛，蜜和为丸，如鸡子黄许大。以沸汤数合，和一丸，研碎，温服之，日三四，夜二服。腹中未热，益至三四丸，然不及汤。汤法：以四物依两数切，用水八升，煮取三升，去滓，温服一升，日三服。

胡希恕方解： 甘草、干姜温中缓急以止呕，人参、白术健胃利水而治利，故此治胃虚寒有饮、心下痞硬、呕吐下利而急迫者。

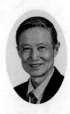

冯世纶推荐处方

人参 10 克，干姜 10 克，炙甘草 10 克，白术 10 克。

上四味，以凉水 600 毫升浸泡 1 小时，煎取 100 毫升温服。续水再煎一次温服。

冯世纶解读： 理中丸方证属太阴病证。

387. 吐利止，而身痛不休者，当消息和解其外，宜桂枝汤小和之。

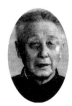

胡希恕注： 吐利止，谓服理中丸后，霍乱吐利即止，使里已和。而身疼不休者，为外未解也。故当和解其外，宜桂枝汤小和之，言外不可大量用，而使汗出多也。

胡希恕按： 吐利后津液大伤，虽身疼痛宜桂枝汤以解外，但亦不可使大汗出，故嘱宜桂枝汤小和之，言外宜小量服也。

388. 吐利、汗出、发热恶寒、四肢拘急、手足厥冷者，四逆汤主之。

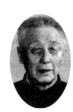

胡希恕注： 既吐且利，而又汗出，津液亡失至速，以致组织枯燥，四肢拘急，血脉不充，手足厥冷，虽发热恶寒，亦宜舍表而救里，四逆汤主之。

胡希恕按： 里虚寒、吐利汗出、津液欲竭者，必需四逆辈振兴胃气，则吐利止而汗出收，谷气充则津液亦当自复也。

389. 既吐且利，小便复利，而大汗出，下利清谷，内寒外热，脉微欲绝者，四逆汤主之。

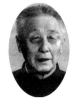

胡希恕注： 既吐且利，小便复利而大汗出，则津液亡失于上下、内外。胃虚多寒，故下利清谷；津耗血少，故脉微欲绝。内寒外热者，亦同上条有发热恶寒的表证在也。脉微欲绝，虚脱已甚，虽有外邪，法当救里，四逆汤主之。

胡希恕按： 此条和上条均论霍乱吐利、津液虚脱的阴寒重证，乘其生机未至断灭，急以四逆汤温中逐寒，胃气一振则吐利止，谷气布，津血生矣。不过本条脉证，属虚脱重证，可见于西医所谓脱水的险恶证候，本条脉微欲绝虚脱更甚，用通脉四逆汤较四逆汤当更合宜，读者试探讨之。

390. 吐已下断，汗出而厥，四肢拘急不解，脉微欲绝者，通脉四逆加猪胆汁汤主之。

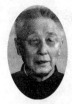

胡希恕注：此承前之吐利、汗出、发热恶寒、四肢拘急、手足厥冷者，四逆汤主之而言，意思是说：服四逆汤后，虽吐利均止，但汗出而厥，四肢拘急不解，而脉反有微细欲绝之势，因以通脉四逆加猪胆汁汤主之。

胡希恕按：古文词句简练，论中凡谓不解，大多暗示依法服药后还不解的意思。本条即是说，服四逆汤后，虽吐利治，但仍汗出而厥，四肢拘急不解，由于更见脉微欲绝，续在虚衰、恶化甚明，故易以通脉四逆加猪胆汁汤治之。

【通脉四逆加猪胆汁汤方】

甘草（炙）二两，干姜三两（强人可四两），附子（生，去皮，破八片）大者一枚，猪胆汁半合。

上四味，以水三升，煮取一升二合，去滓，内猪胆汁，分温再服，其脉即来。无猪胆，以羊胆代之。

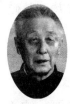

胡希恕方解：猪胆汁为一有力的苦味亢奋药，苦入心，当更有作用于心衰。加于通脉四逆汤，故治通脉四逆汤证且沉衰更甚，而脉微欲绝或脉不出者。

冯世纶推荐处方

炙甘草 6 克，干姜 10 克，炮附子 30～90 克，猪胆汁 10 毫升。

上四味，以凉水 500 毫升浸泡前三味 1 小时，煎取 100 毫升，加入猪胆汁温服。

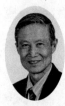

冯世纶解读：猪胆汁苦寒，主治在阳明，故本方证属太阴阳明合病证。

391. 吐利发汗（热），脉平，小烦者，以新虚不胜谷气故也。

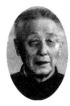

胡希恕注： 发汗当是发热，否则便不可理解了。霍乱新愈，以不慎饮食，又复吐利发热，但脉平而不微厥，知非转入太阴，只小有烦，则胃不和耳。其为新虚，不胜谷气，乱用饮食所致甚明，减食即愈，故不出方。

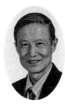

冯世纶解读： 本篇集中论述霍乱证治，从全篇看霍乱以太阴里证和阳明里证多见，亦有兼见表证者，临床以六经辨证和辨方证治疗，多能得心应手。1926 年上海霍乱大流行，章太炎用经方治疗取得全胜。

辨阴阳易差后劳复病脉证并治

（起 392 条迄 398 条）

392. 伤寒阴阳易之为病，其人身体重，少气，少腹里急，或引阴中拘挛，热上冲胸，头重不欲举，眼中生花，膝胫拘急者，烧裈散主之。

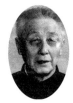

胡希恕注： 伤寒病新愈，余热未尽，若男女相交，则男病可传之女，女病可传之男，谓为阴阳易。其人身重为有湿；少气、少腹里急为有水，或引阴中拘挛、膝胫拘急者，水不滋于下也；热上冲胸者，水合热伴气上冲也；头重不欲举、眼中生花者，亦皆水热冲逆、眩冒之为候也，烧裈散主之。

胡希恕按： 伤寒新愈，身犹带菌，男女相交或可传染，但治之以烧裈散，事近怪诞，令人难以理解，姑存以待证。

【烧裈散方】

妇人中裈，近隐处，取烧作灰。

上一味，水服方寸匕，日三服，小便即利，阴头微肿，此为愈矣。妇人病取男子裈烧服。

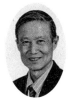

冯世纶解读： 关于烧裈散，1973 年长沙出土的《马王堆汉墓帛书》也有记载，近亦有个案报道论述其有效验，其科学性有待考证。

393. 大病差后，劳复者，枳实栀子豉汤主之；若有宿食者，内大黄如博棋子五六枚。

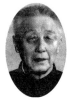

胡希恕注： 凡大病新愈后，犹未完全恢复健康者，由于不善摄生，或过劳，或过食因而复发者，则为劳复。若其人心烦闷、腹胀满者，宜枳实栀子豉汤主之；若更有宿食，大便不通者，宜更加大黄以下之。

【枳实栀子豉汤方】

枳实（炙）三枚，栀子（擘）十四个，豉（绵裹）一升。

上三味，以清浆水七升，空煮取四升，内枳实、栀子，煮取二升，下豉，更煮五六沸，去滓，温分再服，覆令微似汗。

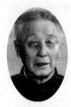

胡希恕方解：此于栀子豉汤中加消胀满的枳实，故治栀子豉汤证而腹胀满者。

冯世纶推荐处方

枳实 6 克，栀子 6 克，淡豆豉 15 克。

上三味，以凉水 500 毫升浸泡 1 小时，煎 15 ~ 20 分钟，取汤 100 毫升温服。续水再煎一次温服。

【栀子大黄汤方】

栀子十四枚，大黄一两，枳实五枚，豉一升。

上四味，以水六升，煮取二升，分温三服。

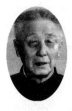

胡希恕方解：此于枳实栀子豉汤中加通便的大黄，故治枳实栀子豉汤证而大便不通者。

冯世纶推荐处方

枳实 15 克，大黄 10 克，栀子 6 克，淡豆豉 15 克。

上四味，以凉水 500 毫升浸泡 1 小时，煎 15 ~ 20 分钟，取汤 100 毫升温服。续水再煎一次温服。

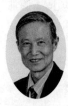

冯世纶解读：枳实栀子豉汤的适应证为阳明里实轻者，而栀子大黄汤的适应证为阳明里实热重者。

394. 伤寒差以后，更发热，小柴胡汤主之；脉浮者，以汗解之；脉沉实者，以下解之。

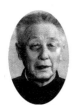

　　胡希恕注：伤寒愈以后，由于调理无法，而更发热者，宜小柴胡汤主之；若脉浮者，为病在表，宜汗以解之；若脉沉实者，为伤食，宜下以解之。

　　胡希恕按：发热无其他表、里证，多属小柴胡汤证，宜注意。脉浮宜汗，脉沉实宜下，均当依证用药，自在言外。

395. 大病差后，从腰以下有水气者，牡蛎泽泻散主之。

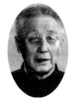

　　胡希恕注：《金匮要略》曰："诸有水者，腰以下肿，当利小便。"用牡蛎泽泻散，以利小便也。

【牡蛎泽泻散方】

牡蛎（熬）、泽泻、蜀漆（暖水洗，去腥）、葶苈子（熬）、商陆根（熬）、海藻（洗，去咸）、栝楼根各等分。

上七味，异捣，下筛为散，更于臼中治之，白饮和服方寸匕，日三服，小便利，止后服。

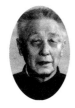

　　胡希恕方解：牡蛎、栝楼根润燥止渴，余皆逐水利尿之品，故治腰以下有水气、渴而小便不利者。

冯世纶推荐处方

生牡蛎 15 克，泽泻 12 克，蜀漆 10 克，葶苈子 10 克，商陆根 10 克，海藻 10 克，栝楼根 12 克。

上七味，以凉水 800 毫升浸泡 1 小时，煎 15 ～ 20 分钟，取汤 150 毫升温服。小便利止后服。

冯世纶解读：本方证为水饮在下而属阳明里热者。

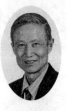

396.大病差后，喜唾久不了了，胸上有寒，当以丸药温之，宜理中丸。

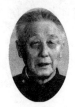

胡希恕注：大病差以后，而喜唾久不了了者，胃虚有寒饮也，当与理中丸，温胃以逐饮。

冯世纶解读：本条述证为里虚寒太阴证。

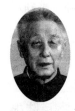

397.伤寒解后，虚羸少气，气逆欲吐，竹叶石膏汤主之。

胡希恕注：伤寒病已解后，精气大伤，津液亡失太多，而致胃虚有热，故虚羸少气。中虚停饮，因而气逆欲吐者，竹叶石膏汤主之。

【竹叶石膏汤方】

竹叶二把，石膏一斤，半夏（洗）半升，麦门冬（去心）一升，人参二两，甘草（炙）二两，粳米半升。

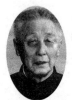

上七味，以水一斗，煮取六升，去滓，内粳米，煮米熟，汤成去米，温服一升，日三服。

胡希恕注：此于麦门冬汤去大枣之甘壅，而加下气解热的竹叶、石膏，故治麦门冬汤证且气逆甚而烦渴者。

冯世纶推荐处方

淡竹叶 10 克，生石膏 45 克，清半夏 15 克，麦门冬 30 克，炙甘草 6 克，粳米 15 克，人参 10 克。

上七味，以凉水 800 毫升浸泡 1 小时，煎 15～20 分钟，取汤 150 毫升温服。续水再煎一次温服。

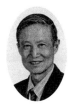

冯世纶解读：本方实是白虎加人参汤变方，竹叶苦辛平，大寒，清表里之热，加强石膏清阳明热而有止烦作用；人参、半夏健胃止吐逆，并能生津液而佐以除烦；麦门冬重在生津清热，故本方证为阳明里热而津虚者，而属阳明太阴合病证。

398. 病人脉已解，而日暮微烦，以病新差，人强与谷，脾胃气尚弱，不能消谷，故令微烦，损谷则愈。

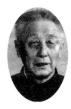

胡希恕注：病人脉已解，谓平脉，无浮、沉、迟、数等病脉之意。脉解病亦当解，而于日暮微烦者，乃以大病新愈未久，家人强与之食，脾胃气尚虚弱，不能消化所进食物，积食生热，故日暮时发微烦，此宜减其食量，使胃无所积则愈。

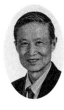

冯世纶解读：本篇共七条，所述是六经辨证治疗过程中，常遇到的病情变化及应对治疗方法，以六经八纲分析，当可解明各条文。